人体运动彩色解剖图谱系列 ▶

人体运动彩色解剖图谱

健身房
器械健身

人邮体育解剖图谱编写组　编著

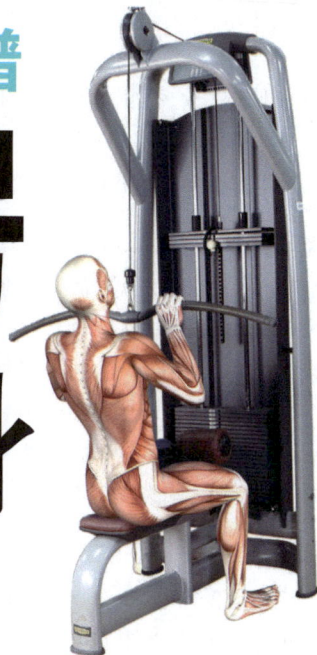

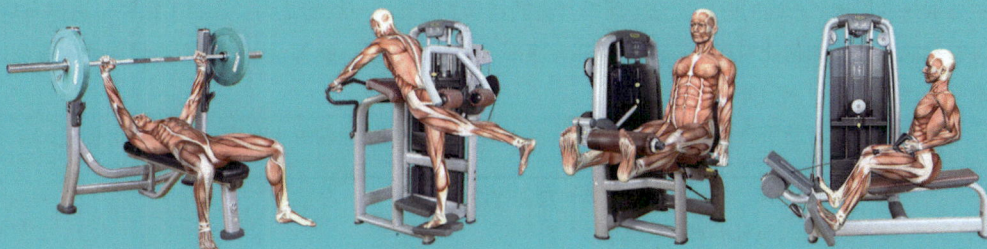

人民邮电出版社
北京

U0685941

图书在版编目（CIP）数据

人体运动彩色解剖图谱. 健身房器械健身 / 人邮体育解剖图谱编写组编著. -- 北京 : 人民邮电出版社, 2023.3
　ISBN 978-7-115-49829-8

Ⅰ. ①人… Ⅱ. ①人… Ⅲ. ①健身器械－健身运动－图谱 Ⅳ. ①R322-64②G883-64

中国版本图书馆CIP数据核字(2020)第232833号

免责声明

本书内容旨在为大众提供有用的信息。所有材料（包括文本、图形和图像）仅供参考，不能用于对特定疾病或症状的医疗诊断、建议或治疗。所有读者在针对任何一般性或特定的健康问题开始某项锻炼之前，均应向专业的医疗保健机构或医生进行咨询。作者和出版商都已尽可能确保本书技术上的准确性以及合理性，且并不特别推崇任何治疗方法、方案、建议或本书中的其他信息，并特别声明，不会承担由于使用本出版物中的材料而遭受的任何损伤所直接或间接产生的与个人或团体相关的一切责任、损失或风险。

内 容 提 要

对于第一次走进健身房却不知道如何使用健身器械的小白来说，本书是一本不可或缺的超详细器械健身指南。本书涵盖了近50个健身房常见器械，针对全身各个部位的 85个训练动作，国家队体能教练设计的新手健身方案，以及必备的基础健身知识。书中的每一个训练动作都配有专业健身教练亲身示范的动作图解、高清 3D 肌肉解剖图及全面的健身建议，指出该训练动作的锻炼步骤、主要锻炼的肌肉、正确的呼吸方法、新手常见的错误。所有这一切都是为了让新手摆脱走进健身房时的尴尬，学会如何让自己的胸部、背部、腹部、臀部、手臂、腿部及全身都变得更加紧致有型，最终塑造出梦寐以求的好身材。

本书适合健身新手、健身爱好者阅读，对于健身教练、体能教练也具有一定的参考价值。

◆ 编　　著　人邮体育解剖图谱编写组
　　责任编辑　裴　倩
　　责任印制　周昇亮
◆ 人民邮电出版社出版发行　　北京市丰台区成寿寺路 11 号
　　邮编　100164　　电子邮件　315@ptpress.com.cn
　　网址　https://www.ptpress.com.cn
　　北京七彩京通数码快印有限公司印刷
◆ 开本：700×1000　1/16
　　印张：13　　　　　　　　　　2023 年 3 月第 1 版
　　字数：283 千字　　　　　　　2025 年 11 月北京第 10 次印刷

定价：69.80 元
读者服务热线：(010)81055296　印装质量热线：(010)81055316
反盗版热线：(010)81055315

在线视频访问说明

本书提供部分动作示范视频，您可以按照以下步骤，获取并观看本书配套视频。

● **步骤1**

用微信扫描下方二维码。

● **步骤2**

添加"阿育"为好友（图1），进入聊天界面并回复【49829】，等待片刻。

● **步骤3**

点击弹出的视频链接，即可观看视频（图2）。

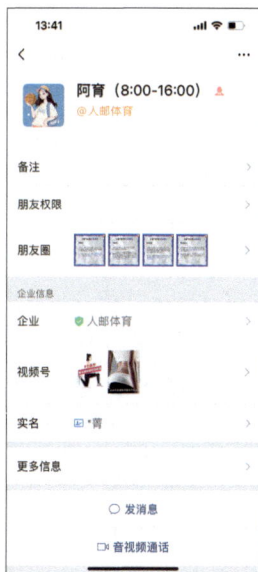

图1

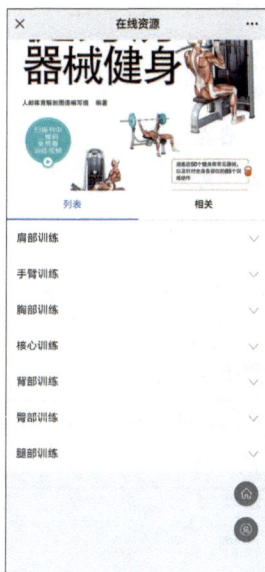

图2

目录 CONTENTS

01

CHAPTER ONE

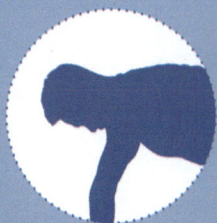

第1章
综述

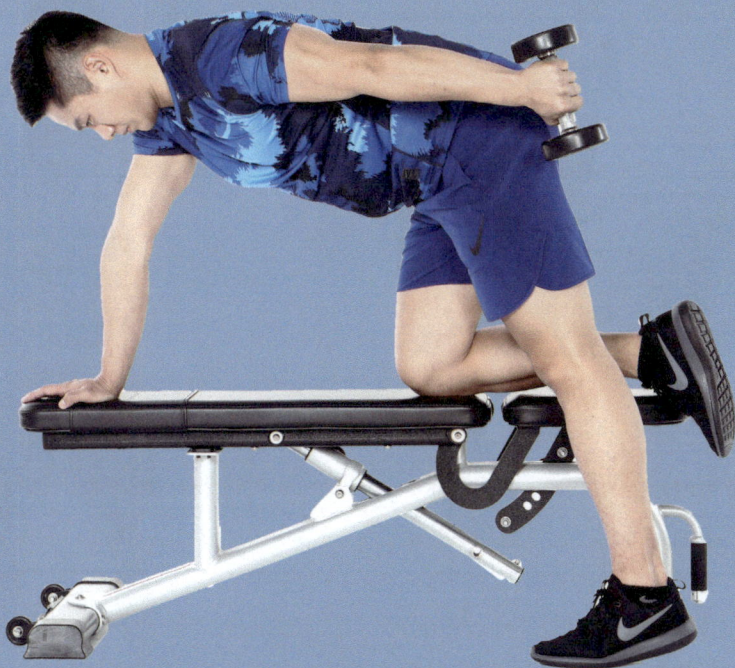

有氧运动与无氧运动

区分有氧运动和无氧运动的关键是运动中是否有充足的氧参与。这两种运动各有特点。

◆ 有氧运动

进行有氧运动时肌肉能够得到充足的氧，氧的供给与肌肉做功需要的氧的量相符合。有氧运动的特点是低负荷，可以长时间持续下去，且运动是富有节奏性的，整个运动时间可以持续30分钟以上。慢跑、慢速骑自行车、游泳都是很好的有氧运动。

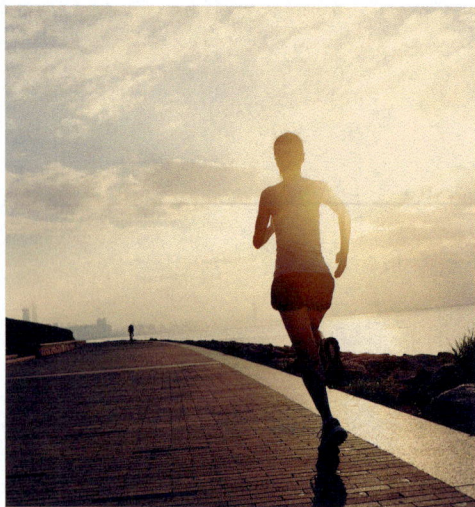

◆ 无氧运动

无氧运动是指肌肉在无法及时获得充分的氧供应状态下的运动。在无氧运动中，动作的强度大、负荷高，呼吸系统和血液循环系统所供给的氧不足以满足肌肉活动需求，因此肌肉在无氧状态下做功，需要利用肌糖原的无氧分解以获得充足的能量。在健身房

器械运动中，除了跑步机、椭圆机、踏步机等主要用于有氧训练的器械外，其他大部分器械都适用于无氧运动。

但需要注意，判断一些运动是有氧运动还是无氧运动，还需要看它的训练强度。例如跑步，慢跑是有氧运动，快速冲刺则属于无氧运动。再如跳绳，慢速跳绳是有氧运动，快速跳绳则是无氧运动。骑自行车也一样，根据运动的强度高低，运动分为有氧和无氧两种类型。

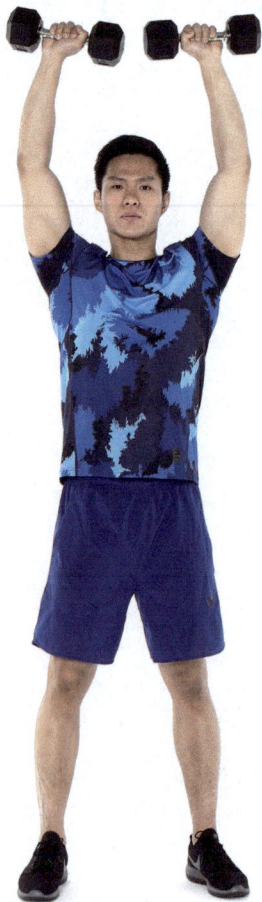

训练中的各种"量"

在健身房进行肌肉训练时，关于一个动作该做几组，每组做多少次，每组之间的时间间隔等，都是需要我们了解的。下面一起来认识这些训练中的"量"。

◆ 动作的重复次数与组数

一个动作要做几组，每组要重复多少次，需要依据动作的总次数（即训练量）来确定。除了大重量的负重训练，对常规训练来说，动作重复次数控制在25~50次最好。如果动作较简单、负重较低，可以分3组来做，如总次数为30次，分为3组，每组10次。如果动作较难，可以分多组进行，每组练习的次数少一些即可。一般来说，重复次数的常用选择范围有3种：8~10次、10~12次和12~15次。训练者可根据自己目前的健身水平和锻炼目标来选择合适的数值范围。但这个数值范围也是可以改变的，当持续、定期训练一段时间后，就可以适当提高训练量，以对肌肉达到更大的刺激作用，获得更理想的健身效果。

◆ 组与组之间的时间间隔

进行完一组训练后，需要经过短暂休息再开始下一组训练。组与组之间究竟要间隔多久才是科学的？时间太长，会失去刺激肌肉的好时机；时间太短，肌肉休息不够，不能保证下一组动作的完成质量。

我们需要了解人体肌肉的基本组成。人体肌肉有"快肌"与"慢肌"之分。大重量训练会调动快缩肌纤维，短时间内产生大的力量，但快缩肌纤维很容易疲劳，

并且恢复时间长；小重量训练调动慢缩肌纤维，慢缩肌纤维产生的力没那么大，但耐力很好且恢复快。所以，进行大重量的练习，需要较长的恢复时间，而低负重练习只需要短暂休息。

总体来说，组与组之间休息的时间应控制在1~3分钟，少数高负重训练需要休息3~5分钟。训练者可以根据训练强度来调节组间时间间隔。

◆ 训练总量

对肌肉训练来说，训练总量的控制是需要掌握的。对单次的完整训练，除去训练前的热身，以及训练完成后的拉伸，所有动作的训练组数加起来最好为12~25组。训练者可以在这个范围内，根据自身的健身水平与肌肉的承受能力来决定训练总量。

对各种基本的量有了认知之后，健身房训练者还需要关注其他方面的问题。

◆ 训练节奏

训练节奏对健身十分重要。我们的肢体动作在大部分情况下可分为3个阶段：向心收缩、等长收缩和离心收缩。例如卧推，下放过程慢一些，用4秒时间，下放后立即上推，停顿时间为0秒，上推用1秒，到动作顶点停顿2秒，那这个动作的节奏就是4-0-1-2。把握好动作的节奏，可以更好地刺激肌肉，使健身效果更明显。

通常来说，大部分动作讲究快起慢放，也就是向心收缩速度快一些，离心收缩速度慢一些。这是因为快起可以使肌肉获得更大

的加速度，使肌肉产生的力量大于负重的重量，从而将负重推起。快起可以更有力地推起身体，并增加动作的幅度。负重下落过程中，速度越慢，肌肉则越要用力做功，所受到的刺激越大，健身效果越明显。

另外，从安全角度来说，下放的速度如果太快，则承重部位的关节和韧带很容易受到冲击，易产生运动损伤。因此，训练节奏也是健身的重要关注因素。

◆ 周训频率

周训频率即每周的练习次数。总的原则是每周锻炼至少2次，最好能够隔天进行。初级和中级水平的训练者每周练习3次，高级水平的训练者每周练习4次，这是比较合理的安排。在其他的休息时间里，可以适当安排一些有氧训练，巩固健身成果，促进肌肉恢复。

◆ 器械及负重选择

在健身房中，除了固定的健身器械之外，我们还会用到哑铃、杠铃，以及常用的辅助用具——瑞士球。那么该如何选择适合我们自身的器械和负重呢？训练者可以参考以下信息。

哑铃：轻型哑铃可分为6磅、8磅、12磅、16磅（1磅≈0.45千克）等级别，重一些的哑铃则分为10千克、15千克、30千克等级别。训练者可以根据自身的健身水平来选择合适的哑铃重量。初级训练者最好选择轻型哑铃，等适应了之后，再逐次提升使用哑铃的重量。

杠铃：对初学者来说，使用杠铃杆即可，杠铃杆的常规重量在15~20千克。随着自身力量的增强，可以增加杠铃片，此时的负重需求，需要参考个人的最大重复值（Repetition Maximum，RM），也就是在某个动作上完成一次时所能使用的最大重量。具体参考本页下表。

瑞士球：常见的瑞士球有直径为75厘米和直径为65厘米的。训练者要根据身高来选：身高160厘米以上的，建议选择直径为75厘米的；身高160厘米以下的，建议选择直径为65厘米的。选择瑞士球时，以双手能抱住、双脚能夹住为标准。质地上要选择手感柔软舒适、有弹性的瑞士球，且承重在100千克以上。

训练目的	合适的 RM	负重强度	组间间隔时间
增强肌肉力量	6RM 以下	超重量负重	2~3 分钟
提升肌肉围度	6~12RM	大重量负重	1~2 分钟
练习肌肉线条	12~20RM	中大重量负重	0.5~1 分钟
练习肌肉耐力	20RM 以上	小重量负重或无负重	1 分钟左右

器械健身中其他需要注意的问题

◆ 热身与拉伸

任何运动都离不开前期的热身与后期的拉伸。热身可以使肌肉脱离僵硬、静止的状态，使体温升高，使肌肉弹性得到提升。热身还可以使血液流动加快，养分到达身体各处的速度加快，使肌肉更好地进入运动状态，而不会因为僵硬而发生拉伤或痉挛。运动后的拉伸，则是为了使肌肉更好地恢复，并促使运动中产生的乳酸等代谢废物快速消散，减轻运动疲劳与肌肉酸痛感。运动后的肌肉经常还保持着运动时的收缩紧张状态，在运动后通过拉伸使肌纤维舒展而有弹性，不仅有助于肌肉恢复，还有助于塑形。

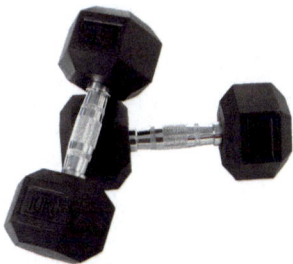

◆ 练习顺序

为了提升训练效果，合理安排动作顺序很重要。动作顺序不同，人体消耗的能量也不同。每次训练时，最好先做能量消耗最大的练习，也就是需要募集大肌肉群的练习（因为刚开始时，身体状态较好，可以在保障安全的前提下高质量地完成难度较高的动作练习），然后再进行针对小肌肉群的、低耗能的练习。也就是说，针对大肌肉群的练习与针对小肌肉群的练习要结合进行，先练大肌肉群，再练小肌肉群。

还有一种效率更高的训练方法，总体上也遵循了"先练大肌肉群，再练小肌肉群"

的顺序。例如同样是矢状面的练习，先练"推"类动作，累了之后再练"拉"类动作，这样可以使疲劳的"推"类肌肉得到调整，又不干扰"拉"类动作需要募集的肌肉，肌肉得到了全面的锻炼。

◆ 恢复也很重要

在进行肌肉训练后，需要让肌肉得到休息恢复，才能拥有好的训练效果。这是因为，肌肉在运动中受到刺激后会发生肌纤维的损伤，损伤的肌纤维在休息过程中进行恢复与重组，并且出于避免下次再次受伤的本能，肌纤维会修复得更加粗壮，这也就是肌肉训练中的"超量恢复"。相反，如果受伤的肌纤维得不到充足的时间进行修复，然后就开始下一次训练，使肌肉处于运动损伤的状态，肌肉既无法获取超量恢复以变得粗壮、强健，也比较疲劳，运动时也募集不到更多的运动单位，长时间这样，肌肉的增长很有限，健身效率也会大打折扣。

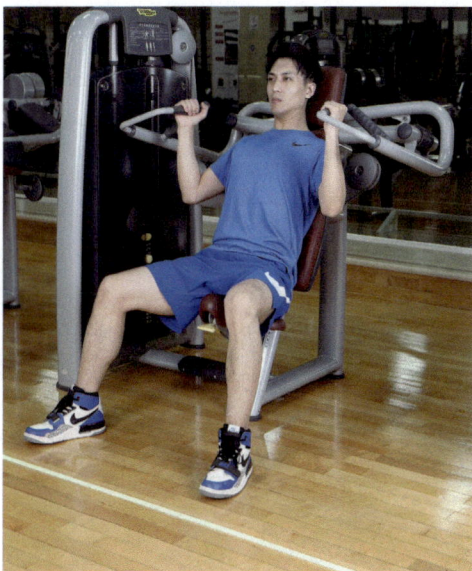

◆ 运动营养

训练与饮食是两个不可缺少的因素，二者相辅相成。搭配合理的饮食，会使肌肉训练进行得更顺利，收获更完美的健身效果。

水

肌肉中水的含量在70%左右。进行肌肉训练，水的进补是必不可少的。保持足够的水分，才能追求饱满的肌肉效果。如果在脱水状况下训练，脱水带来的疲惫感会耗费更大的精力，训练收益却有限。需要注意的是，除了喝水补充水分之外，还可以通过其他渠道补充水分，如水果、蔬菜、奶类中都有水分。人体每千克体重每天可消耗30毫升水，按照这个标准来计算，体重60千克的人，每天对水的需求在1800毫升左右。

蛋白质

肌肉的主要成分之一是蛋白质，因此在肌肉塑形的过程中需要补充足量的蛋白质。根据《中国居民膳食营养素参考摄入量（2013版）》的推荐，对于中国居民膳食蛋白质参考摄入量，成年男性每天摄入量为65克，成年女性则是55克。另外，根据个人体重的不同，体重较高的人可能会需要更多的蛋白质摄入。如果是需要进行肌肉训练的健身爱好者，则每天对蛋白质的需求量会提升至推荐摄入量的近乎2倍。富含蛋白质的食物有很多：植物性蛋白质主要来自豆类，如大豆、扁豆、豌豆等；动物性蛋白质来源很多，如鸡蛋、鱼类、奶类、瘦肉等。

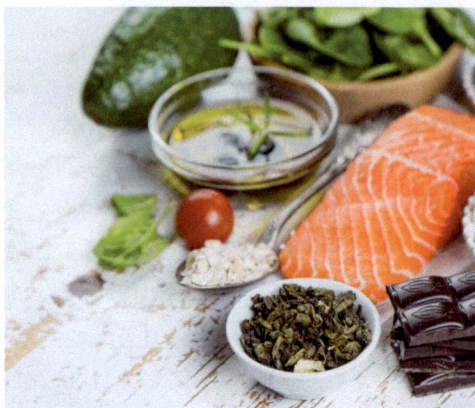

脂肪

这里所说的脂肪，主要是指来自坚果、鱼类、牛油果、橄榄油等食物中的优质脂肪。对健身人士来说，摄入一定的脂肪比杜绝一切脂肪更好，因为合适的脂肪摄入能提升激素分泌，促进增肌效果，对男性来说尤其如此。不过脂肪的热量比较高，在9千卡/克（1千卡≈4186焦耳）左右，摄入量要控制在合理的范围内（成人每天摄入的脂肪量控制在70克左右，其中直接来自食用油的控制在25克以内）。

碳水化合物

碳水化合物是人体能量的主要来源，在体内消化后转化为糖分。如果吃得太多，所转化的过量的糖分会合成脂肪存留在体内，这是很多人变得肥胖的根源。因此，对肌肉训练来说，碳水化合物的控制显得尤为重要。我们的生活饮食中，碳水化合物主要来自谷类，因此在选择时，最好选择碳水化合物含量低一些的谷类，如全麦食品、没有被过度加工的麦片等，而且这类食品还含有很多蛋白质和膳食纤维，这样既能控制碳水化合物的摄入量，又能满足其他营养需求。

膳食纤维

膳食纤维既不能被人体吸收，又不产生热量，而且吃下去后会产生饱腹感，对需要控制体脂、体重的人来说，非常重要。膳食纤维有可溶性与不溶性的，含可溶性膳食纤维的食物有魔芋、果胶、藻胶等，含不溶性膳食纤维比较多的食物有全麦类食物、大部分蔬菜、水果等。

糖类

糖类在日常饮食中有多种来源，可以直接食用糖，也可以从水果中获取。碳水化合物在体内也能转化为糖分，除了长时间的运动（如马拉松）需要补充糖分之外，对肌肉训练来说，不用专门补充糖分，日常餐饮中的糖分即可满足需求。

除此之外，也要有合理的用餐安排：除了需要保持体重的运动（如相扑），大部分运动都不提倡一次吃得太多，而是讲究少吃多餐。这样既能及时补充身体所需的养分，又不会有多余的热量，避免产生脂肪。

最后，不同健身目的人的饮食重点：人们通常怀着一定的目的进行训练，要么增肌，要么减脂，或者维持体重，但想要看上去精瘦一些。根据不同的训练目的，在饮食上也要有所调整：想增重的人，可适当增加热量摄入（500千卡左右）；想减重，则减少热量摄入（500千卡左右）；想增肌，可以补充一些蛋白质丰富的产品。

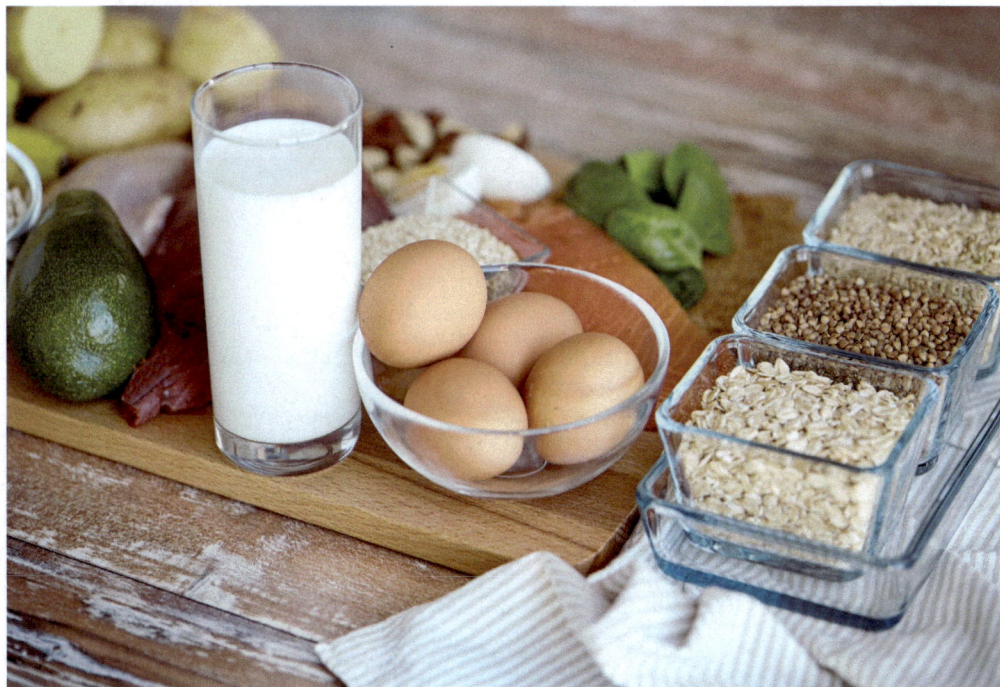

02

CHAPTER TWO

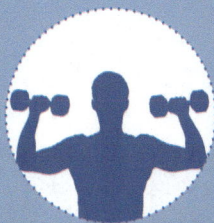

第2章
肩部训练

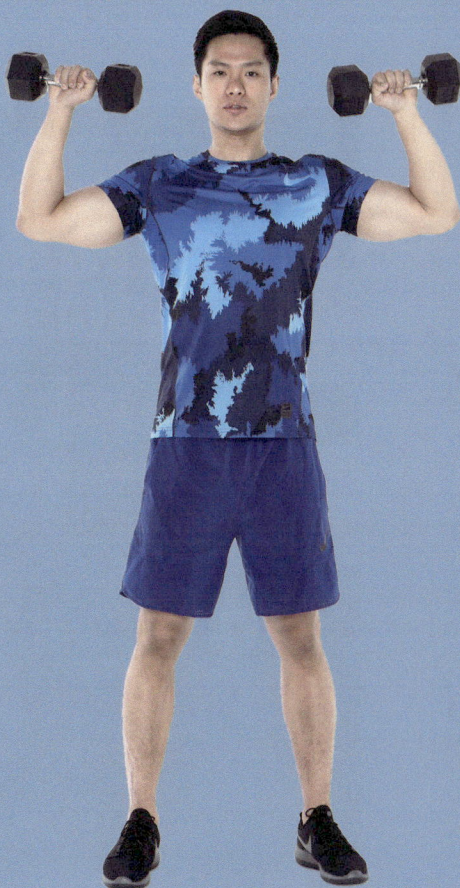

坐式肩上推举

❶ 由坐姿开始，上身挺直，背部紧靠椅背，双脚撑地，手握把手，手腕直立，呈竖把位。

❷ 向上推起把手。

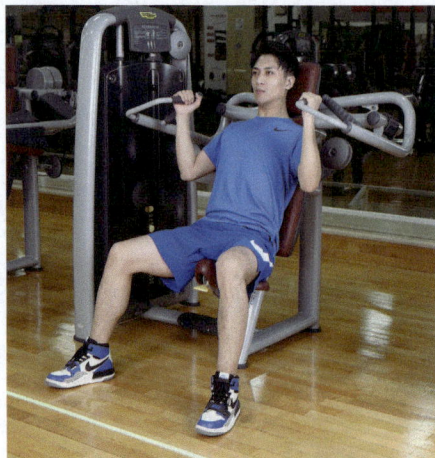

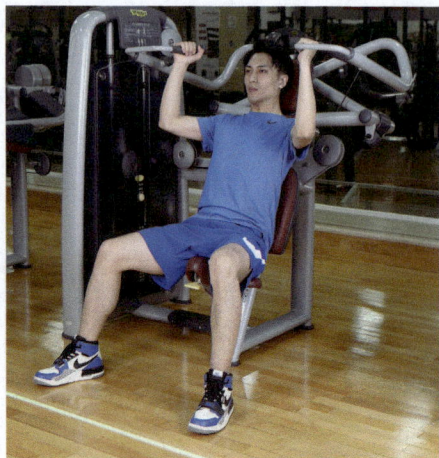

❸ 双臂向上推起至手臂伸直，稍做停顿后下放把手。完成规定次数。

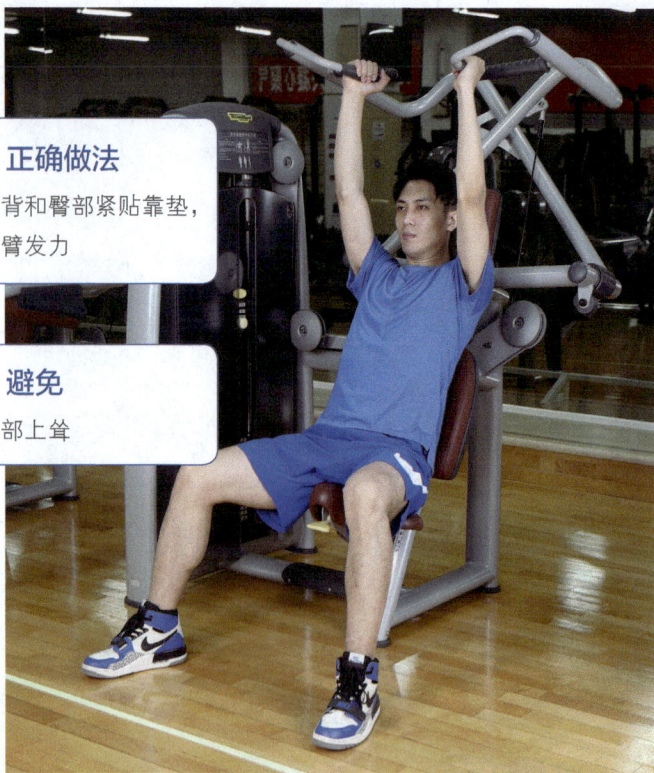

• **正确做法**
后背和臀部紧贴靠垫，手臂发力

• **避免**
肩部上耸

锻炼目标

• 手臂
• 肩部

锻炼器械

• 坐式肩上推举练习器

级别

• 中级

呼吸提示　◗

• 手臂上推时呼气，还原时吸气

注意　⚠

• 若肩部存在不适，则不建议进行此项训练

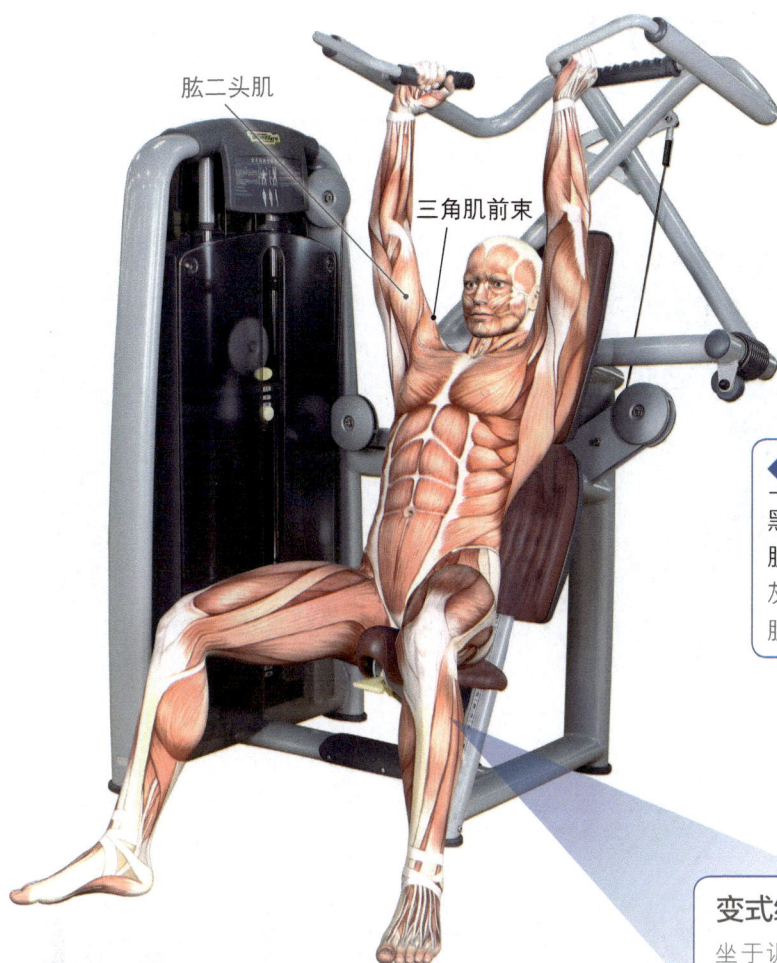

肱二头肌

三角肌前束

◆ 解析关键

黑色字体为主要锻炼的
肌肉
灰色字体为次要锻炼的
肌肉

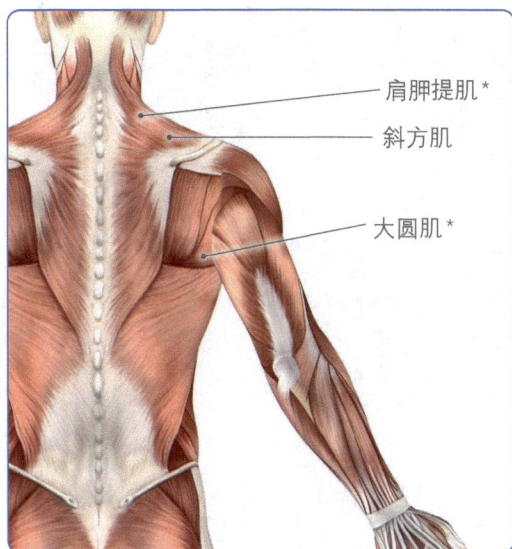

肩胛提肌*
斜方肌

大圆肌*

* 代表深层肌肉，此后不再提示

变式练习

坐于训练器械上，双手握
紧把手，呈横把位。

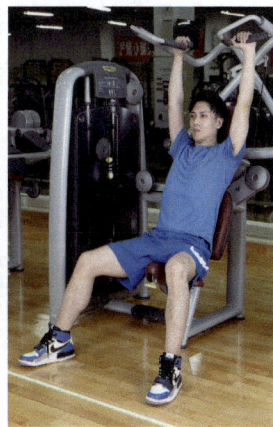

坐姿绳索肩关节内收

❶ 身体呈坐姿，上身挺直，双脚撑地。双臂伸直侧平举，与肩同高，手握把手，掌心向下。

❷ 保持身体姿势不变，双臂伸直，肩部放松，下拉绳索。

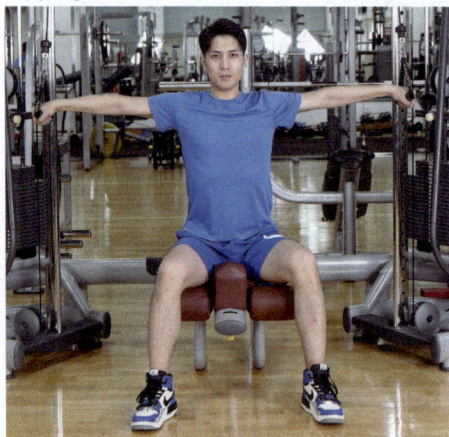

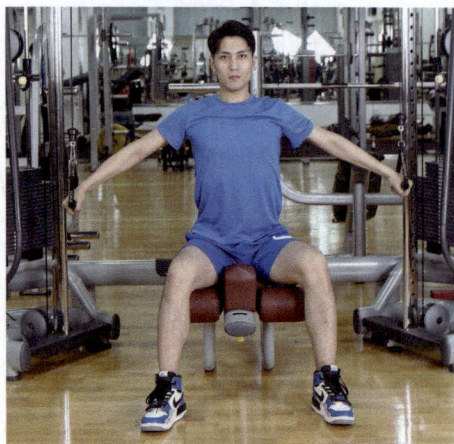

● **正确做法**

双脚保持固定

手臂与躯干在同一平面

● **避免**

肩部上耸

双脚移动位置

❸ 双臂下拉器械至身体两侧，稍做停顿，恢复准备姿势。完成规定次数。

锻炼目标

● 手臂
● 肩部

锻炼器械

● 绳索练习器

级别

● 初级

呼吸提示

● 手臂向下内收时呼气，还原时吸气

注意 ⚠

● 若出现肩关节疼痛，则不建议进行此项训练

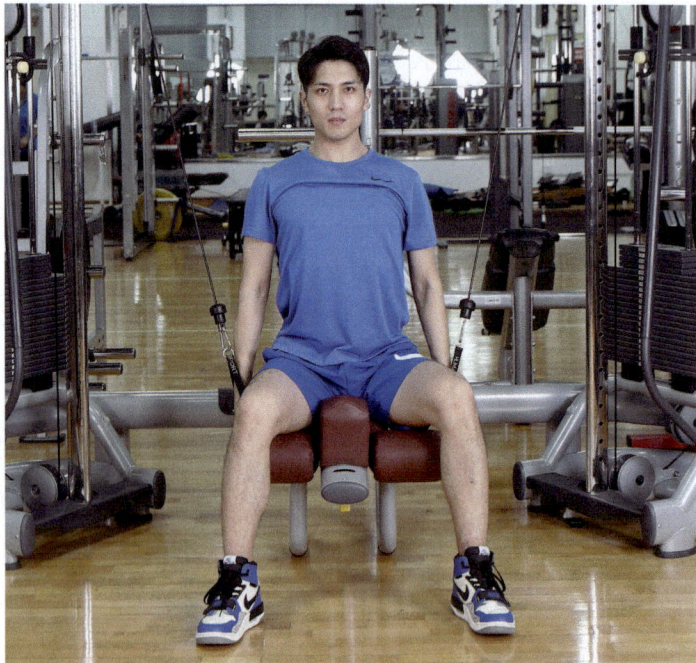

胸大肌

三角肌

肩胛提肌 *
斜方肌
三角肌
菱形肌 *
大圆肌 *
背阔肌

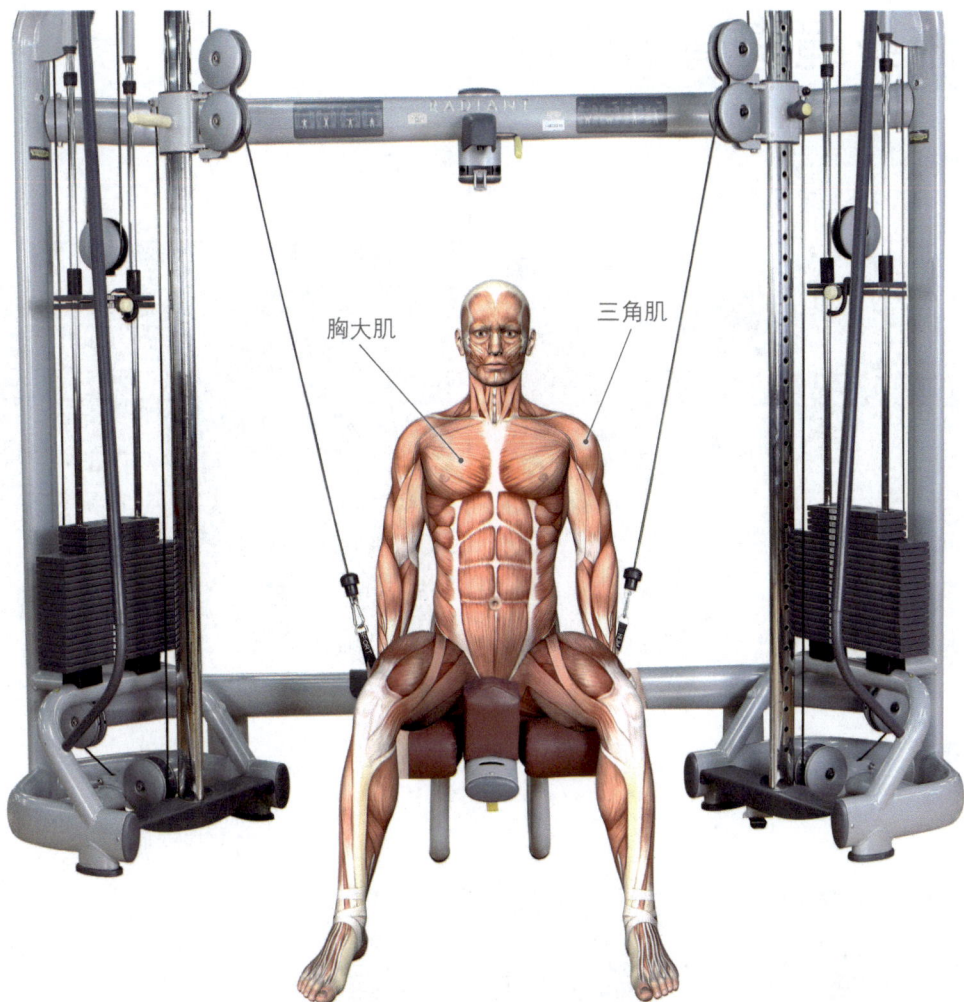

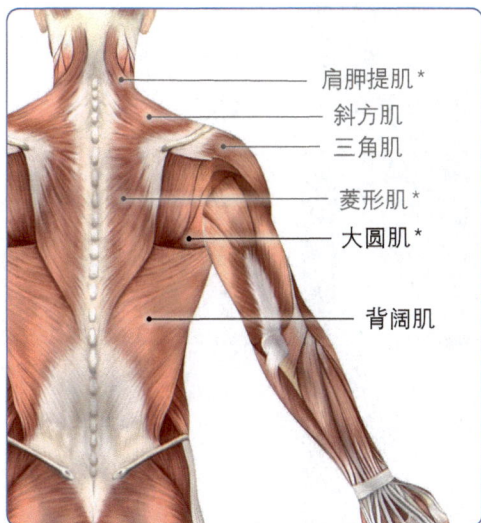

最佳锻炼部位

● 大圆肌 *
● 背阔肌

◆ **解析关键**

黑色字体为主要锻炼的
肌肉
灰色字体为次要锻炼的
肌肉

俯身绳索肩部侧拉

❶ 将器械调至合适档位，右臂伸直，手握左侧把手。双腿屈膝，上身下俯，保持核心收紧，左手扶于左腿膝盖，呈准备姿势。

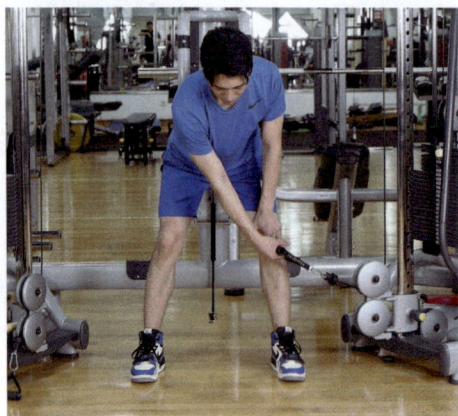

❷ 保持身体姿势不变，右臂伸直，向右侧拉绳索。

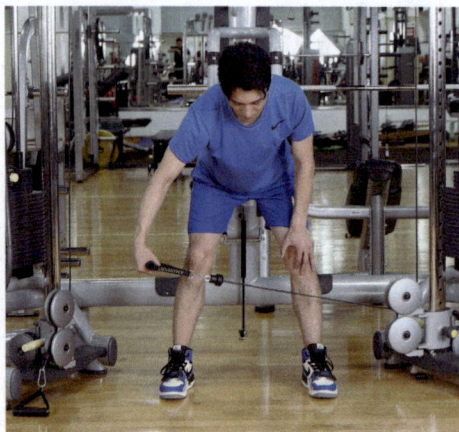

❸ 侧拉至右臂与肩部同高，并平行于地面，稍做停顿，缓慢恢复准备姿势，完成规定次数。对侧亦然。

● **正确做法**
躯干保持挺直
肩胛骨收紧

● **避免**
身体重心不稳
背部弯曲

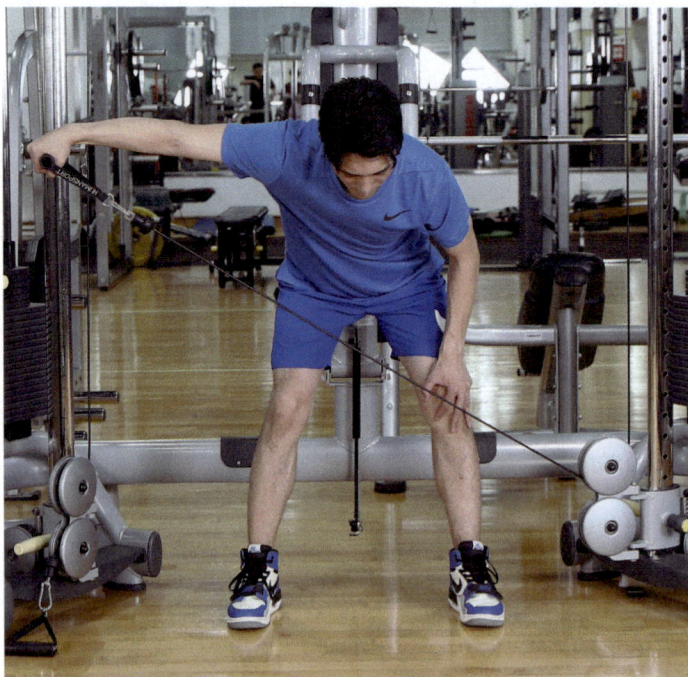

锻炼目标
● 肩部

锻炼器械
● 绳索练习器

级别
● 中级

呼吸提示
● 手臂外展时呼气，还原时吸气

注意 ⚠️
● 若出现肩关节疼痛，则不建议进行此项训练

斜方肌
冈上肌 *
三角肌后束
菱形肌 *

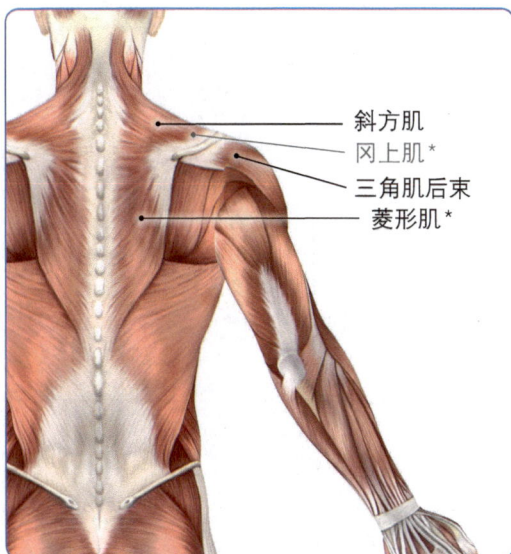

🏋 最佳锻炼部位

- 三角肌后束
- 斜方肌
- 菱形肌 *

◆ 解析关键

黑色字体为主要锻炼的
肌肉
灰色字体为次要锻炼的
肌肉

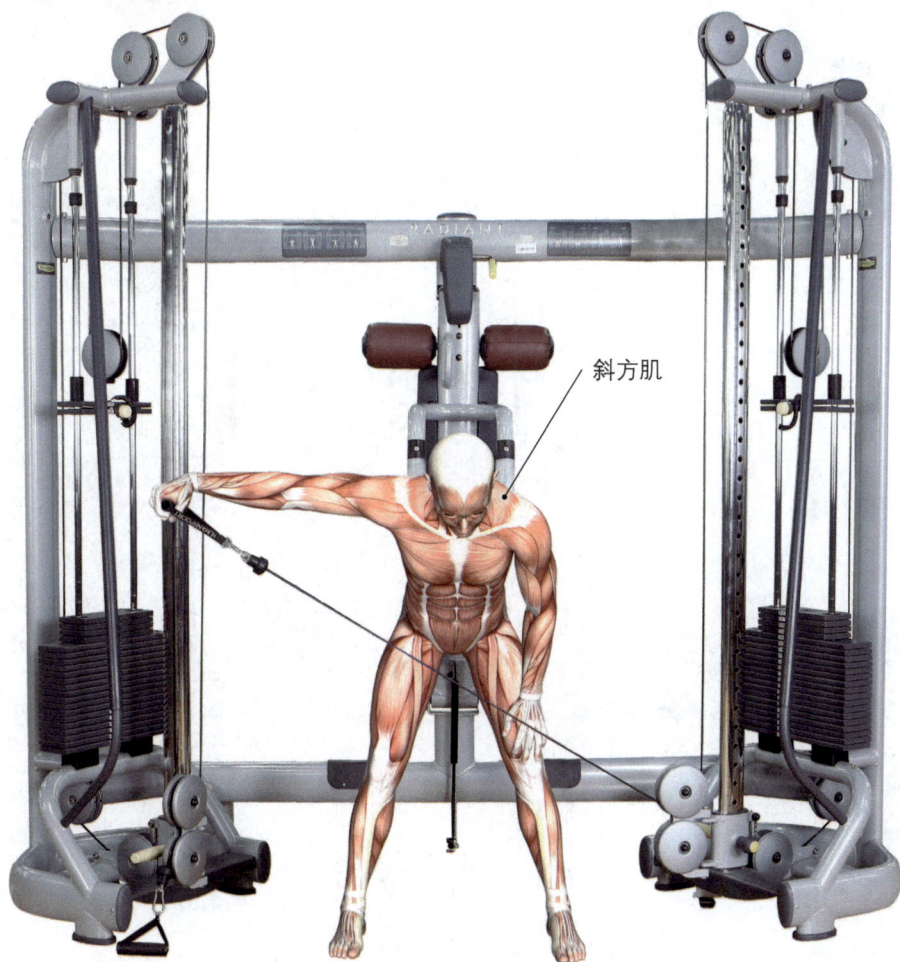

斜方肌

肩外旋

❶ 身体呈直立姿势，左臂屈肘约 90 度，手握把手，横于胸前位置，右手扶腰。

• 正确做法

大臂及肘关节靠近躯干
前臂与地面平行

• 避免

背部弯曲
上臂向上抬起

❸ 拉伸至极限位置，稍做停顿，缓慢恢复准备姿势，完成规定次数。对侧亦然。

❷ 保持身体姿势不变，上臂夹紧，左臂向外旋转，前臂始终平行于地面。

锻炼目标
• 肩部

锻炼器械
• 绳索练习器

级别
• 初级

呼吸提示
• 肩外旋时呼气，还原时吸气

注意 ⚠
• 若出现肩关节疼痛，则不建议进行此项训练

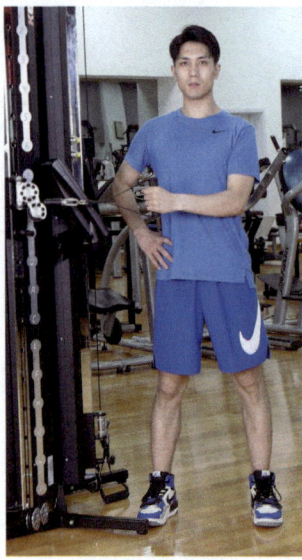

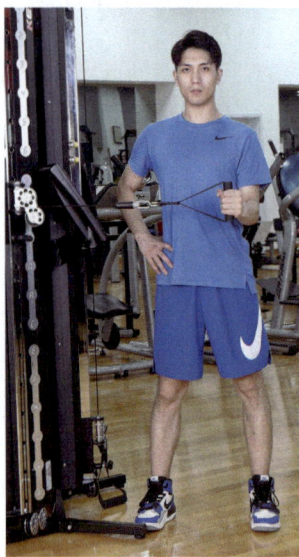

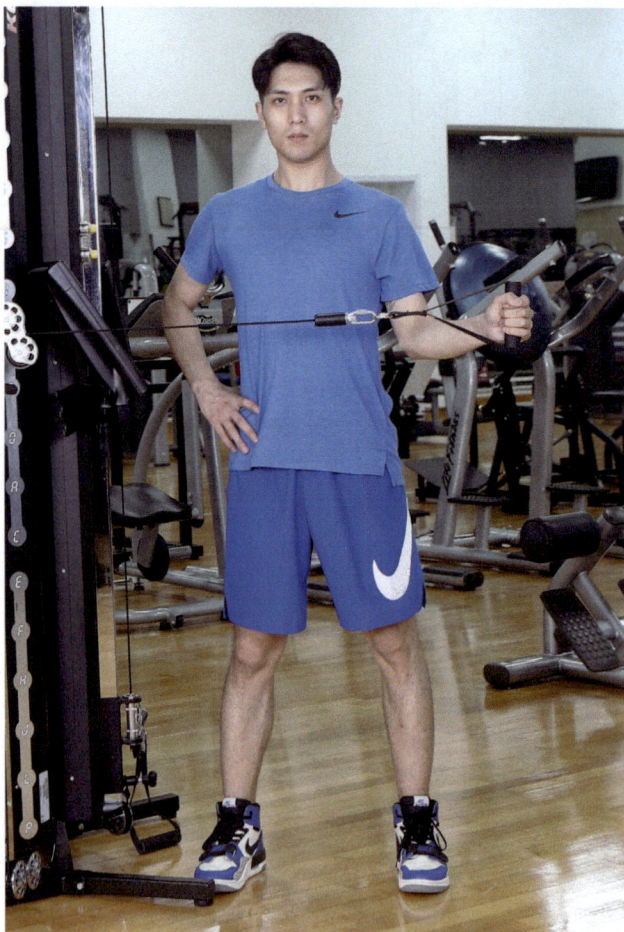

冈上肌 *

冈下肌 *

三角肌后束

小圆肌 *

大圆肌 *

菱形肌 *

三角肌前束

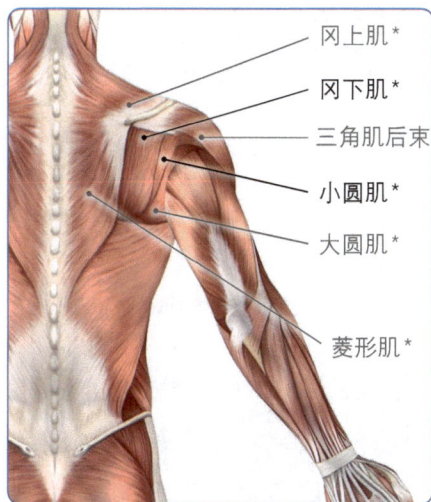

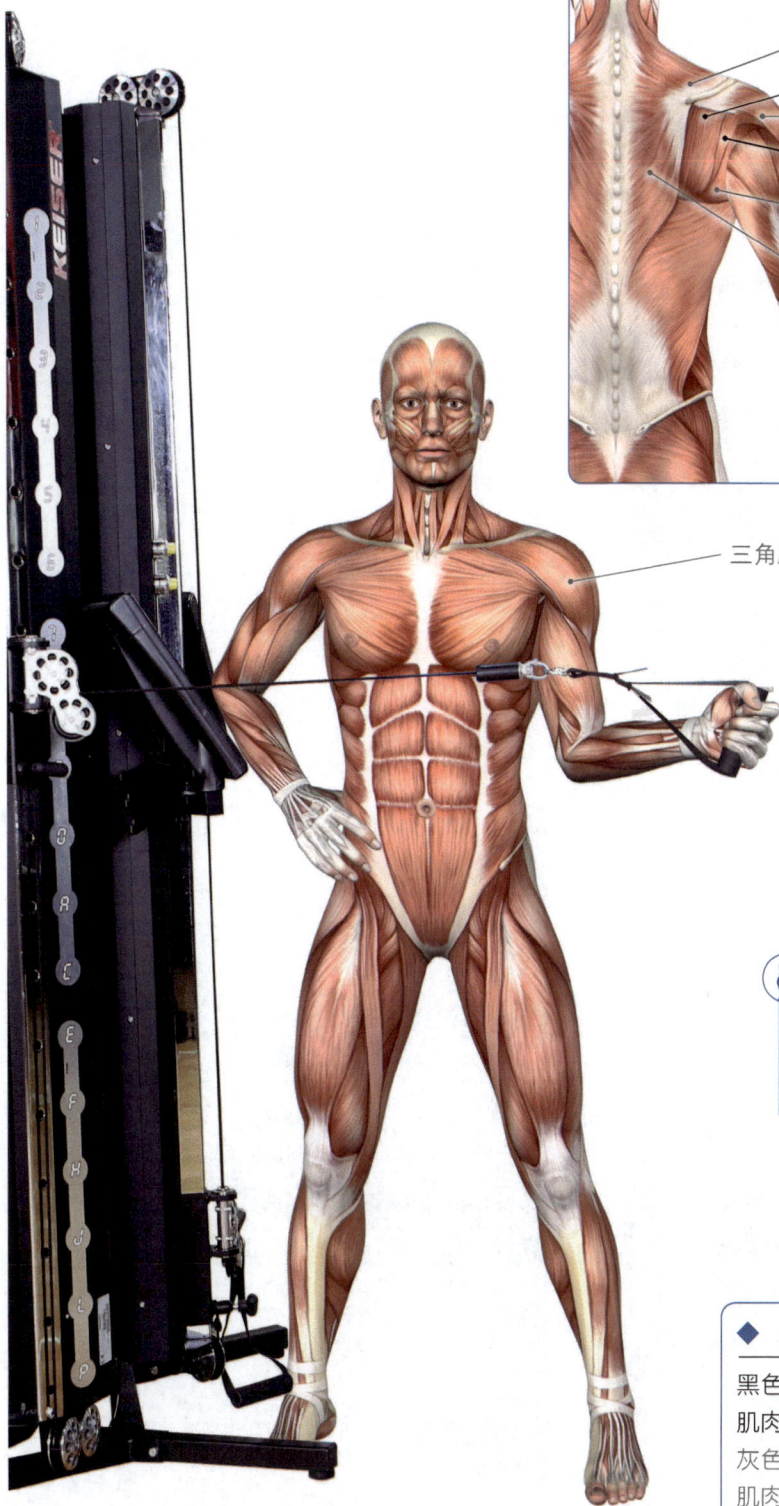

🏋 **最佳锻炼部位**

- 冈下肌 *
- 小圆肌 *

◆ **解析关键**

黑色字体为主要锻炼的
肌肉

灰色字体为次要锻炼的
肌肉

站式肩部

❶ 面向训练器械站立，双脚开立，略比肩宽。右手扶髋，左侧手臂前伸平举，与肩同高，手握把手，掌心向下。

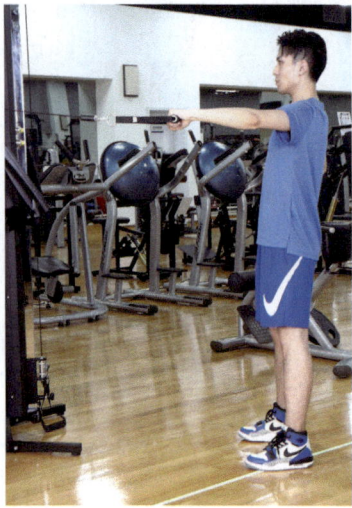

- **正确做法**

上身挺直，挺胸收腹，肩关节上旋时保持上臂与肩部在同一平面且成约90度夹角

- **避免**

手臂晃动
身体后仰
肩部上耸

❸ 手臂向上旋转至头部左侧，此时掌心向前。完成规定次数，对侧亦然。

锻炼目标
- 肩部
- 手臂

锻炼器械
- 绳索练习器

级别
- 初级

呼吸提示
- 肩上旋时呼气，还原时吸气

注意 ⚠
- 若出现肘关节疼痛，则不建议进行此项训练

❷ 保持身体姿势不变，屈肘后拉，至上臂与肩部齐平。同时保持手臂与地面平行。

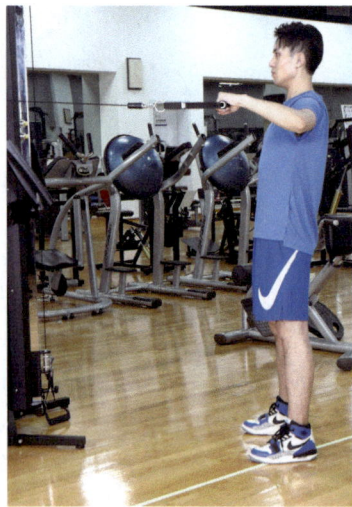

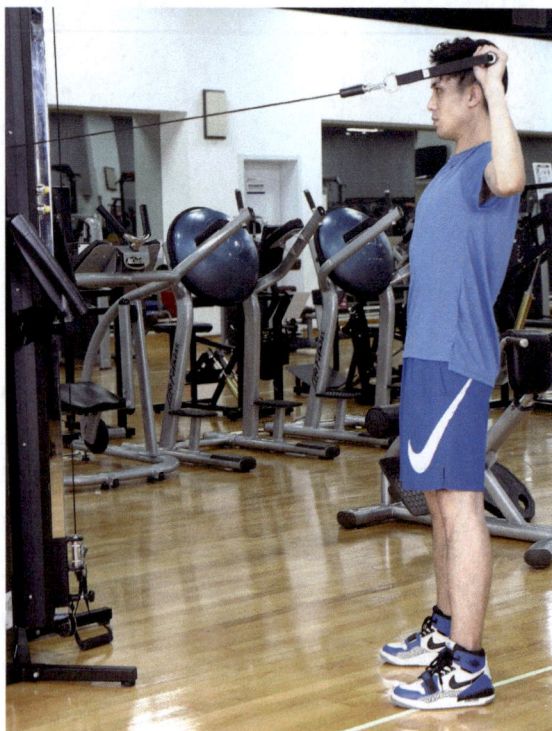

三角肌

肘肌

腹直肌

斜方肌
冈上肌 *
三角肌
菱形肌 *

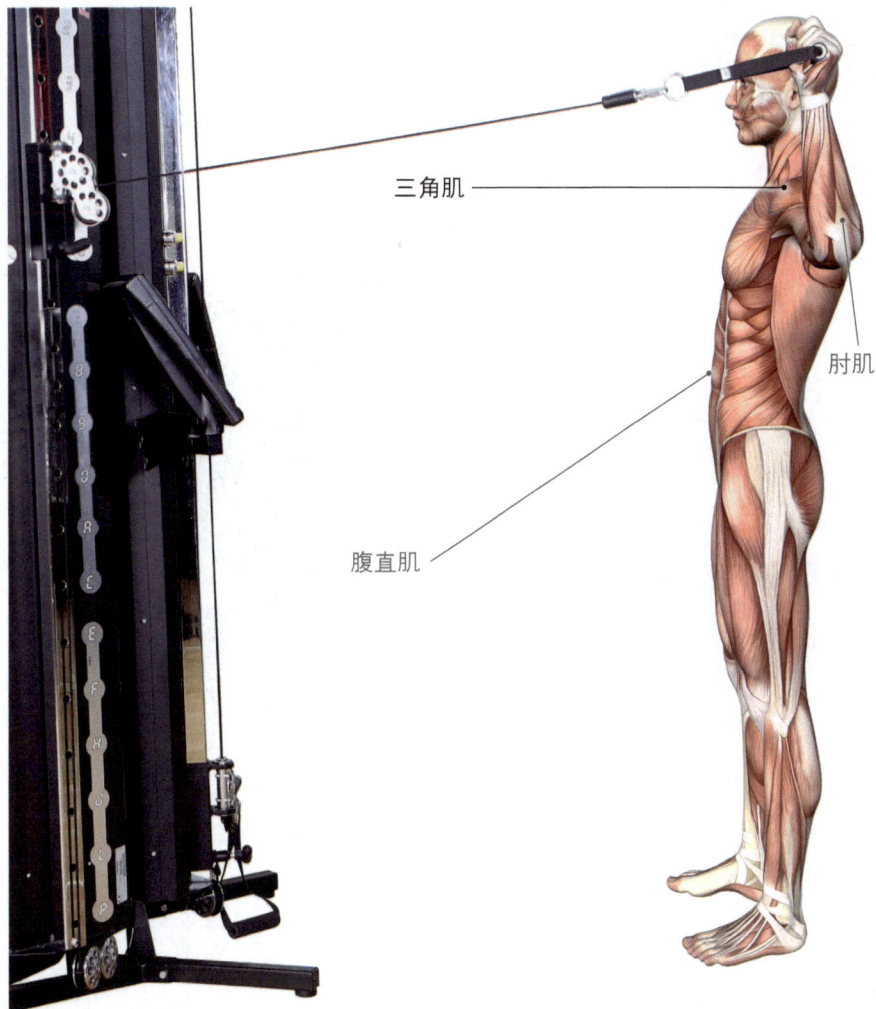

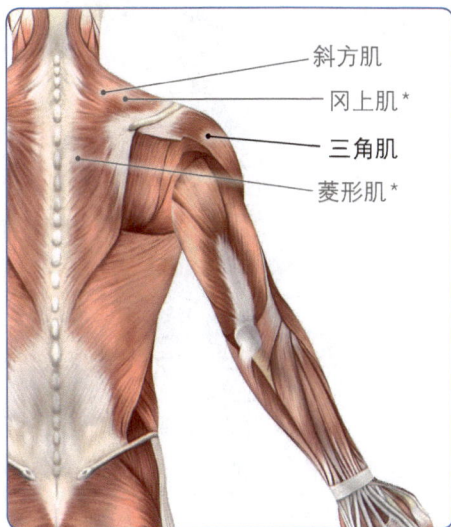

最佳锻炼部位

● 三角肌

◆ **解析关键**

黑色字体为主要锻炼的
肌肉
灰色字体为次要锻炼的
肌肉

基本侧平举

❶ 身体呈直立姿站立，双脚间距与肩同宽。双手持握哑铃，掌心相对，垂于身体两侧。

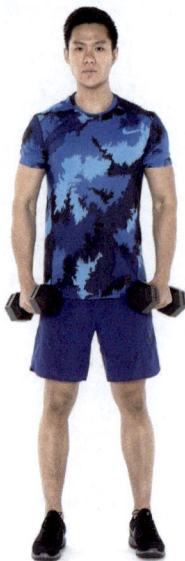

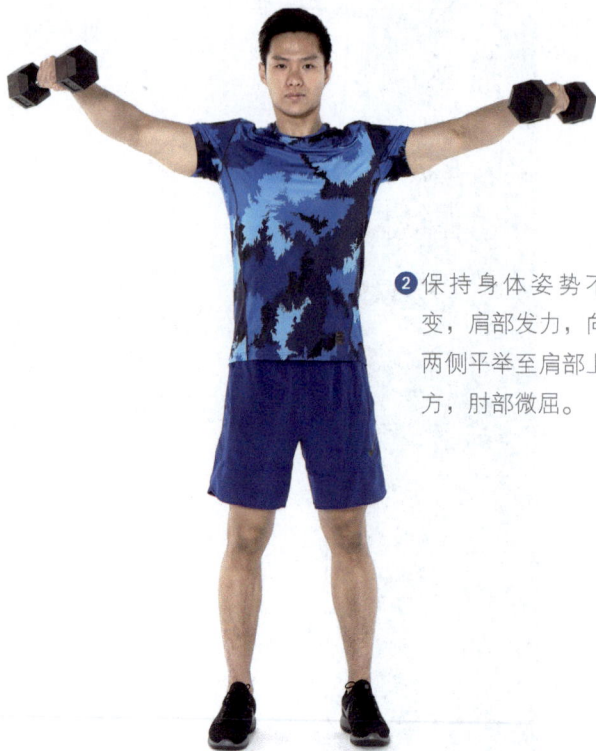

❷ 保持身体姿势不变，肩部发力，向两侧平举至肩部上方，肘部微屈。

❸ 动作完成，恢复准备姿势。完成规定次数。

锻炼目标
- 肩部

锻炼器械
- 哑铃

级别
- 初级

呼吸提示
- 手臂下降时吸气，上升时呼气

注意 ⚠
- 若出现肩关节疼痛，则不建议进行此项训练

● 正确做法
肩部放松
核心收紧
身体保持稳定

● 避免
身体晃动
抬臂过高
肩部上耸

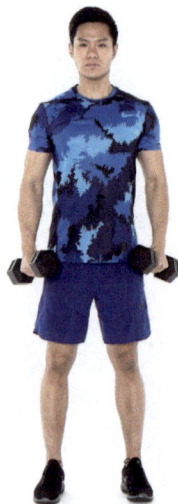

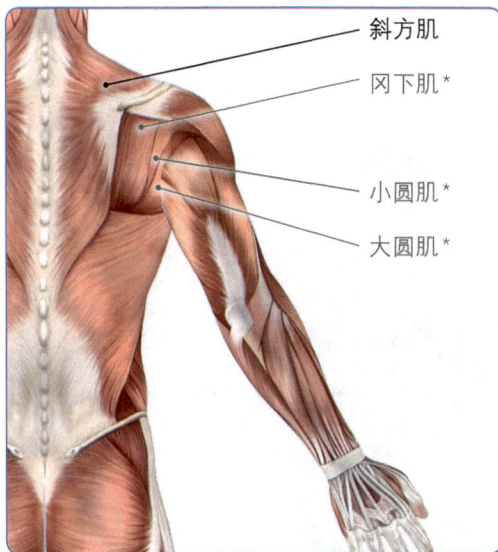

斜方肌

冈下肌 *

小圆肌 *

大圆肌 *

◆ **解析关键**

黑色字体为主要锻炼的
肌肉
灰色字体为次要锻炼的
肌肉

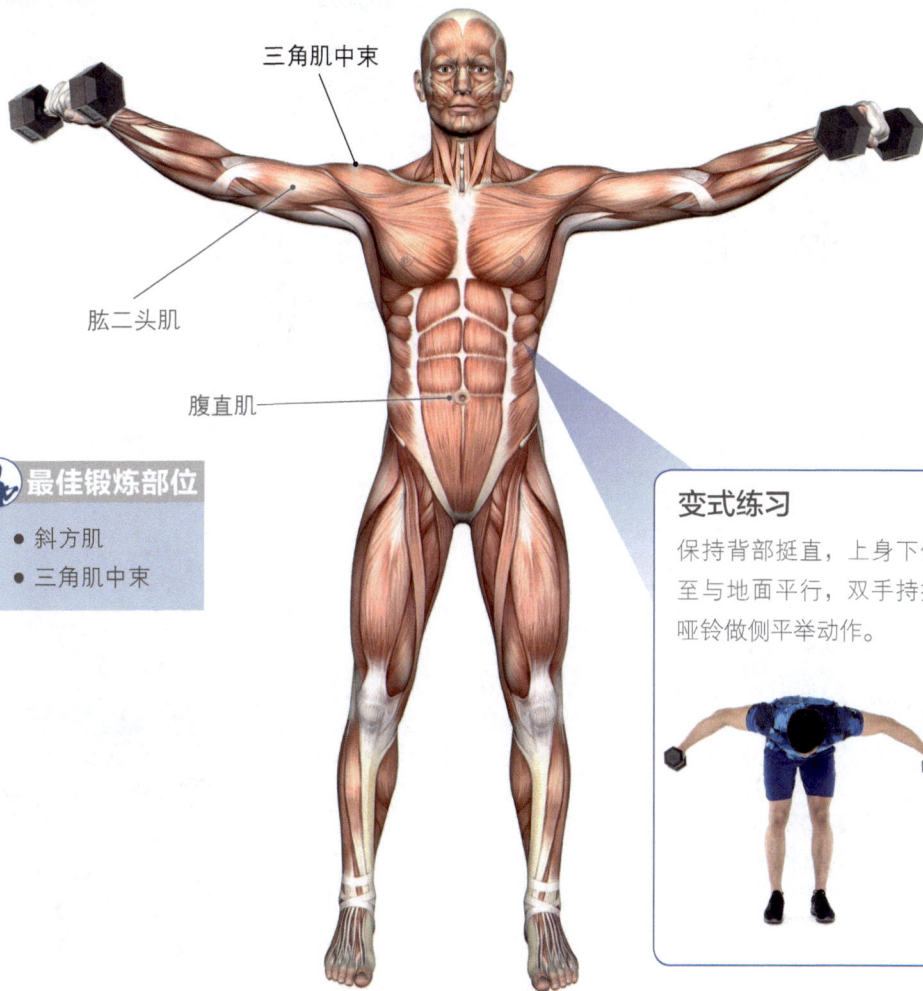

三角肌中束

肱二头肌

腹直肌

最佳锻炼部位

- 斜方肌
- 三角肌中束

变式练习

保持背部挺直，上身下俯
至与地面平行，双手持握
哑铃做侧平举动作。

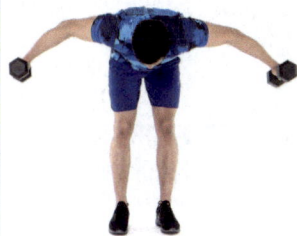

坐姿前平举

❶ 坐在训练椅上，上身挺直，双手握哑铃自然下垂在身体两侧。

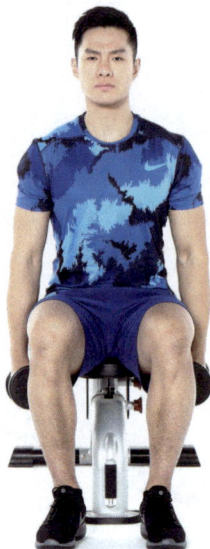

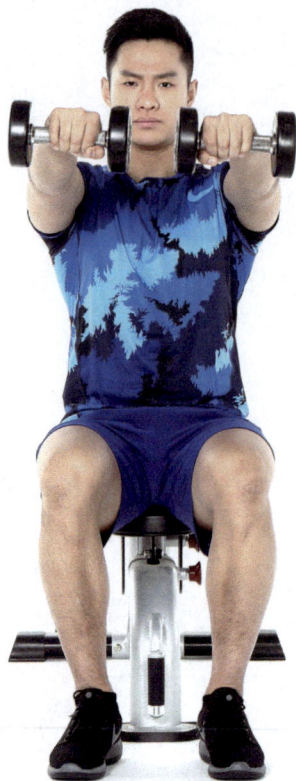

❷ 双臂同时向前平举至双臂与肩同高或略高于肩部。

锻炼目标

● 肩部

锻炼器械

● 哑铃、训练椅

级别

● 中级

呼吸提示

● 抬臂时呼气，还原时吸气

注意 ⚠

● 若出现肩关节疼痛，则不建议进行此项训练

❸ 动作完成，恢复准备姿势。完成规定次数。

● **正确做法**

双臂保持平行
上身始终保持挺直
双臂保持平稳上举

● **避免**

上身前倾或后仰
双臂上举速度过快
双臂上举高度过高

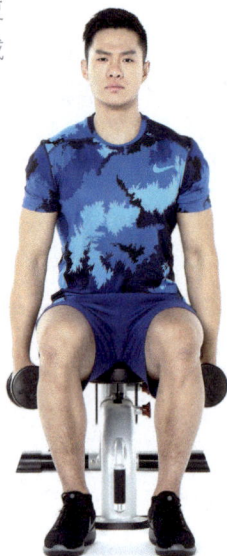

变式练习

身体呈直立姿站立,双手握哑铃,双臂交替上抬前平举。

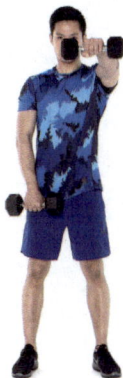

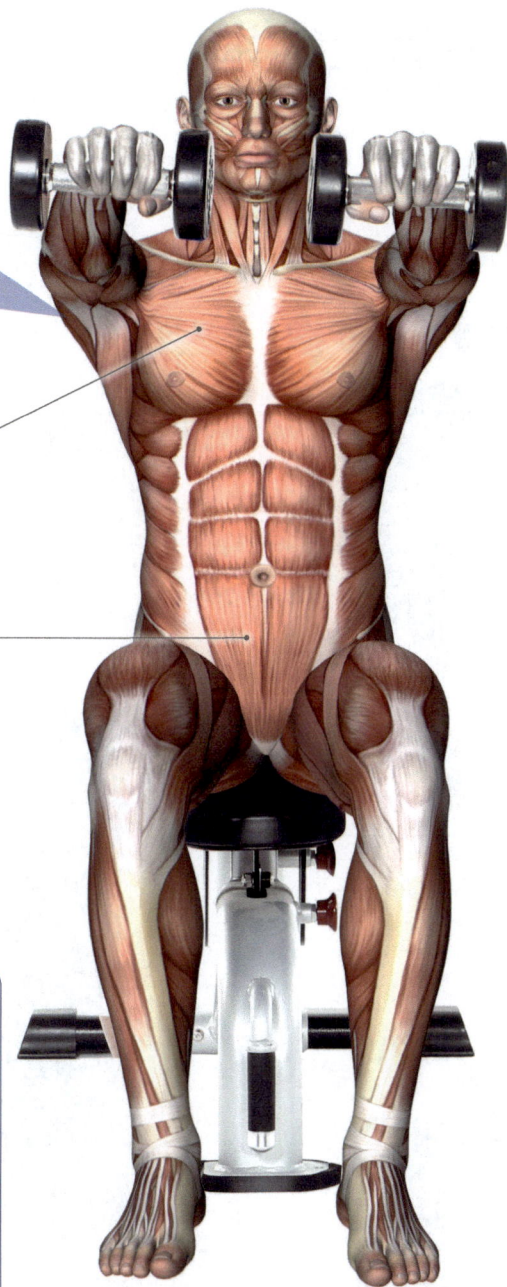

最佳锻炼部位

- 三角肌
- 斜方肌

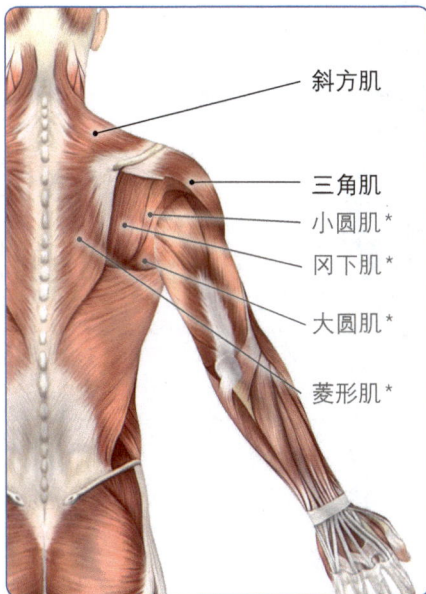

胸大肌

腹直肌

斜方肌

三角肌

小圆肌*

冈下肌*

大圆肌*

菱形肌*

◆ 解析关键

黑色字体为主要锻炼的肌肉

灰色字体为次要锻炼的肌肉

站姿肩上推举

❶ 身体呈基本站姿，双手握哑铃，屈肘放于肩关节上方，掌心向前。

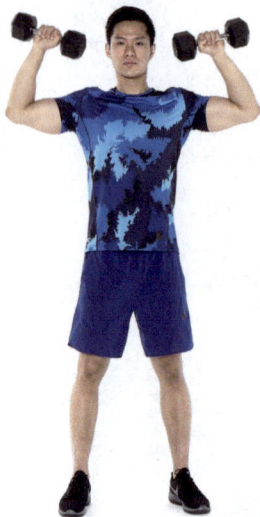

❷ 保持身体稳定，双臂同时过顶上举。

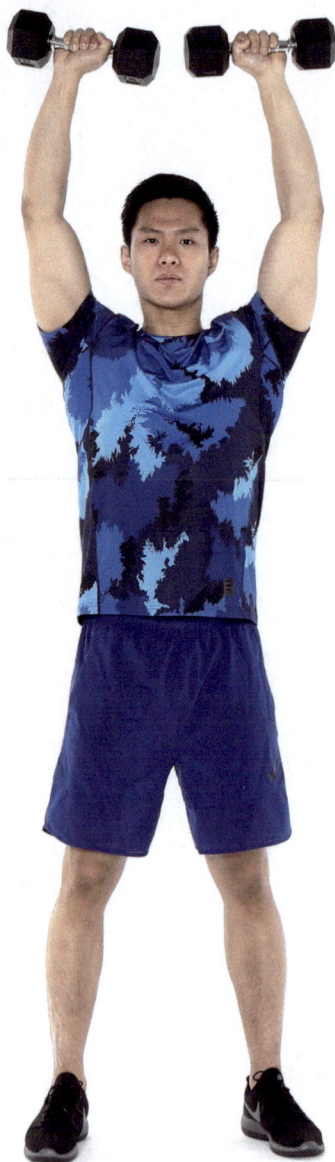

❸ 动作完成后恢复准备姿势，完成规定次数。

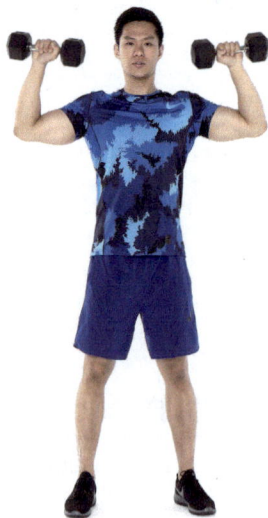

锻炼目标
● 肩部
● 手臂

锻炼器械
● 哑铃

级别
● 初级

呼吸提示
● 推举时呼气，还原时吸气

注意 ⚠
● 若出现肩关节疼痛，则不建议进行此项训练

● **正确做法**

双臂同时向上推举
保持身体稳定
背部挺直

● **避免**

身体晃动，重心不稳
双臂前后晃动

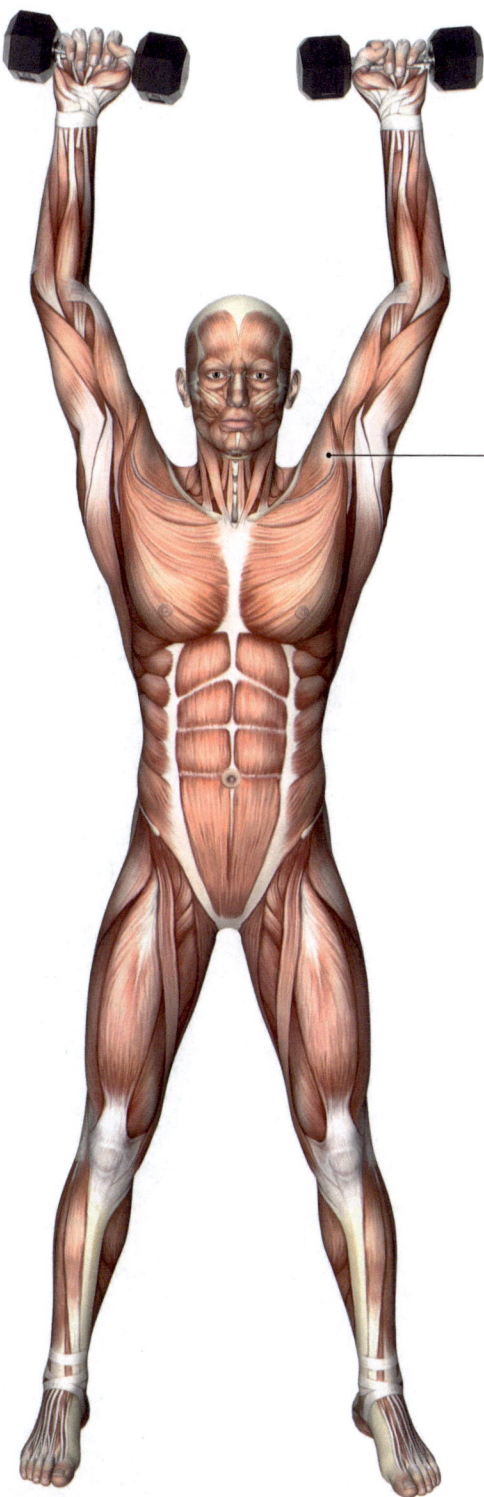

三角肌前束

最佳锻炼部位

● 三角肌前束

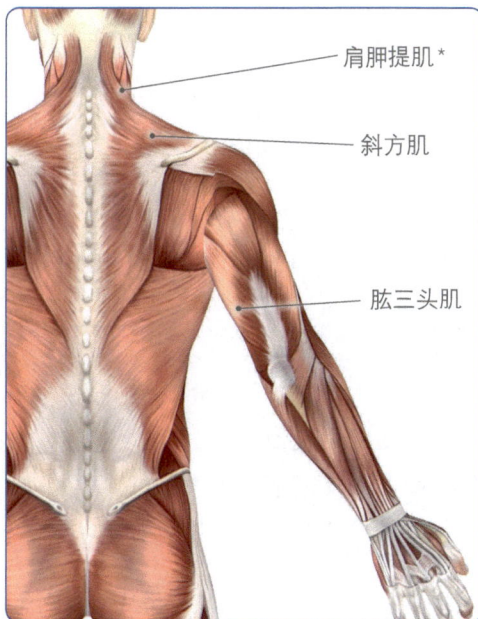

肩胛提肌 *

斜方肌

肱三头肌

单臂高翻

❶ 单手握哑铃自然下垂，双脚分开与肩同宽。屈膝屈髋降低重心，哑铃位于膝盖下方。

❷ 向前挺髋，双膝伸直，提高身体重心。

❸ 屈肘，向上抬起哑铃至上臂与肩部齐平。

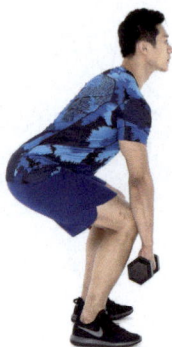
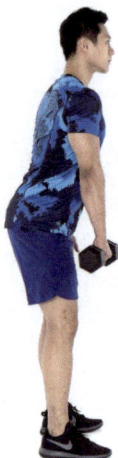
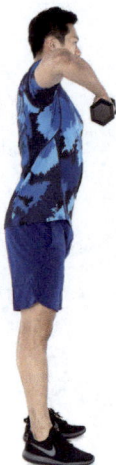
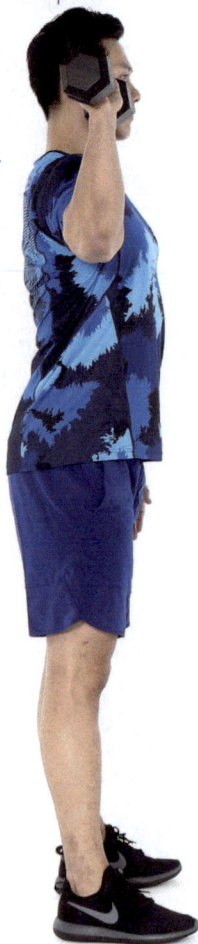

锻炼目标

- 肩部
- 手臂
- 大腿
- 小腿

锻炼器械

- 哑铃

级别

- 高级

呼吸提示

- 蹲起高翻时呼气，还原时吸气

注意 ⚠

- 若出现肘关节疼痛，则不建议进行此项训练

● **正确做法**

始终保持躯干挺直
膝盖和脚尖方向一致向前
充分伸膝伸髋

● **避免**

背部弯曲
肩部上耸
手臂发力过猛

❹ 前臂向上高翻至前臂垂直于地面。稍做停顿，重复动作，完成规定次数。对侧亦然。

肱二头肌

腹直肌

股直肌
股中间肌 *
股外侧肌
股内侧肌
} 股四头肌

肱三头肌

胸大肌

背阔肌

臀大肌

腹直肌

股外侧肌

腓肠肌

比目鱼肌

最佳锻炼部位

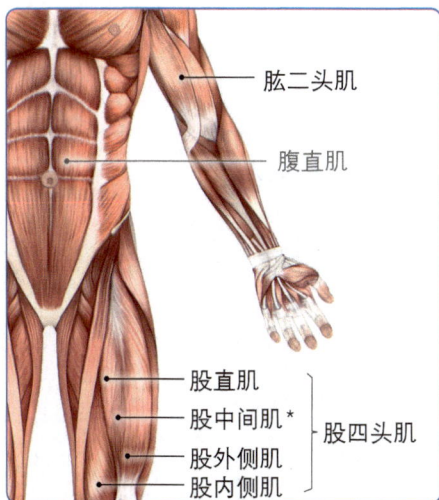

- 臀大肌
- 腓肠肌
- 比目鱼肌
- 斜方肌
- 肱二头肌
- 三角肌
- 股直肌
- 股外侧肌
- 股内侧肌
- 股中间肌 *

◆ 解析关键

黑色字体为主要锻炼的肌肉
灰色字体为次要锻炼的肌肉

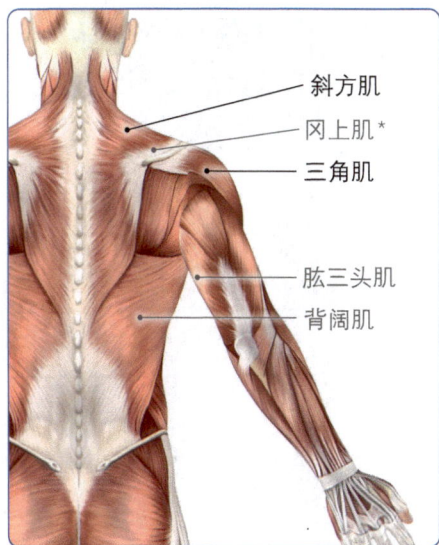

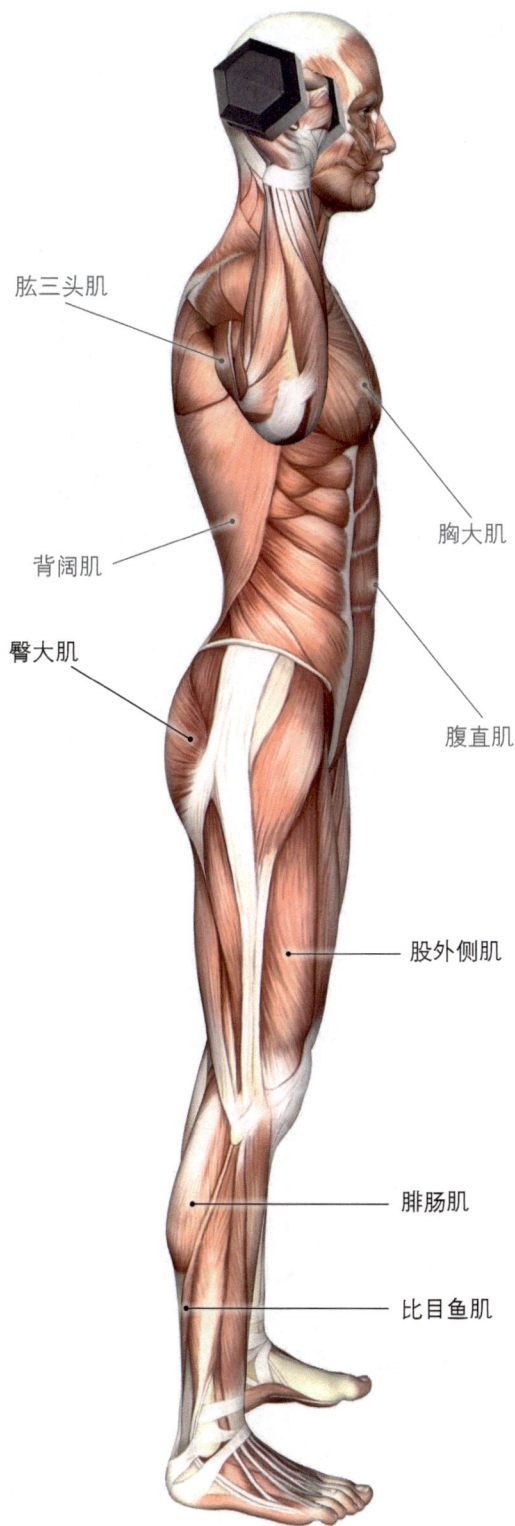

斜方肌
冈上肌 *
三角肌

肱三头肌
背阔肌

基本站姿耸肩

❶ 身体呈直立姿势，双脚间距与肩同宽。双手持握哑铃，掌心相对，垂于身体两侧。

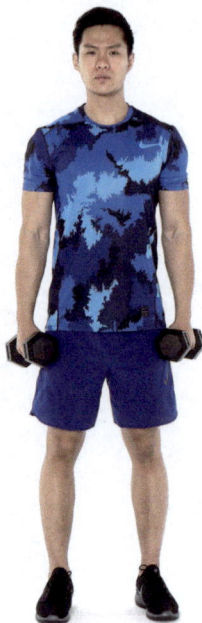

• 正确做法

背部保持挺直
颈部伸直

• 避免

背部弯曲、前倾
头部前倾

锻炼目标
- 肩部

锻炼器械
- 哑铃

级别
- 初级

呼吸提示
- 耸肩时呼气

注意 ⚠
- 若出现肩关节疼痛，则不建议进行此项训练

❷ 双臂保持伸直，双肩尽可能向上提起至极限位置，稍做停顿。恢复准备姿势，完成规定次数。

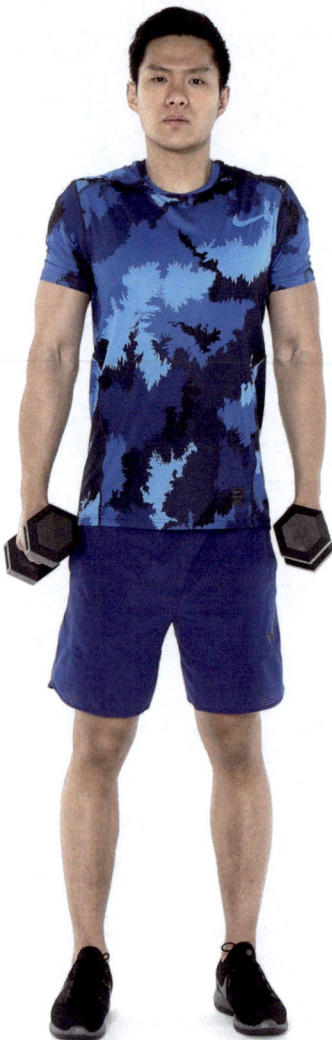

◆ **解析关键**

黑色字体为主要锻炼的
肌肉
灰色字体为次要锻炼的
肌肉

最佳锻炼部位

● 斜方肌

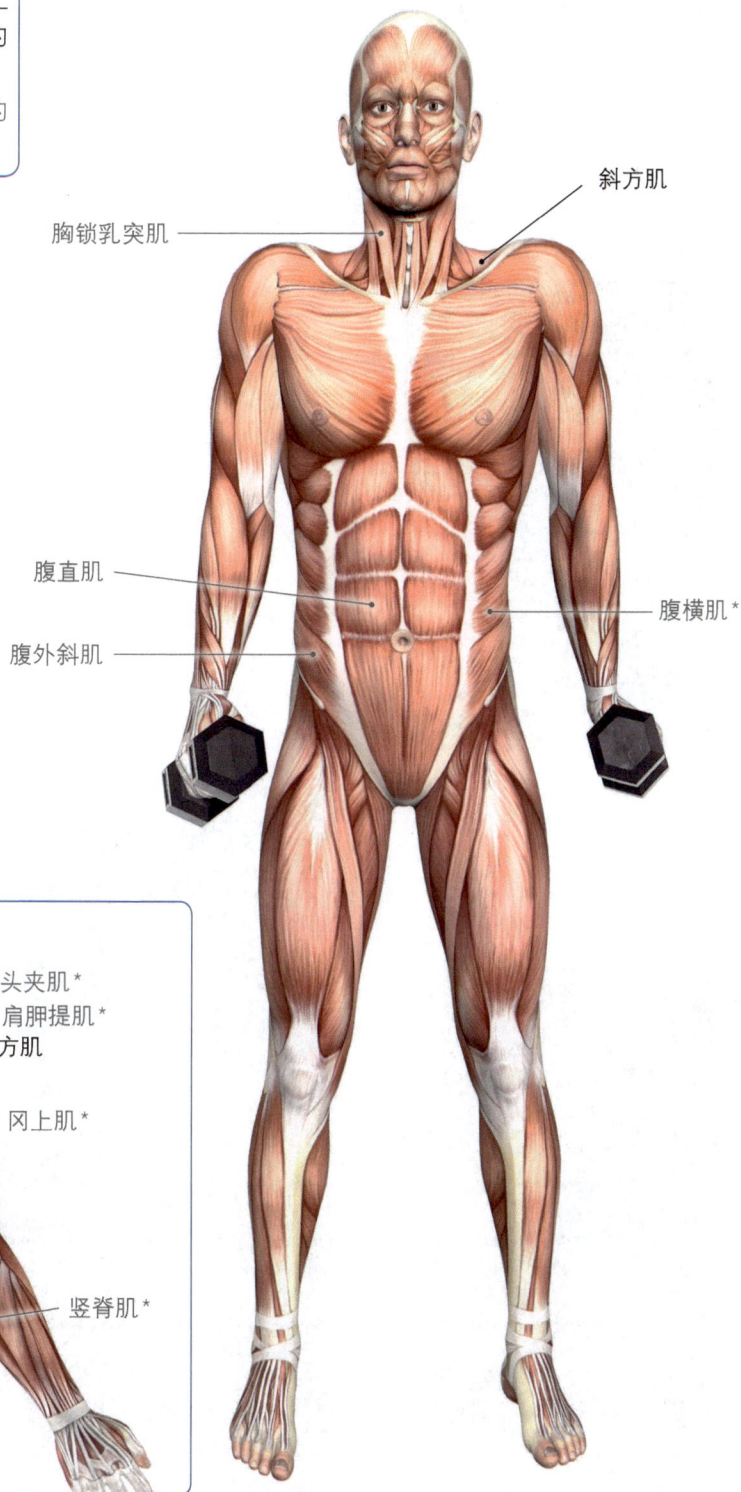

斜方肌

胸锁乳突肌

腹直肌

腹横肌 *

腹外斜肌

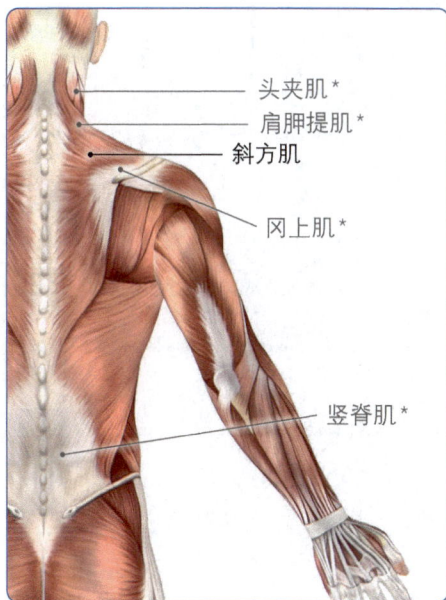

头夹肌 *

肩胛提肌 *

斜方肌

冈上肌 *

竖脊肌 *

坐式飞鸟练习

① 坐于坐式飞鸟练习器，调整座椅位。膝关节屈曲，双脚支撑于地面，躯干紧靠椅背，肘部上侧紧贴于支撑垫，双手握紧两侧把手。

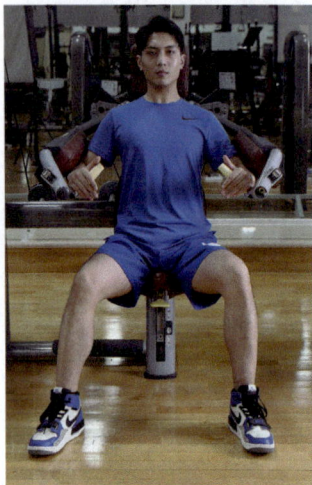

● 正确做法

后背和臀部紧贴靠垫
肘关节上侧紧贴于支撑垫

● 避免

双肩上耸
上身前倾

③ 肩关节外展，肘关节上侧对抗支撑垫至水平位，然后恢复准备姿势。完成规定次数。

锻炼目标

● 肩部
● 手臂

锻炼器械

● 坐式飞鸟练习器

级别

● 初级

呼吸提示

● 肩关节外展时呼气，还原时吸气

注意 ⚠

● 若出现肘关节疼痛，则不建议进行此项训练

② 保持身体姿势不变，挺胸收腹，肩关节向外展。

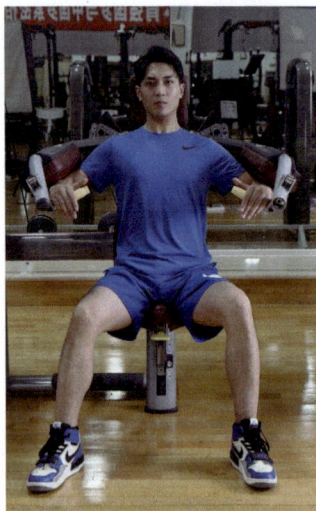

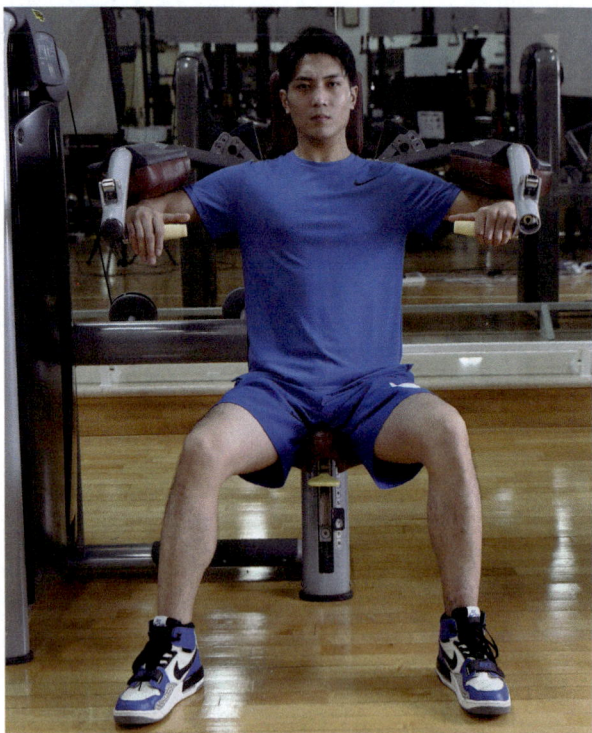

三角肌中束

胸小肌 *

肱二头肌

胸大肌

腹直肌

斜方肌

竖脊肌 *

背阔肌

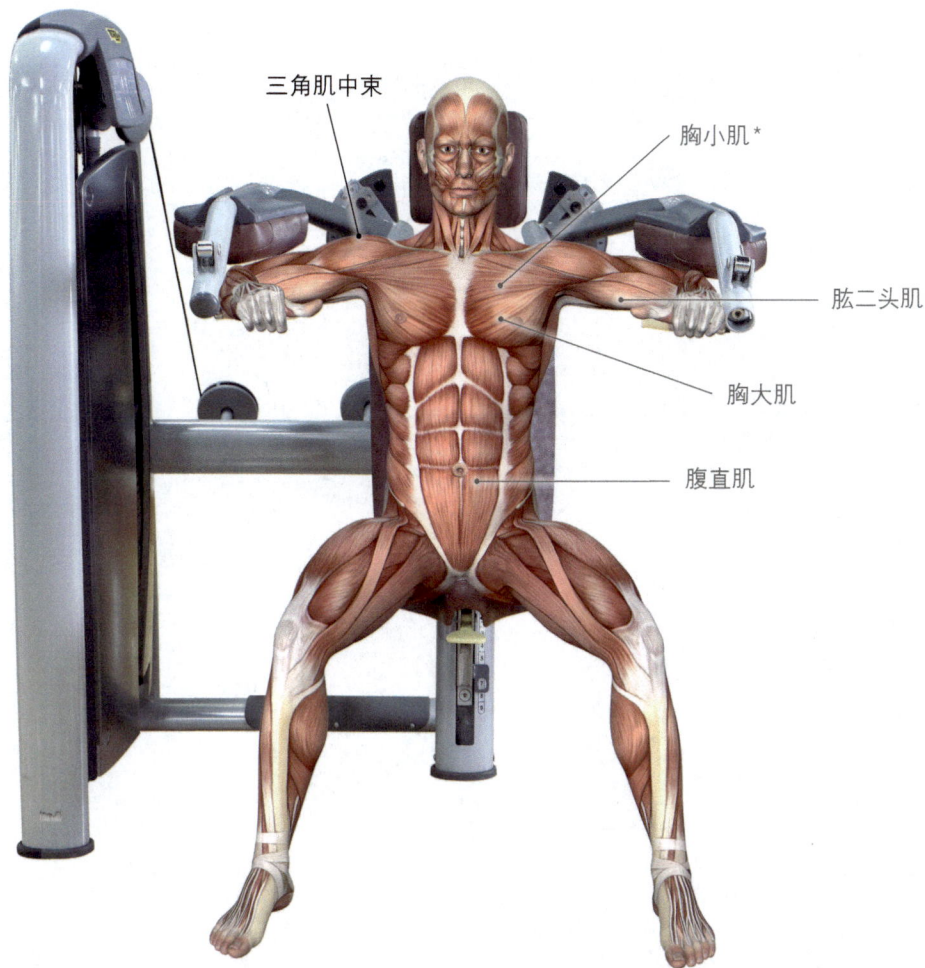

最佳锻炼部位

- 三角肌中束
- 斜方肌

◆ **解析关键**

黑色字体为主要锻炼的
肌肉
灰色字体为次要锻炼的
肌肉

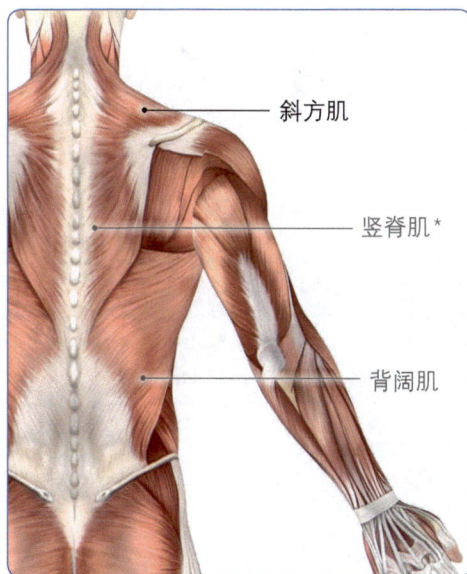

03

CHAPTER THREE

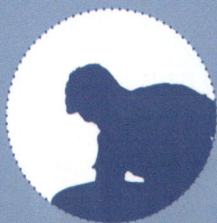

第 3 章
手臂训练

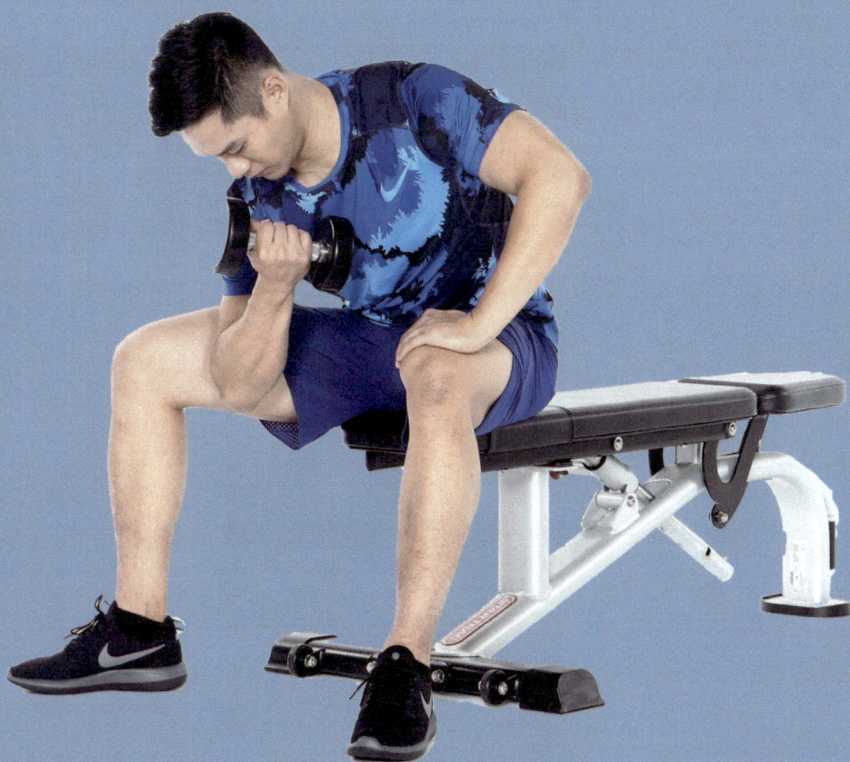

坐式手臂弯举练习

❶ 由坐姿开始，上身挺直，背靠椅背。双脚撑地，双臂伸直，手握把手。

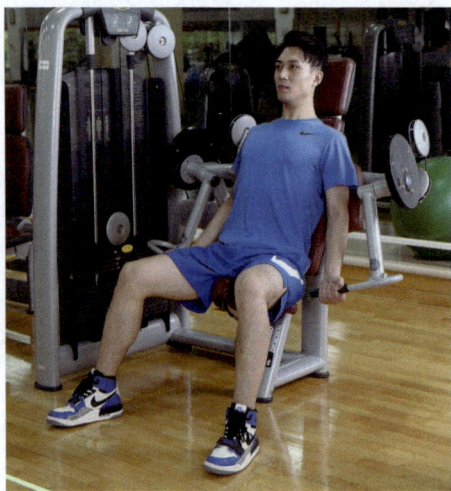

❷ 保持身体姿势不变，双臂缓慢向上弯举。

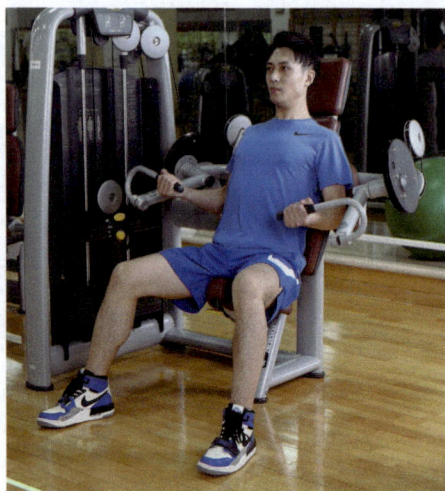

❸ 向上弯举至动作极限，稍做停顿，缓慢恢复准备姿势。完成规定次数。

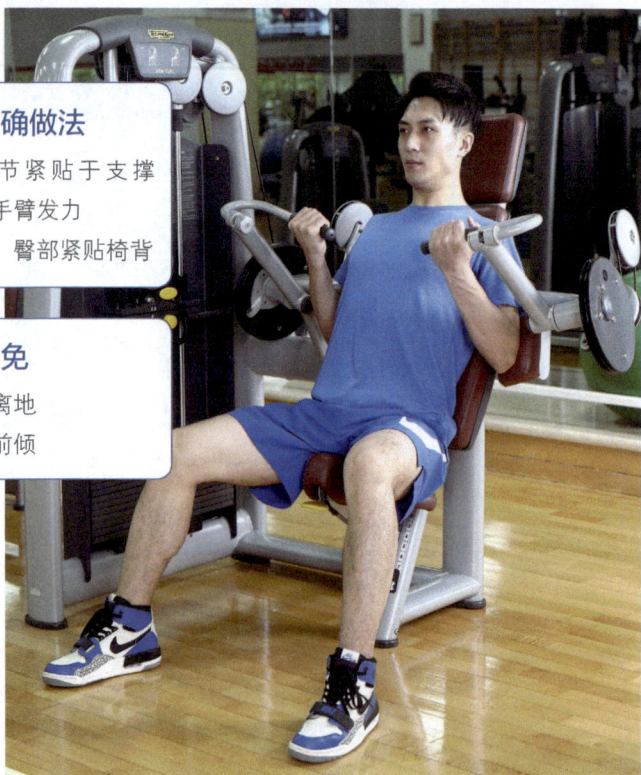

锻炼目标

• 手臂

锻炼器械

• 坐式手臂弯举练习器

级别

• 初级

呼吸提示

• 肘关节屈曲时呼气，还原时吸气

注意 ⚠

• 若出现肘关节疼痛，则不建议进行此项训练

● **正确做法**

肘关节紧贴于支撑垫，手臂发力

背部、臀部紧贴椅背

● **避免**

双脚离地

上身前倾

肱二头肌

肱桡肌

腹直肌

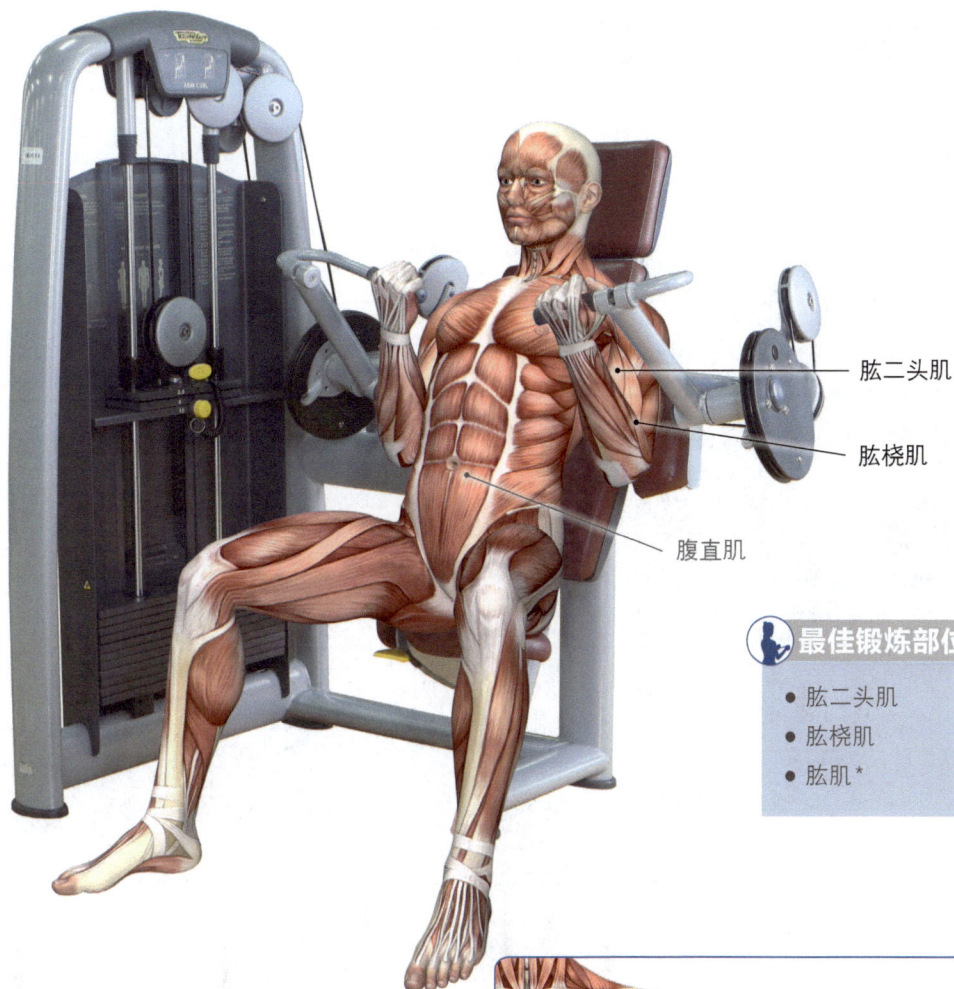

最佳锻炼部位

- 肱二头肌
- 肱桡肌
- 肱肌*

◆ **解析关键**

黑色字体为主要锻炼的
肌肉
灰色字体为次要锻炼的
肌肉

☼ **小提示**

训练过程中，始终保持背部紧贴椅背，仅
双臂向上做弯举动作。

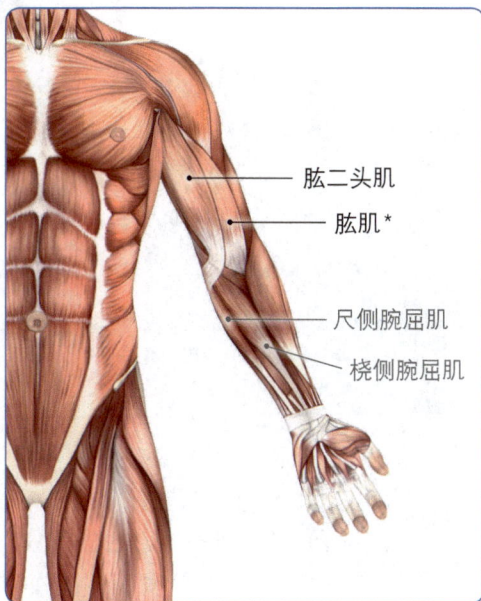

肱二头肌

肱肌*

尺侧腕屈肌

桡侧腕屈肌

绳索肱二头肌弯举

❶ 面向器械站立，挺胸收腹，身体略微后仰。双臂伸直，手握把手，掌心向上。

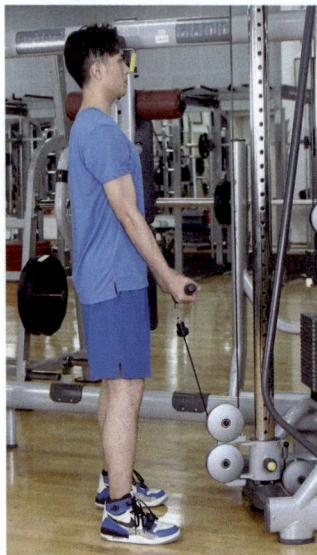

❷ 保持身体姿势不变，上臂夹紧，前臂向上弯举。肘关节弯曲至约90度。

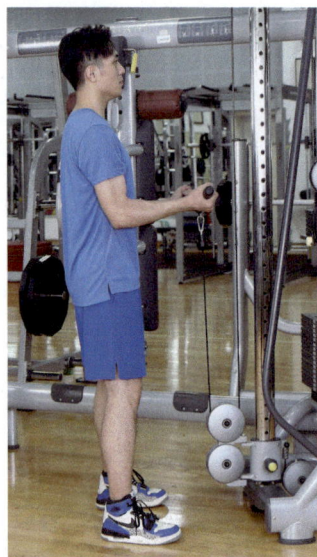

● **正确做法**

上臂保持夹紧
保持躯干挺直且收紧

❸ 双臂继续向上弯举，至前臂大约与地面垂直。缓慢恢复准备姿势，完成规定次数。

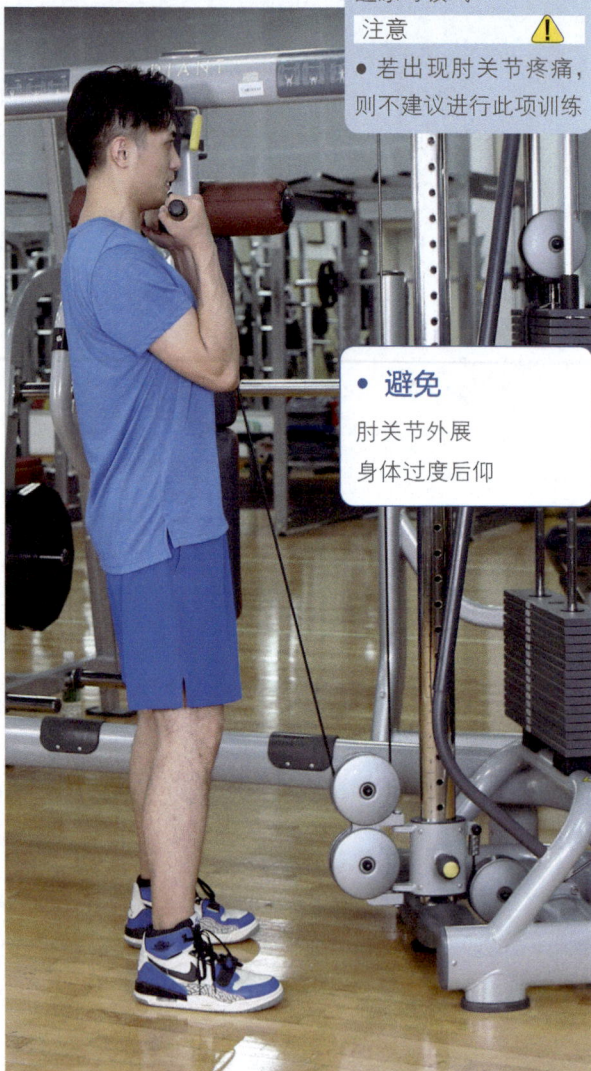

锻炼目标
● 手臂
锻炼器械
● 绳索练习器
级别
● 初级
呼吸提示
● 肘关节屈曲时呼气，还原时吸气
注意 ⚠
● 若出现肘关节疼痛，则不建议进行此项训练

● **避免**

肘关节外展
身体过度后仰

最佳锻炼部位

- 肱二头肌
- 肱桡肌
- 肱肌 *

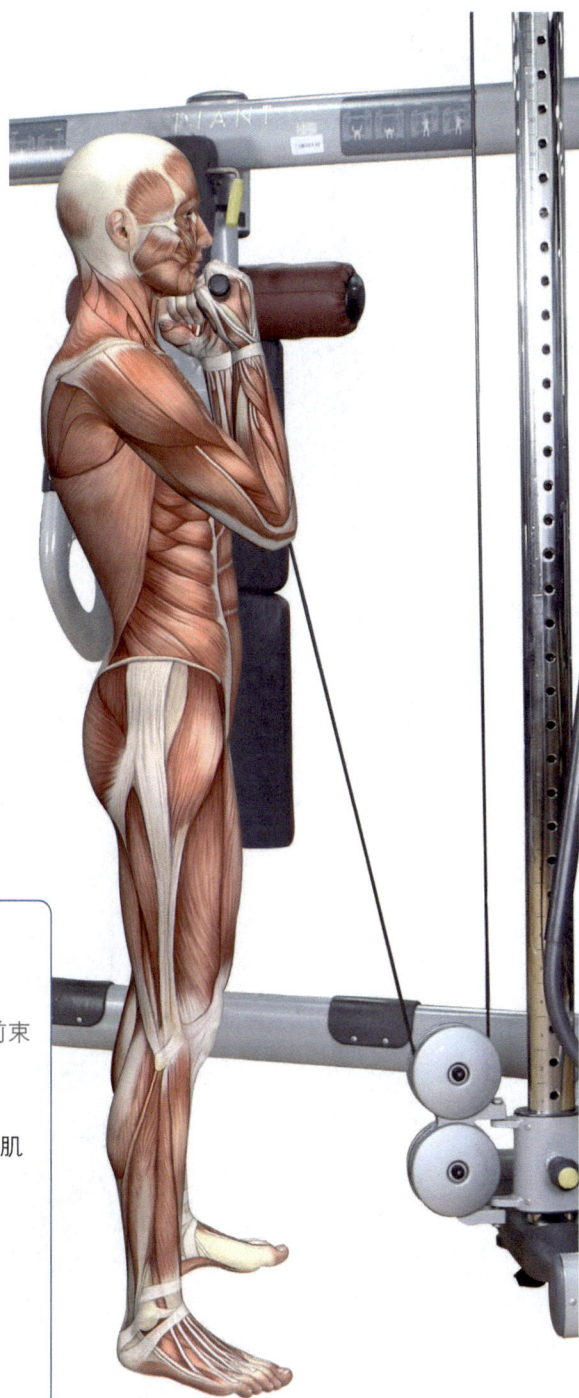

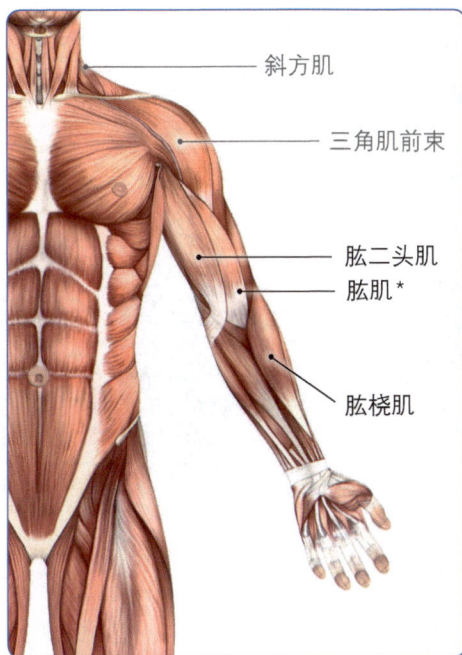

斜方肌

三角肌前束

肱二头肌
肱肌 *

肱桡肌

胸前弯举

❶ 基本站姿，双手握哑铃自然下垂于身侧，掌心向前。

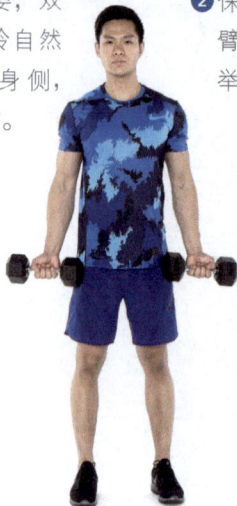

❷ 保持站姿，双臂同时向上弯举，掌心向上。

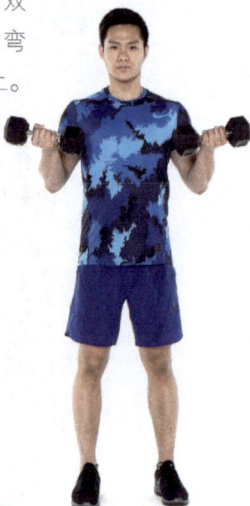

• 正确做法

背部挺直，核心收紧
双肩放松
背部保持挺直

• 避免

双肩上耸
背部弯曲

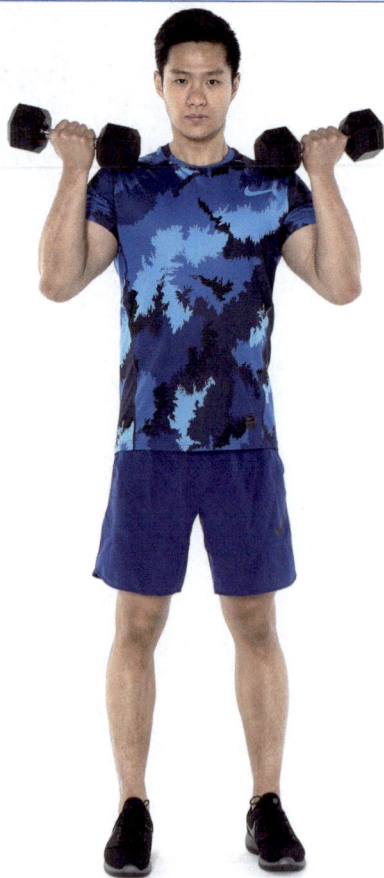

❸ 双臂继续向上弯举至双手位于肩部上方。

锻炼目标
• 手臂
锻炼器械
• 哑铃
级别
• 初级
呼吸提示
• 弯举时呼气
注意 ⚠
• 若出现肘关节疼痛，则不建议进行此项训练

❹ 动作完成，恢复准备姿势，完成规定次数。

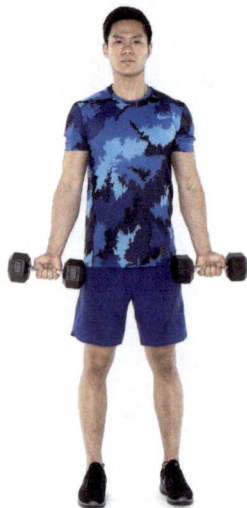

◆ **解析关键**

黑色字体为主要锻炼的肌肉

灰色字体为次要锻炼的肌肉

最佳锻炼部位

- 肱二头肌
- 三角肌前束

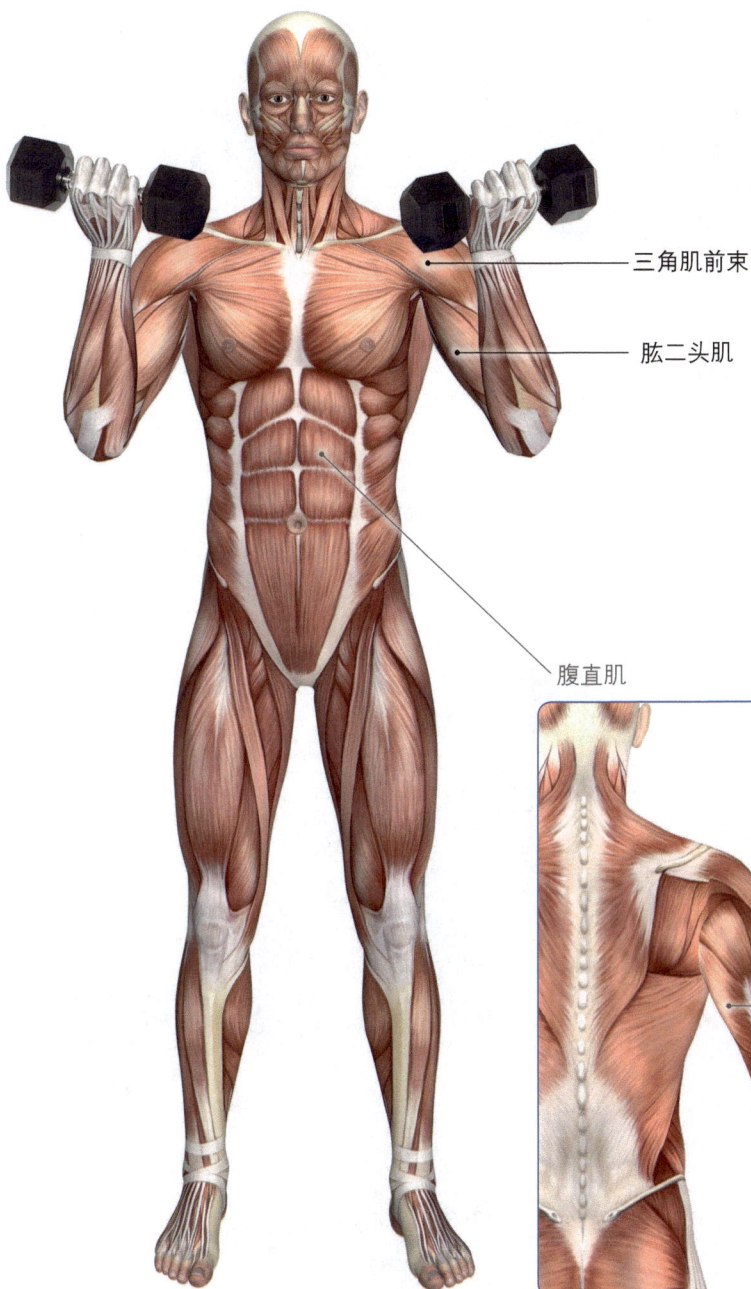

三角肌前束

肱二头肌

腹直肌

肱三头肌

肱桡肌

单臂弯举

❶ 坐在训练椅上，双脚分开大于肩宽，双脚指向斜外侧。俯身，一侧手臂伸直垂于肩关节下方并使其上臂靠于该侧大腿内侧，掌心向内，对侧手臂扶在对侧腿上。

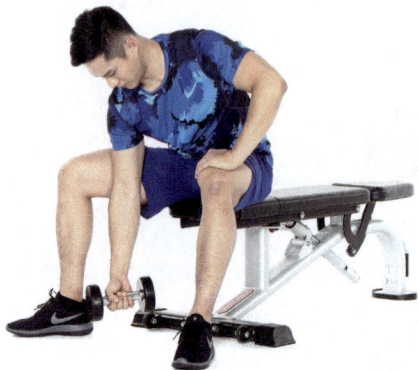

❷ 练习侧手臂向上弯举，手臂屈肘约90度，掌心向上。

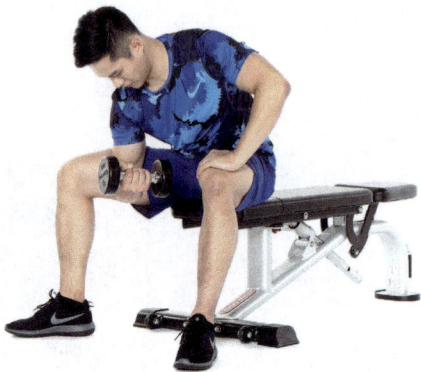

- **正确做法**
  上臂固定不动
  手臂主动发力

- **避免**
  手臂借力
  双腿位置发生移动

❸ 手臂持续向上弯举，至前臂贴近上臂，停留一下，恢复准备姿势。完成规定次数，对侧亦然。

锻炼目标
- 手臂

锻炼器械
- 哑铃、训练椅

级别
- 初级

呼吸提示
- 弯举时呼气，还原时吸气

注意 ⚠
- 若出现肘关节疼痛，则不建议进行此项训练

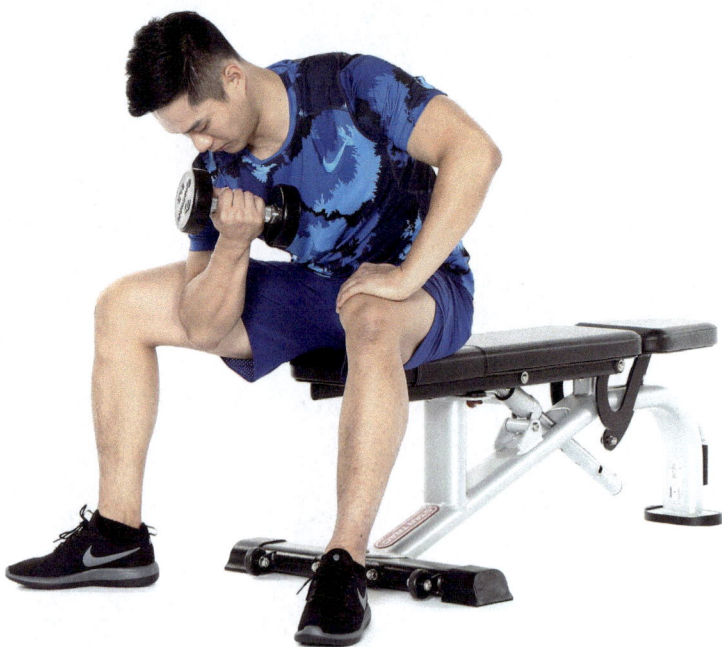

肱二头肌

肱肌 *

腹外斜肌

指伸肌

肱桡肌

肘肌

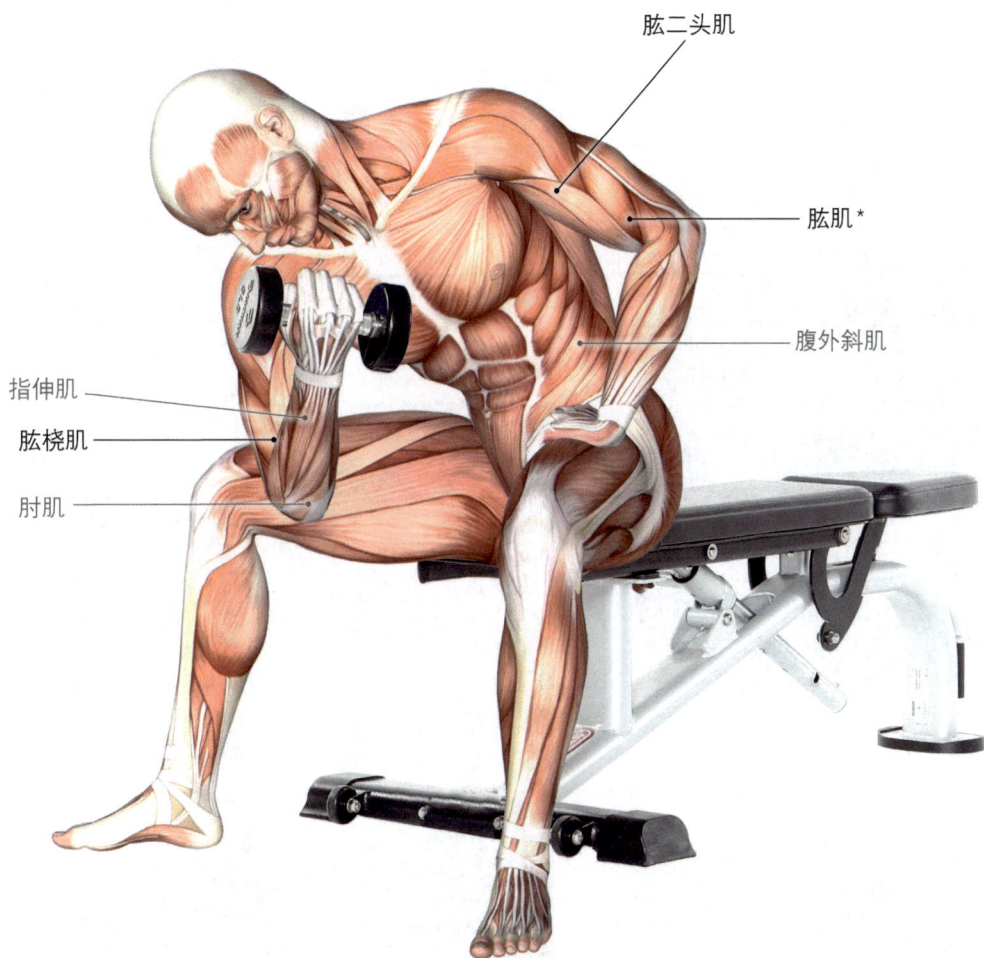

最佳锻炼部位

- 肱二头肌
- 肱桡肌
- 肱肌 *

◆　解析关键

黑色字体为主要锻炼的
肌肉

灰色字体为次要锻炼的
肌肉

屈臂伸

❶ 双手支撑于把手，肘关节屈曲至最大限度，保持身体稳定，身体处于悬空状态。

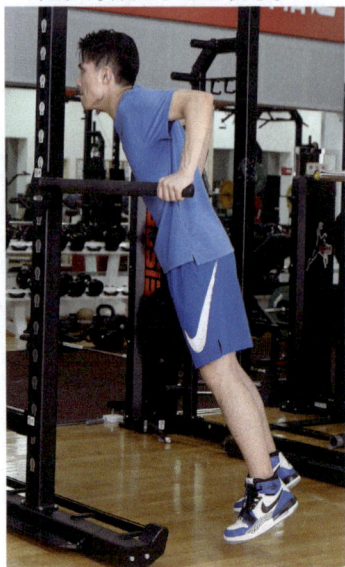

❸ 双臂屈肘，恢复准备姿势。完成规定次数。

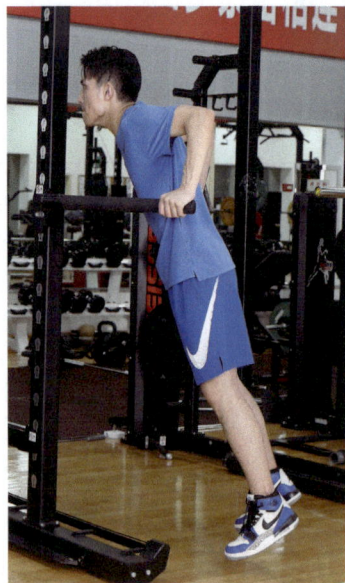

● **正确做法**

身体保持一条直线
控制身体稳定，手臂发力

❷ 双臂发力向上推起至手臂伸直。

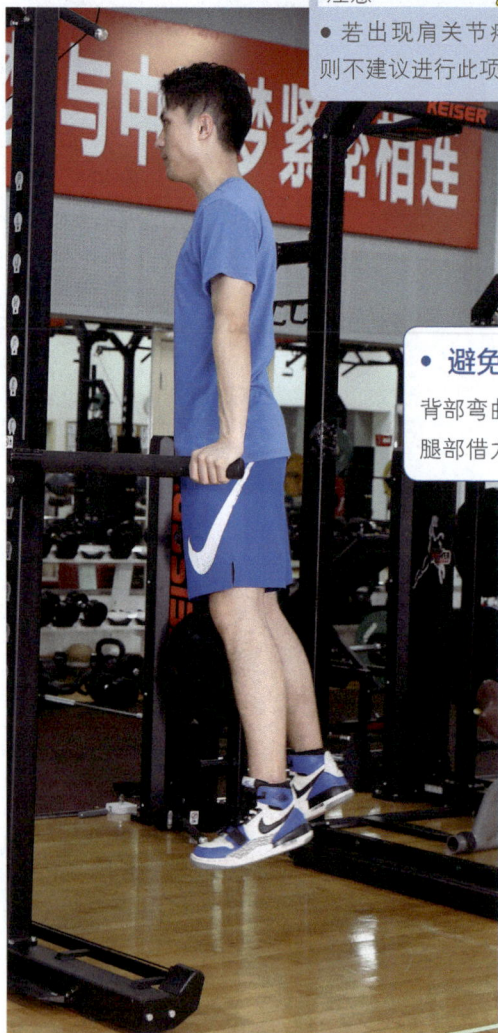

锻炼目标

● 手臂

锻炼器械

● 多功能力量训练架

级别

● 中级

呼吸提示

● 手臂推起时呼气，还原时吸气

注意 ⚠

● 若出现肩关节疼痛，则不建议进行此项训练

● **避免**

背部弯曲
腿部借力

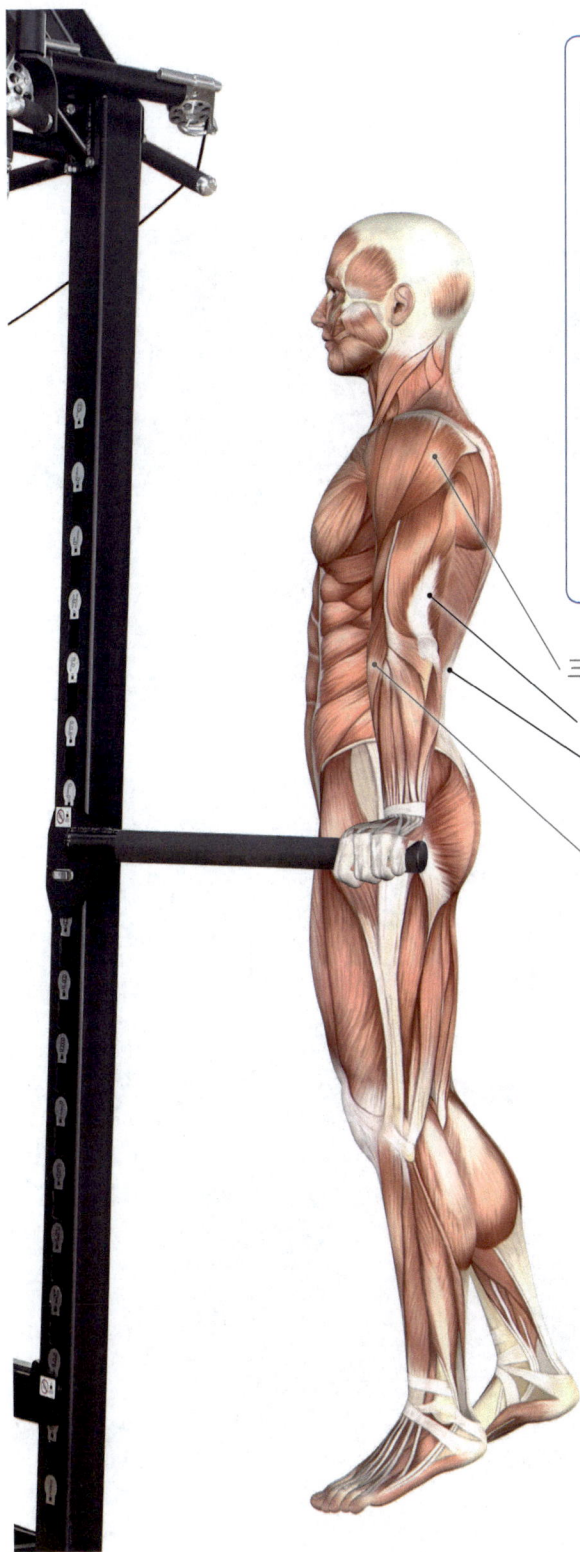

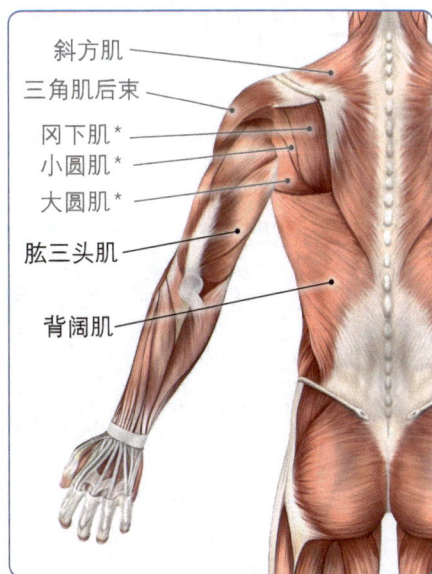

斜方肌
三角肌后束
冈下肌*
小圆肌*
大圆肌*
肱三头肌

背阔肌

三角肌后束

肱三头肌

背阔肌

肱桡肌

最佳锻炼部位

- 肱三头肌
- 背阔肌

◆ **解析关键**

黑色字体为主要锻炼的
肌肉

灰色字体为次要锻炼的
肌肉

肱三头肌双向练习

❶ 坐于肱三头肌双向练习器，调整座椅位。膝关节屈曲，双脚支撑于地面，躯干紧靠椅背，双手握紧两侧把手且掌心相对。

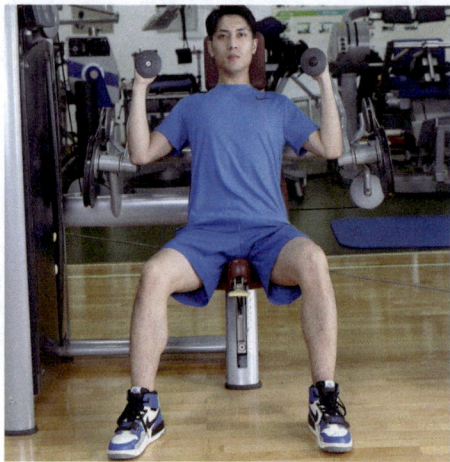

❷ 双臂同时对抗阻力尽可能向下伸展至前臂与地面平行。

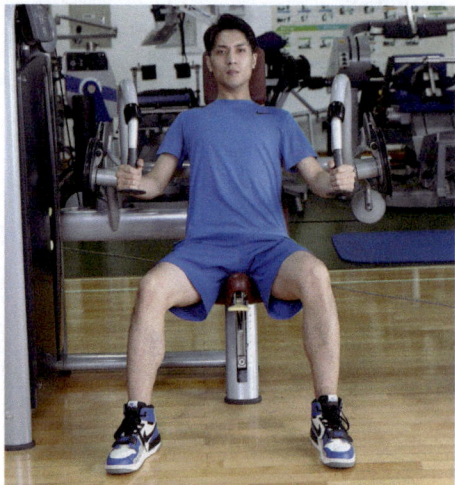

❸ 双臂继续下拉至手臂伸直，恢复准备姿势。完成规定次数。

• **正确做法**

身体坐直，背部挺直后背和臀部紧贴靠垫，手臂发力

• **避免**

上身前俯，背部弯曲

锻炼目标
• 手臂
锻炼器械
• 肱三头肌双向练习器
级别
• 初级
呼吸提示
• 手臂下压时呼气，还原时吸气
注意 ⚠️
• 若出现肘关节疼痛，则不建议进行此项训练

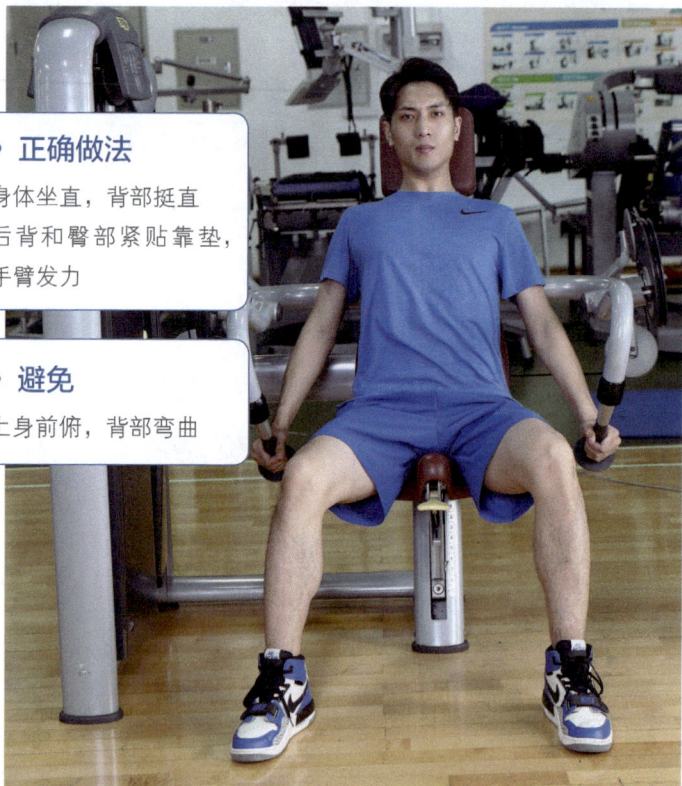

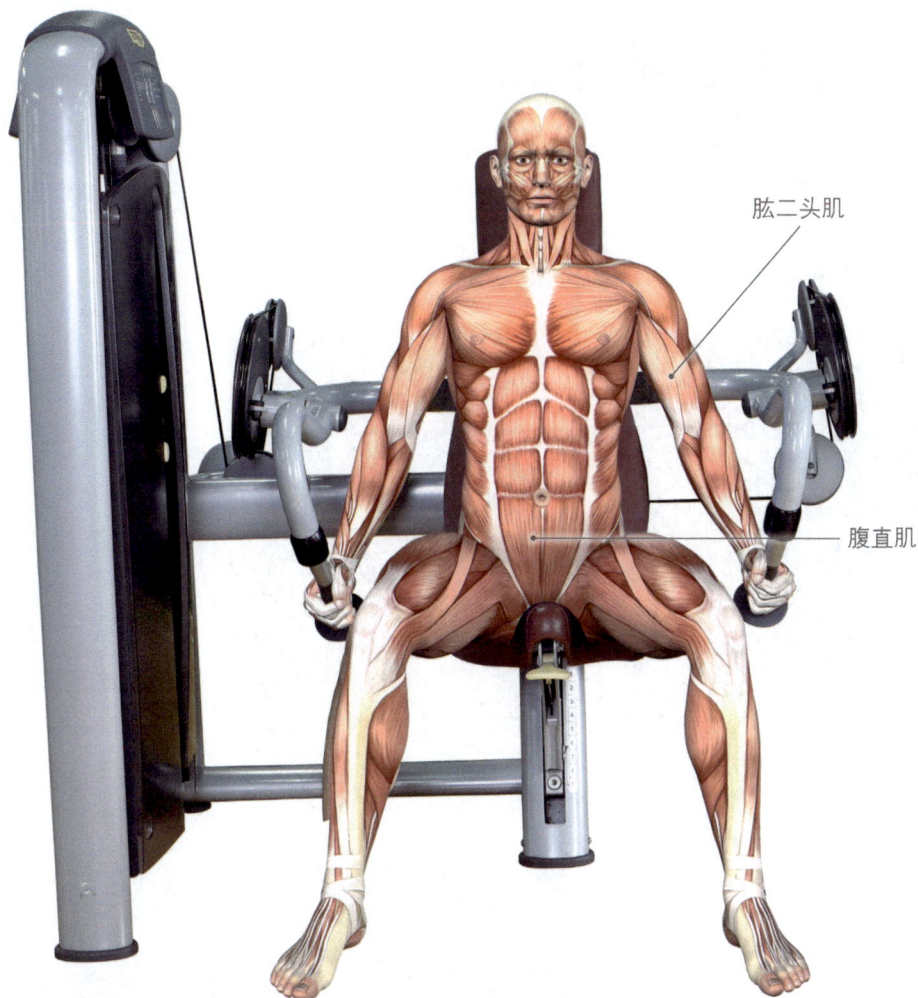

肱二头肌

腹直肌

◆ **解析关键**

黑色字体为主要锻炼的
肌肉
灰色字体为次要锻炼的
肌肉

最佳锻炼部位

• 肱三头肌

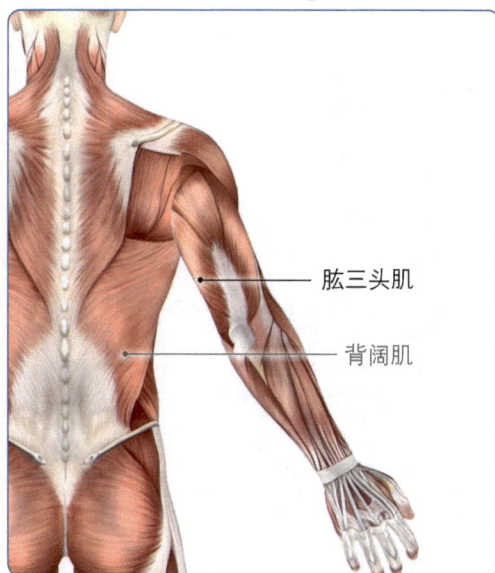

肱三头肌

背阔肌

绳索肱三头肌下压

❶ 正向站于绳索练习器前，双脚开立与肩同宽。双臂置于身体两侧，上臂夹紧躯干，双手正握把手。

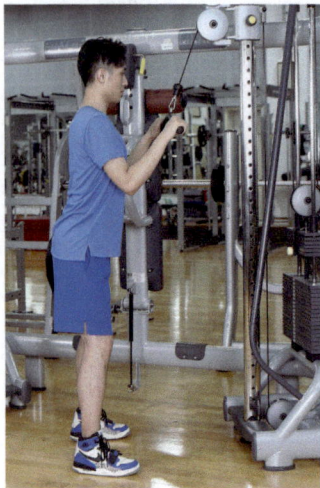

❷ 躯干收紧且直立，上臂夹紧于身体两侧，肘关节对抗阻力伸展。

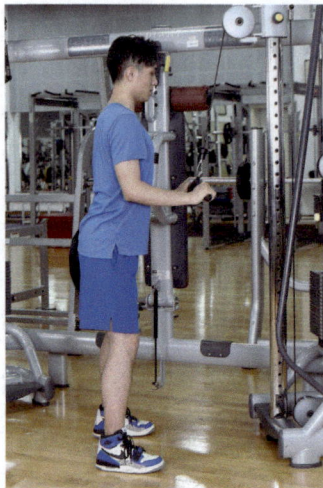

● **正确做法**

身体保持挺直
上臂夹紧
核心收紧

● **避免**

身体前倾或后仰
背部弯曲
肘关节外展

❸ 双臂下拉伸展至完全伸直，完成规定次数。

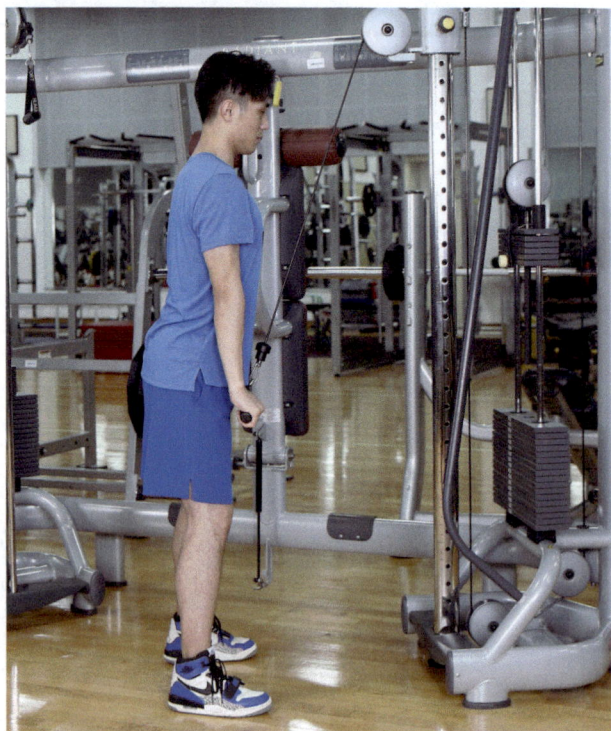

锻炼目标
● 手臂
锻炼器械
● 绳索练习器
级别
● 初级
呼吸提示 ◐
● 肘关节伸展时呼气，还原时吸气
注意 ⚠
● 若出现肘关节疼痛，则不建议进行此项训练

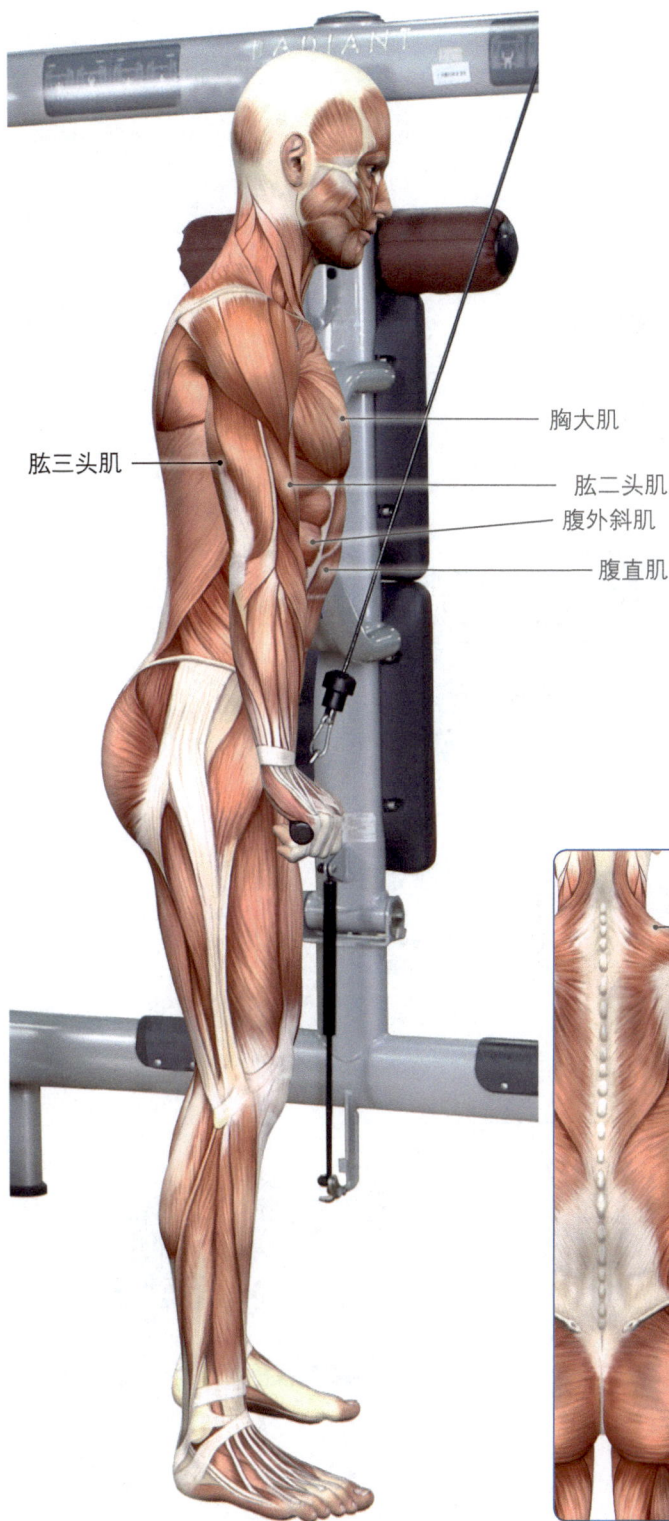

胸大肌

肱三头肌

肱二头肌

腹外斜肌

腹直肌

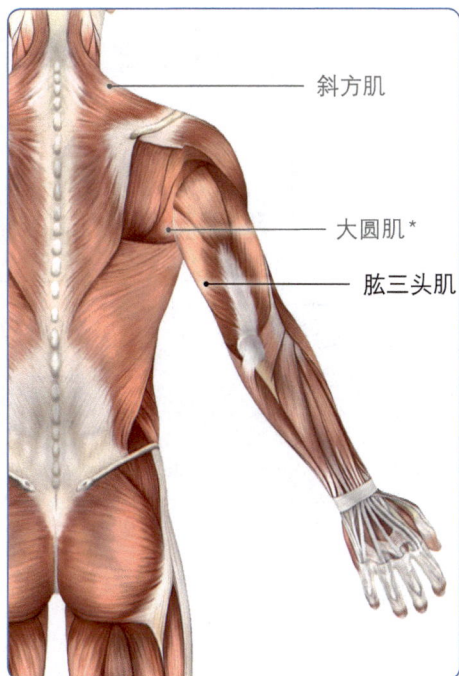

斜方肌

大圆肌 *

肱三头肌

◆ 解析关键

黑色字体为主要锻炼的肌肉

灰色字体为次要锻炼的肌肉

最佳锻炼部位

● 肱三头肌

单臂屈臂伸

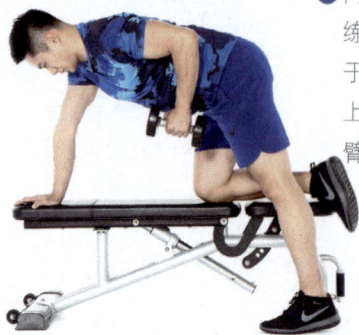

❶ 同侧膝、手支撑于训练椅，对侧手握哑铃于身体一侧，躯干、上臂与地面平行，前臂垂直地面。

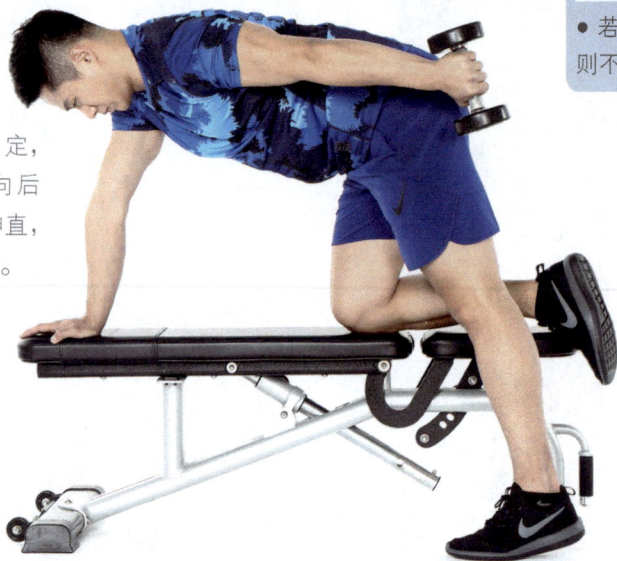

锻炼目标
- 手臂

锻炼器械
- 哑铃、训练椅

级别
- 初级

呼吸提示
- 后拉时呼气，还原时吸气

注意 ⚠️
- 若出现肘关节疼痛，则不建议进行此项训练

❷ 保持身体稳定，单手握哑铃向后伸展至手臂伸直，且平行于地面。

- **正确做法**

  背部保持平直
  屈伸时，上臂夹紧且与躯干平行

- **避免**

  支撑手臂晃动
  背部弯曲

❸ 屈肘恢复准备姿势，完成规定次数。对侧亦然。

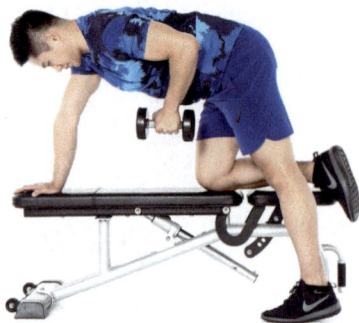

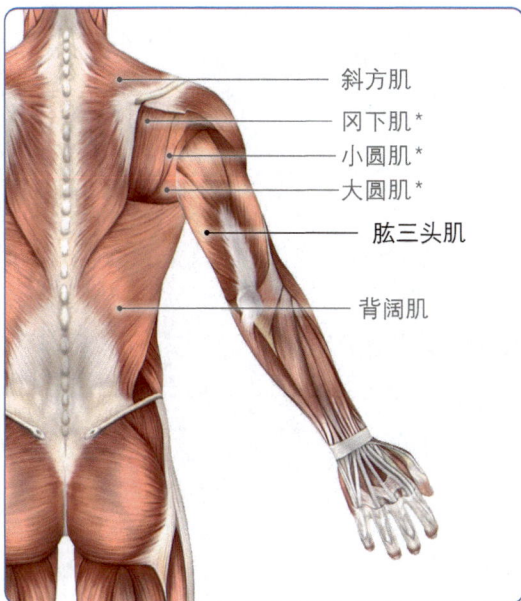

斜方肌
冈下肌 *
小圆肌 *
大圆肌 *
肱三头肌
背阔肌

◆　**解析关键**

黑色字体为主要锻炼的
肌肉
灰色字体为次要锻炼的
肌肉

🧍 **最佳锻炼部位**

● 肱三头肌

第3章

手臂训练

斜方肌　　　肱二头肌

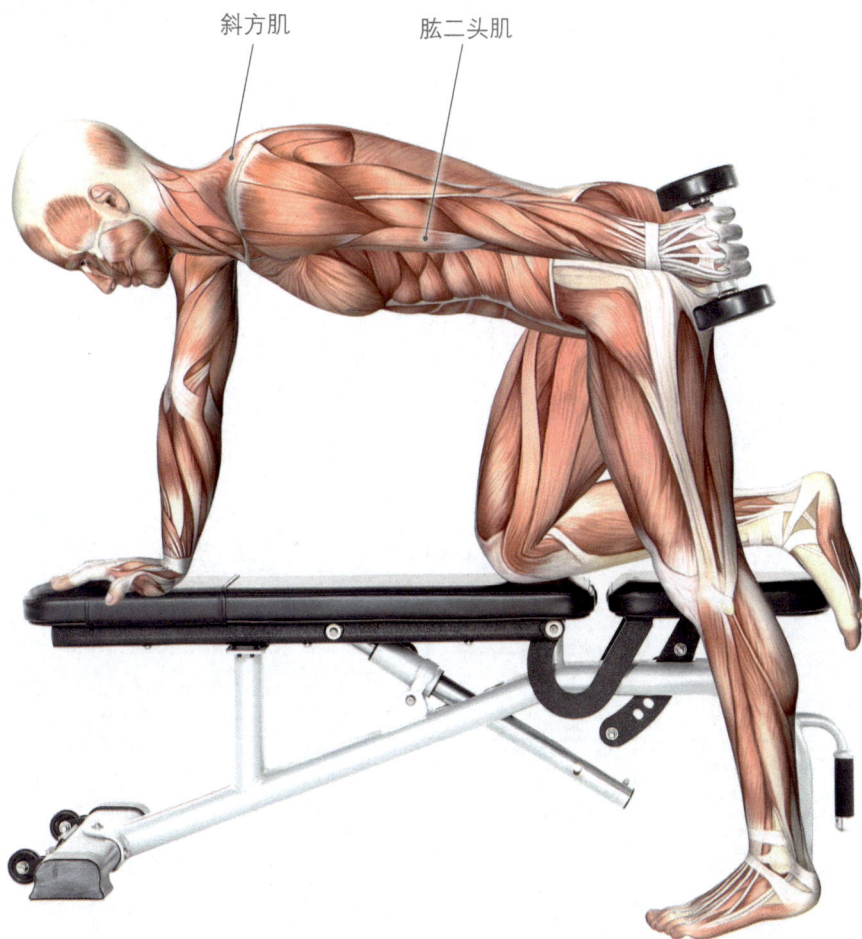

CHAPTER FOUR

04

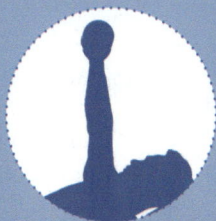

第 4 章
胸部训练

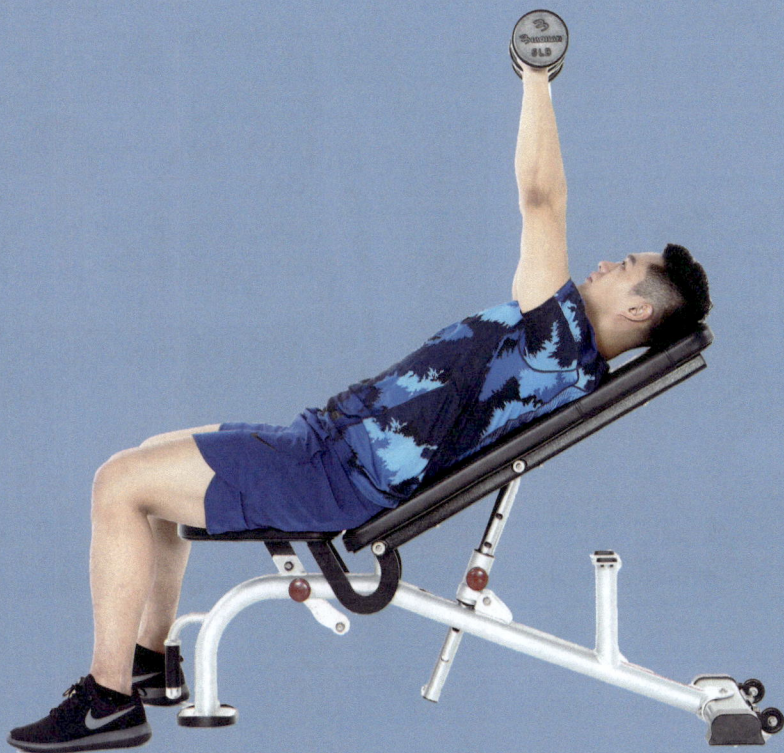

坐式双向推胸练习

① 坐于坐式双向推胸练习器，调整座椅位。膝关节屈曲，双脚支撑于地面，躯干紧靠椅背，双手握紧两侧把手且掌心相对。

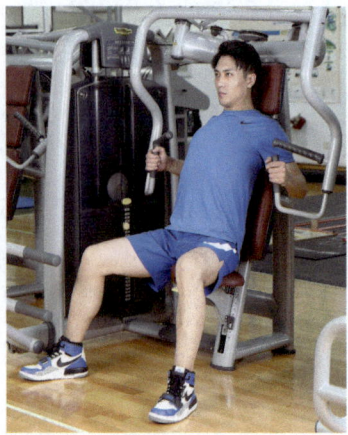

• 正确做法

后背和臀部紧贴靠垫臀部位置固定

③ 双臂前推至手臂伸直，完成规定次数。

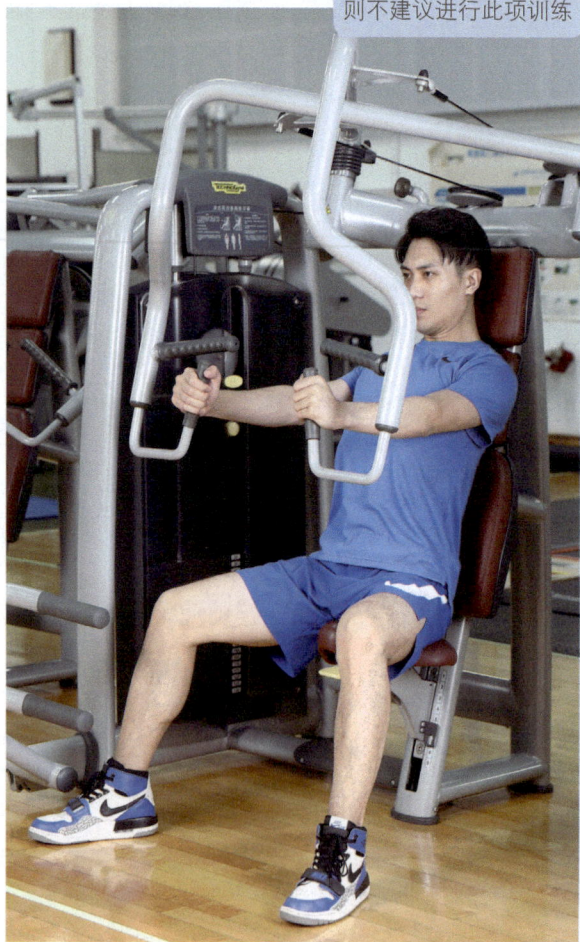

② 双臂同时对抗阻力尽可能向前推，伸展手臂。

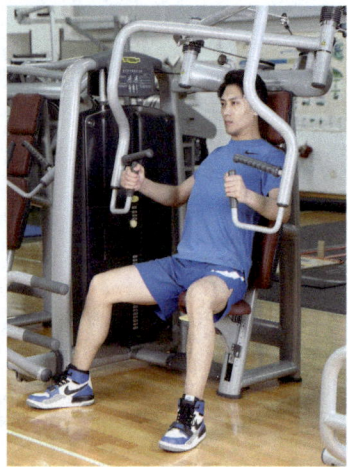

• 避免

上身前倾，背部弯曲

锻炼目标

• 胸部
• 手臂

锻炼器械

• 坐式双向推胸练习器

级别

• 初级

呼吸提示

• 手臂前推时呼气，还原时吸气

注意 ⚠

• 若出现肩关节疼痛，则不建议进行此项训练

第4章

胸部训练

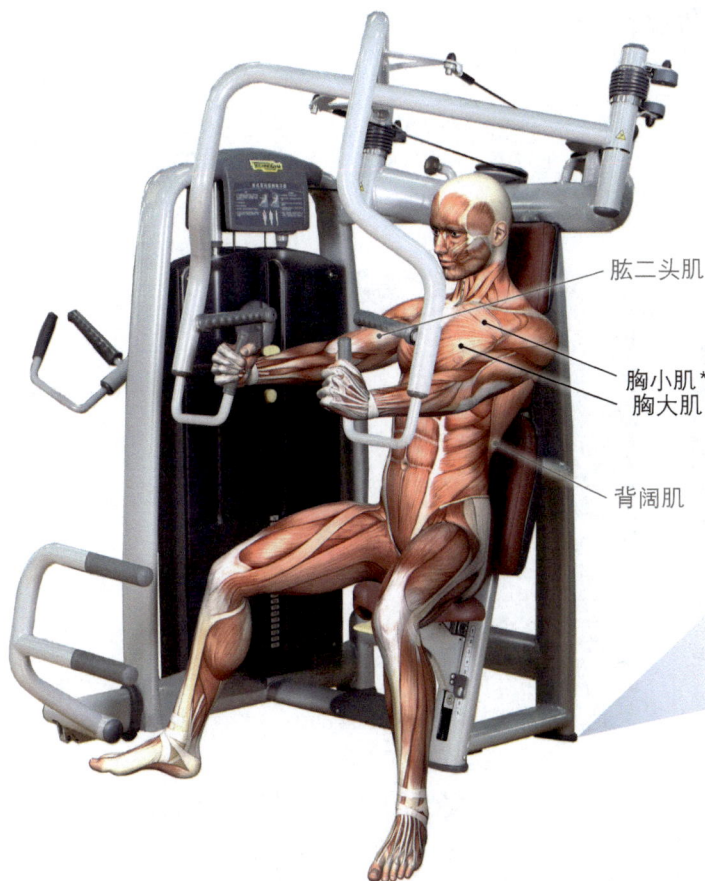

肱二头肌

胸小肌 *
胸大肌

背阔肌

变式练习

身体姿势不变，双手呈横把位，进行推胸练习。

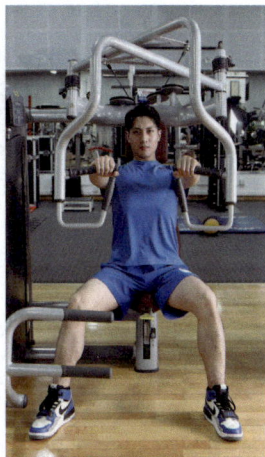

◆ **解析关键**

黑色字体为主要锻炼的肌肉
灰色字体为次要锻炼的肌肉

最佳锻炼部位

- 胸大肌
- 胸小肌 *
- 肱三头肌

肱三头肌

背阔肌

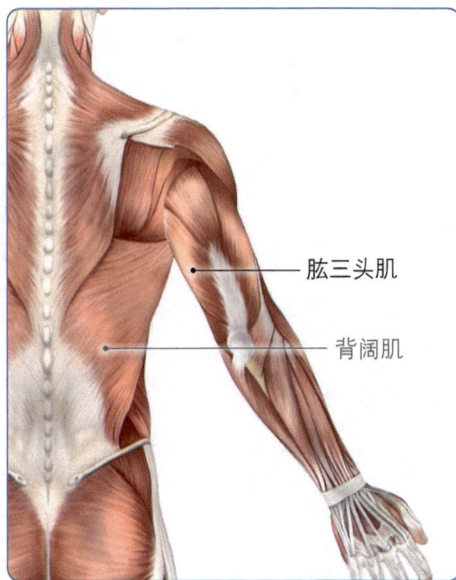

坐式上斜推胸练习

① 坐于坐式上斜推胸练习器，调整座椅位。膝关节屈曲，双脚支撑于地面，躯干紧靠椅背，双手握紧两侧把手且掌心相对。

② 手臂对抗阻力尽可能向斜上方伸展。

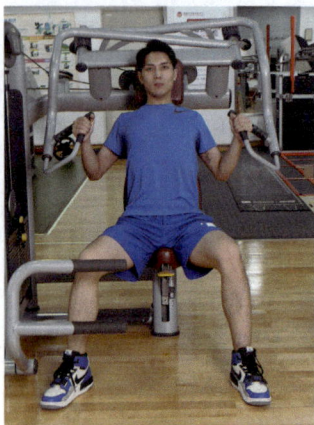

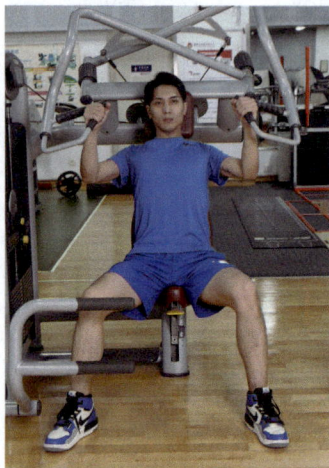

- **正确做法**

核心保持收紧

后背和臀部紧贴靠垫

- **避免**

上身前倾

肘关节锁死双腿向上提起

③ 双臂继续向斜上方推举至手臂完全伸直，完成规定次数。

锻炼目标
- 胸部
- 手臂

锻炼器械
- 坐式上斜推胸练习器

级别
- 初级

呼吸提示
- 手臂推起时呼气，还原时吸气

注意 ⚠️
- 若出现肘关节疼痛，则不建议进行此项训练

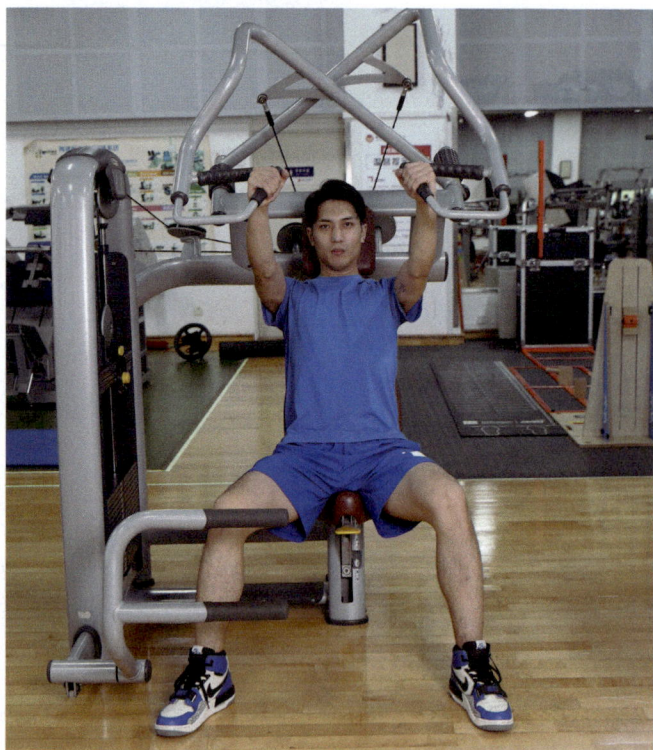

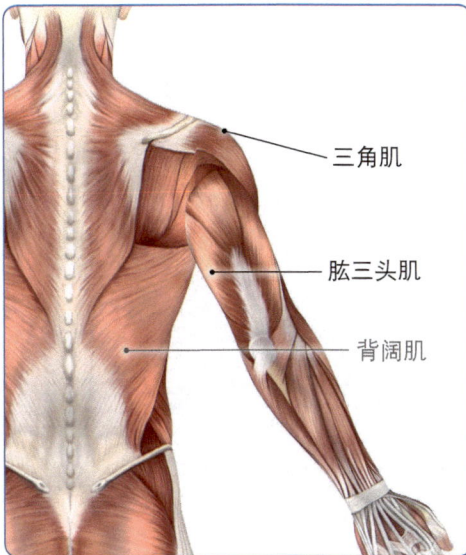

三角肌

肱三头肌

背阔肌

- 胸大肌
- 三角肌
- 肱三头肌
- 胸小肌*
- 前锯肌

◆ **解析关键**

黑色字体为主要锻炼的肌肉

灰色字体为次要锻炼的肌肉

变式练习

身体姿势不变，双手握把手呈横把位，进行上斜推胸练习。

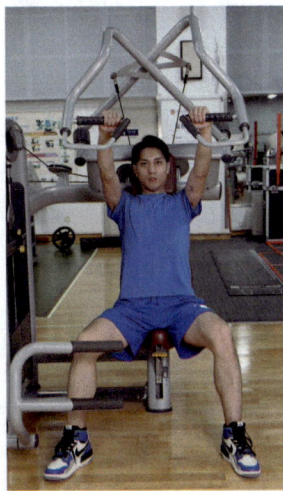

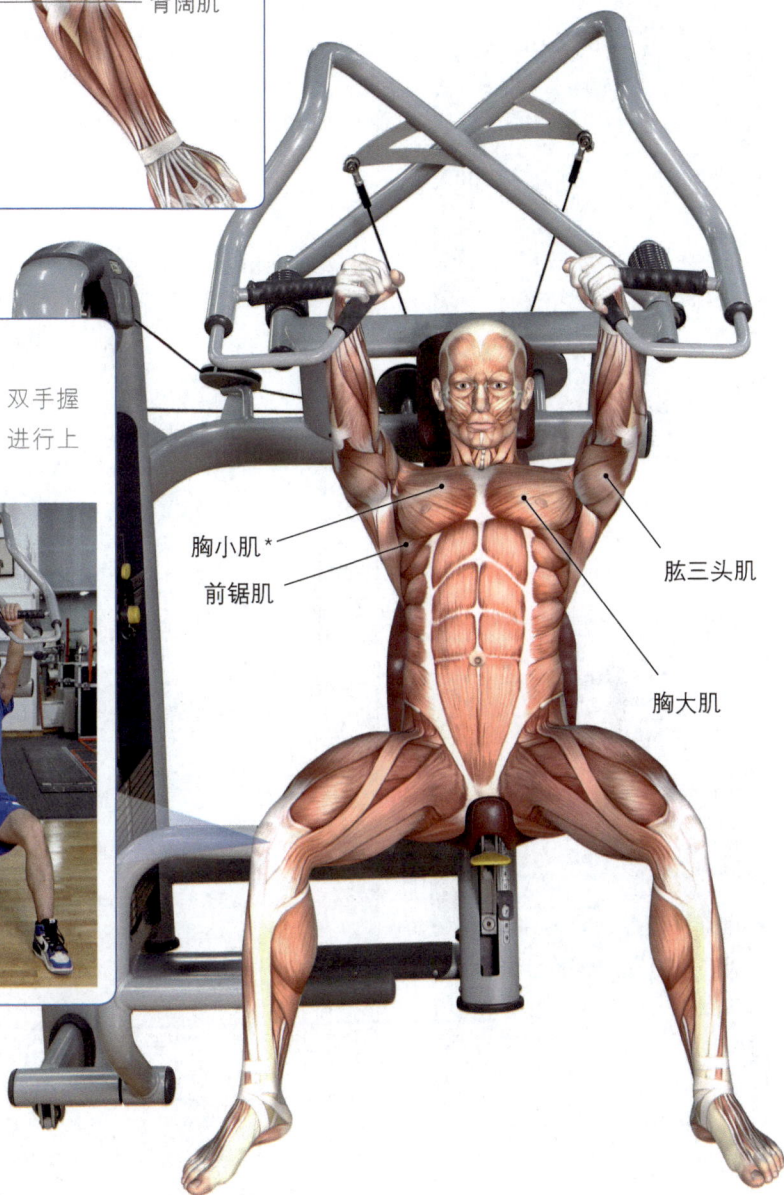

胸小肌*

前锯肌

肱三头肌

胸大肌

绳索胸部前推

① 前后分腿背向站于绳索练习器前，躯干挺直，身体略前倾，双手握把手，肘关节屈曲约90度，上臂与躯干在同一平面。

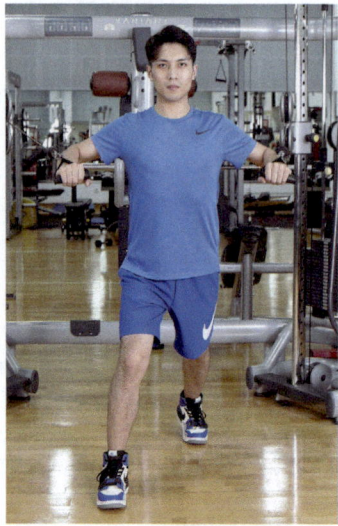

- **正确做法**

  控制手臂稳定

  核心收紧

- **避免**

  身体晃动，双肩上耸

③ 双臂继续前推，向内收至身体前方，双手接触，然后恢复准备姿势。完成规定次数。

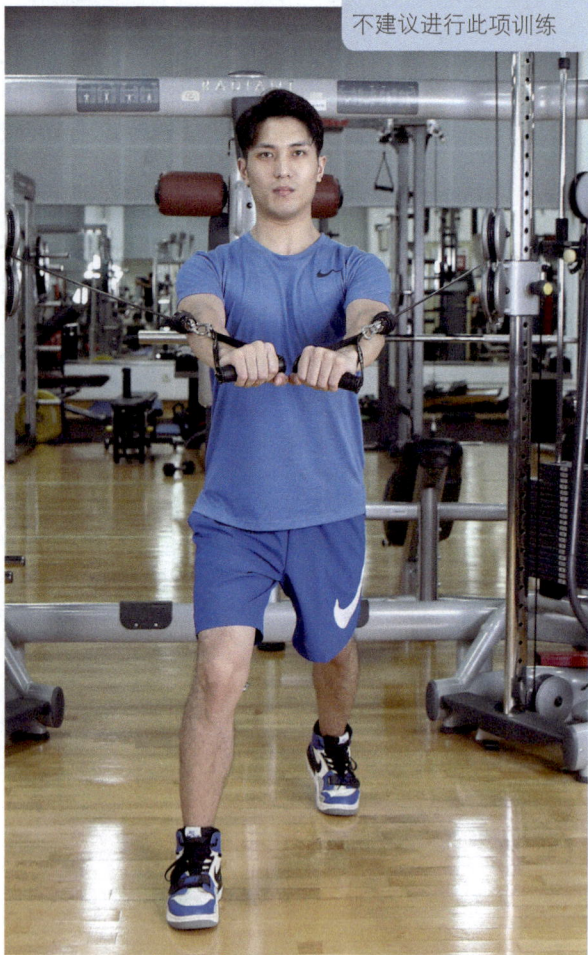

② 核心收紧，胸部发力收缩使手臂沿胸部前方推出。

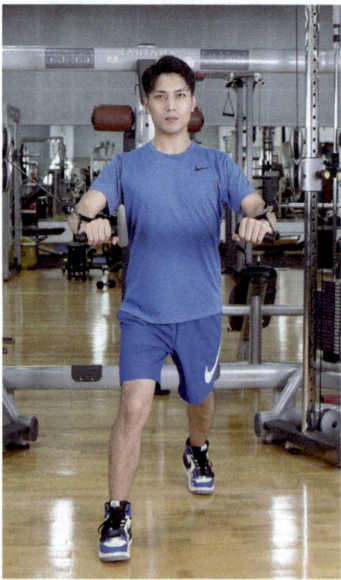

锻炼目标
● 胸部
● 手臂

锻炼器械
● 绳索练习器

级别
● 中级

呼吸提示
● 手臂前推时呼气，还原时吸气

注意 ⚠
● 若出现肩部疼痛，则不建议进行此项训练

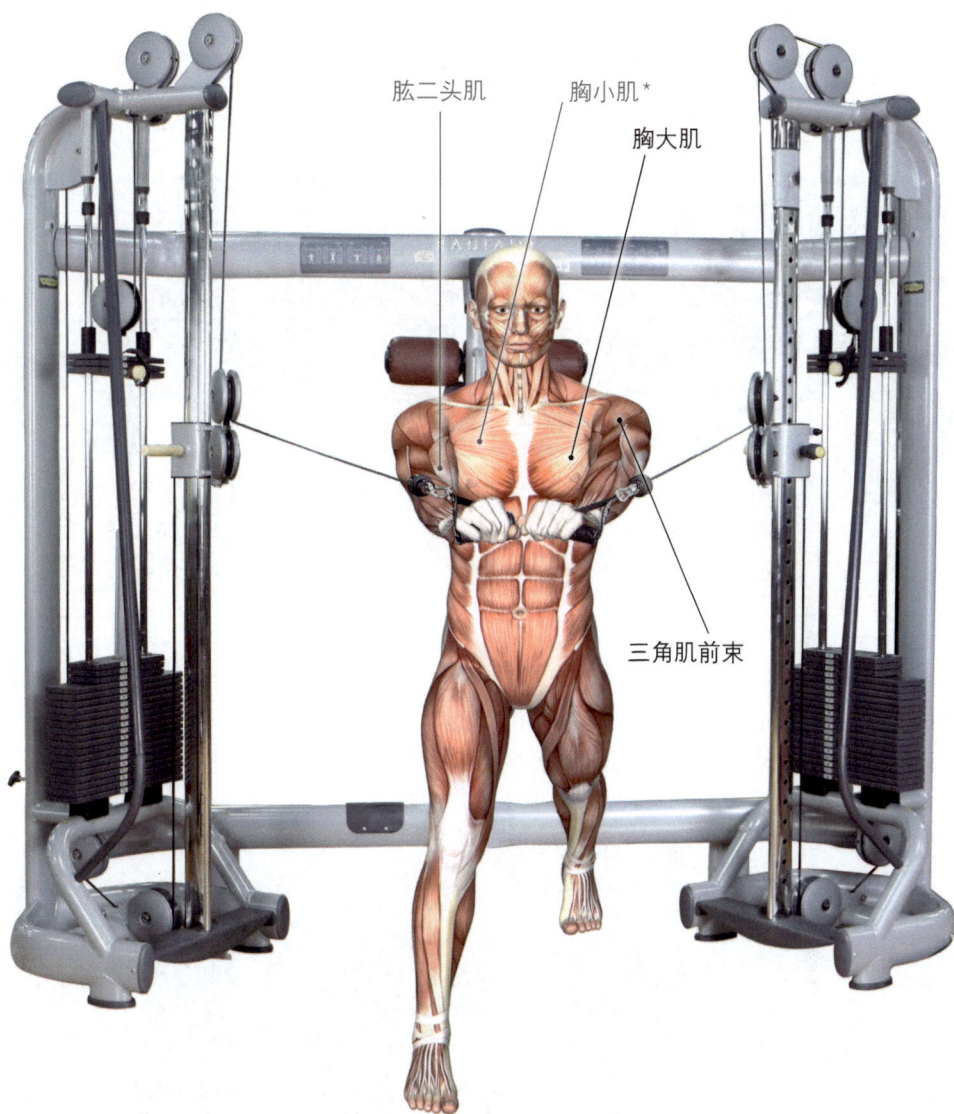

肱二头肌　　　胸小肌*

胸大肌

三角肌前束

最佳锻炼部位

- 胸大肌
- 三角肌前束

◆　解析关键

黑色字体为主要锻炼的
肌肉
灰色字体为次要锻炼的
肌肉

卧推

❶ 仰卧于卧推架，双脚支撑于地面。双手正握杠铃杆于胸部正上方，握距略比肩宽，手臂屈肘。

❷ 双臂屈肘下放杠铃至胸部位置。

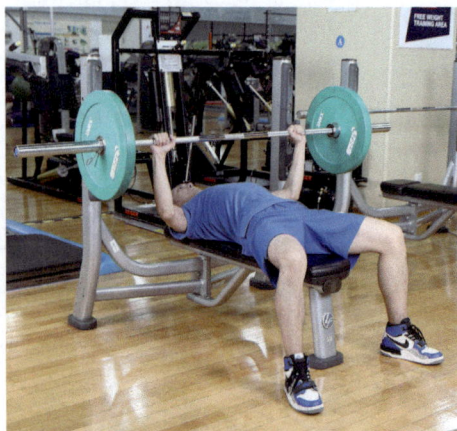

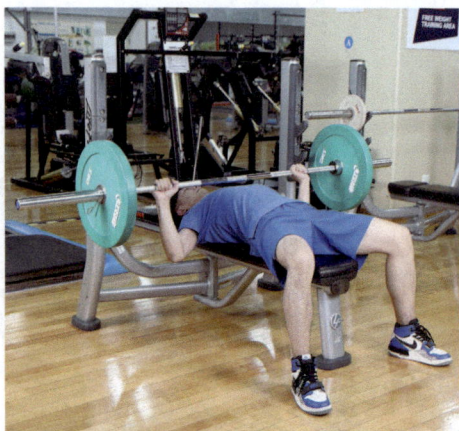

- **正确做法**

卧推轨迹在胸部的正上方背部挺直，核心收紧

- **避免**

手腕弯曲，负荷过大臀部向上抬起

❸ 胸部发力，双臂向上推起，稍做停顿，恢复准备姿势。完成规定次数。

锻炼目标
- 胸部
- 手臂

锻炼器械
- 卧推架

级别
- 初级

呼吸提示 ◔
- 手臂推起时呼气，还原时吸气

注意 ⚠
- 若出现肘关节疼痛，则不建议进行此项训练

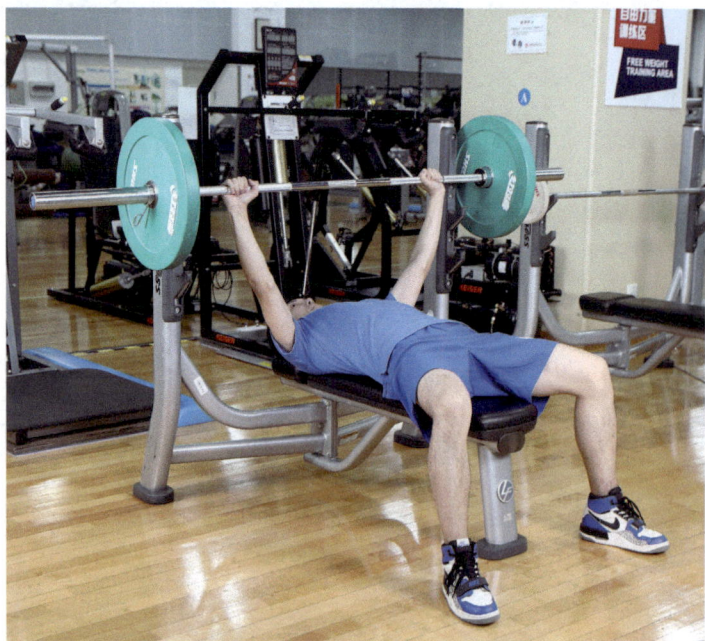

胸大肌

肱二头肌

腹直肌

腹横肌 *

三角肌前束

胸小肌 *

胸大肌

腹内斜肌 *

腹直肌

腹外斜肌

腹横肌 *

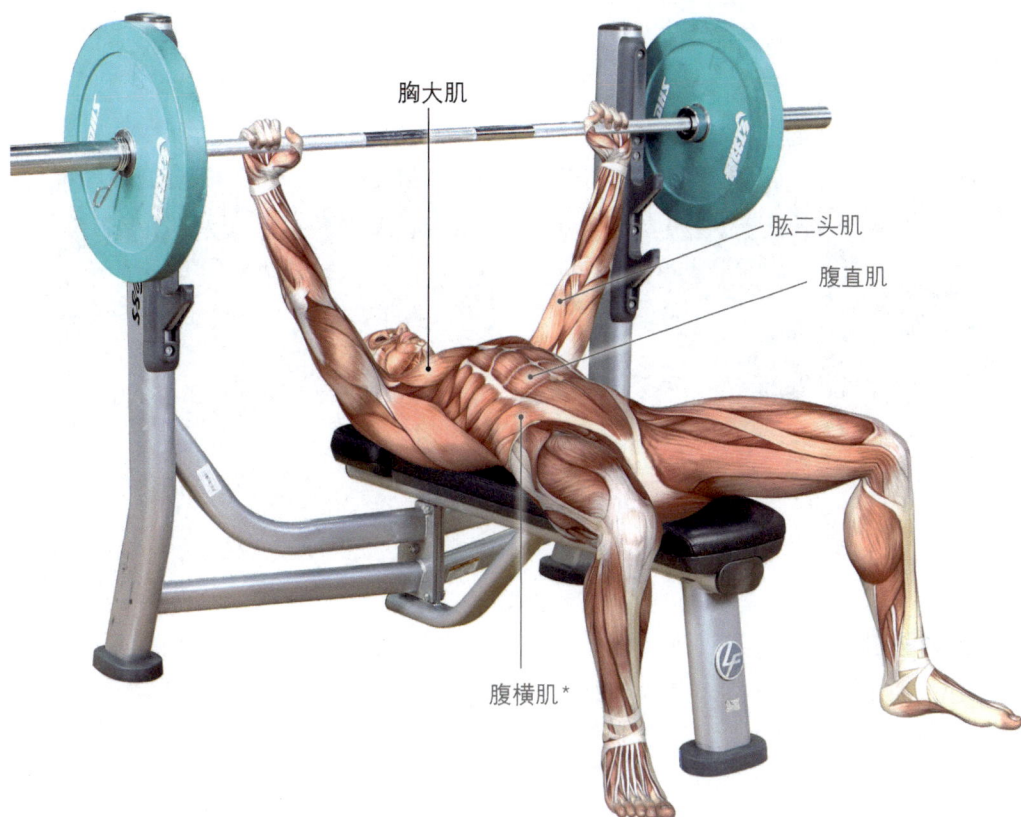

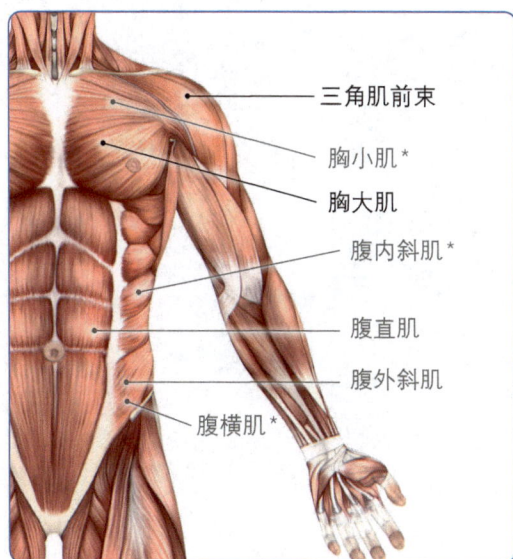

最佳锻炼部位

- 胸大肌
- 三角肌前束

上斜卧推

① 仰卧于上斜卧推架，双脚脚跟支撑于地面。双手正握杠铃杆于肩部上方，握距略比肩宽，手臂屈肘下放杠铃至肩部。

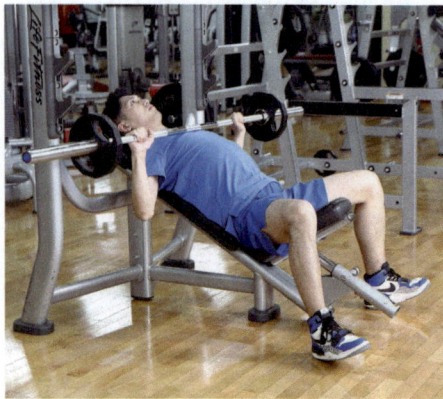

② 保持身体姿势不变，双臂向上推举。

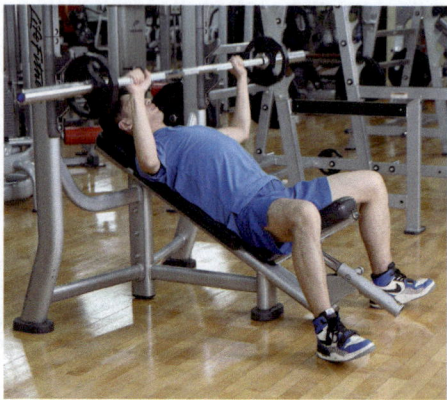

● 正确做法

手腕保持竖直
卧推轨迹在肩部的上方

● 避免

手腕弯曲
肘关节锁死

③ 双臂向上推举至手臂伸直，稍做停顿，恢复准备姿势。完成规定次数。

锻炼目标

● 手臂
● 胸部

锻炼器械

● 上斜卧推架

级别

● 中级

呼吸提示

● 手臂推起时呼气，还原时吸气

注意 ⚠

● 若出现肘关节疼痛，则不建议进行此项训练

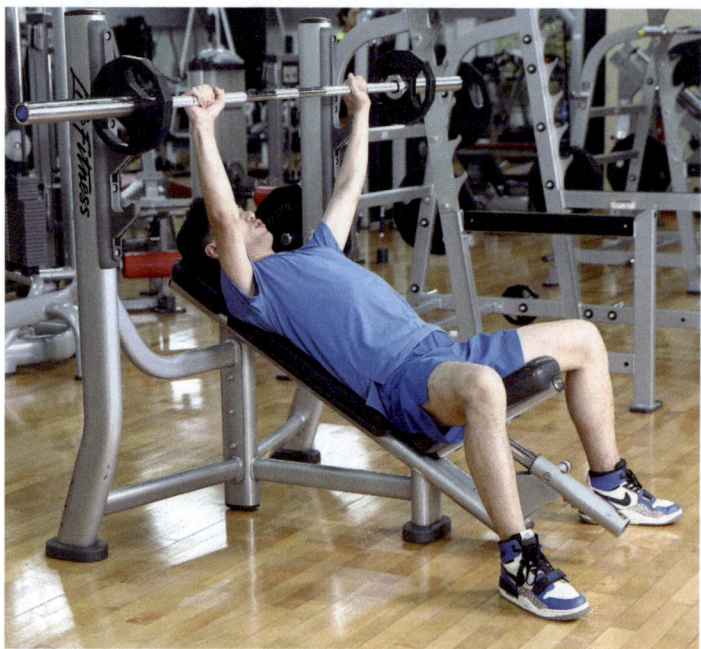

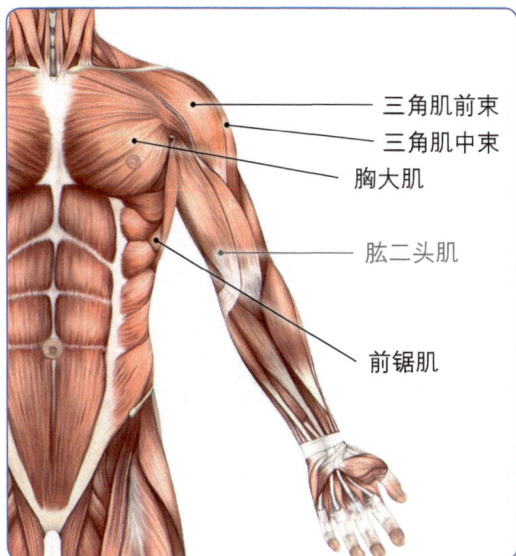

三角肌前束
三角肌中束
胸大肌

肱二头肌

前锯肌

- 胸大肌
- 三角肌前束
- 肱三头肌
- 前锯肌
- 三角肌中束

◆ 解析关键

黑色字体为主要锻炼的
肌肉
灰色字体为次要锻炼的
肌肉

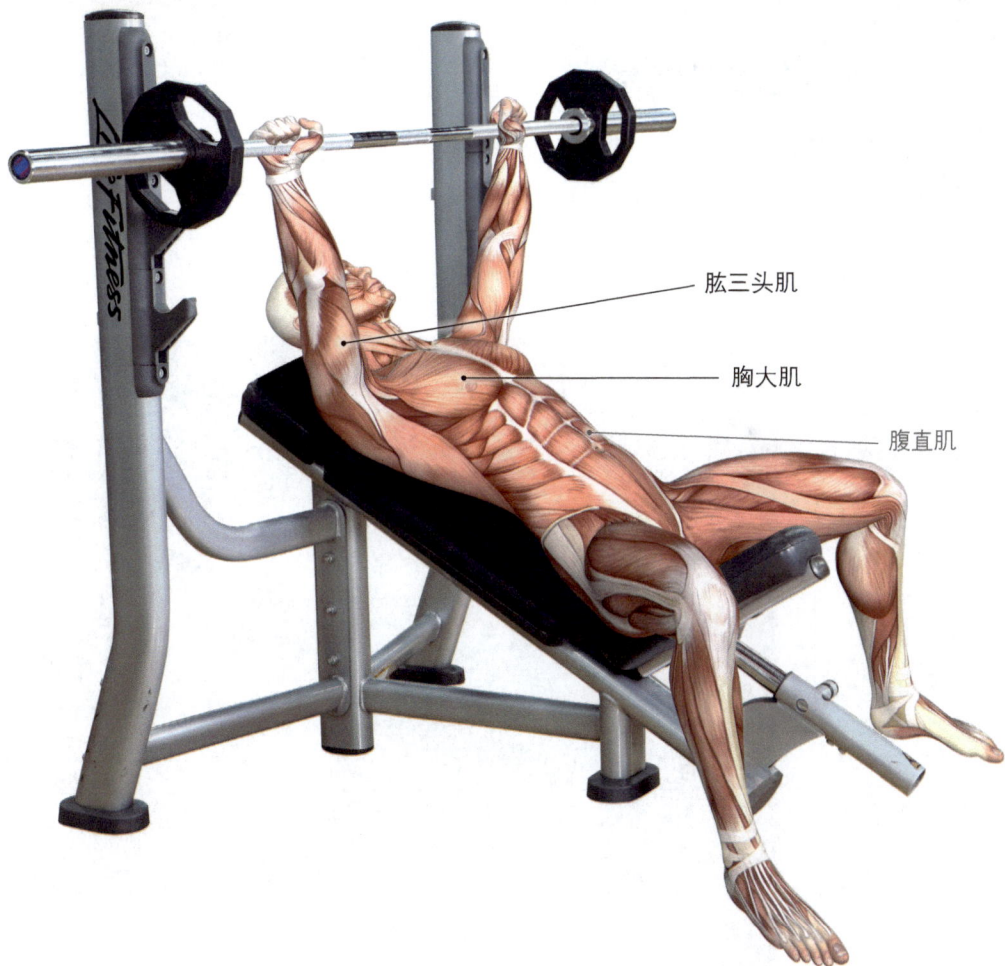

第4章 胸部训练

肱三头肌

胸大肌

腹直肌

69

下斜卧推

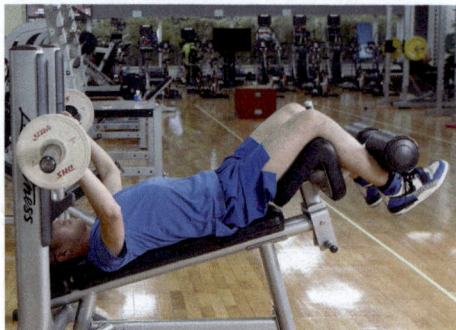

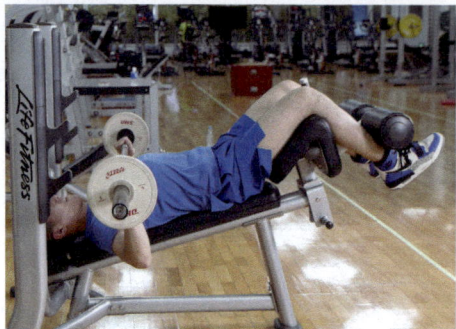

1 仰卧于下斜卧推架。双手正握杠铃杆，握距略比肩宽，手臂屈肘下放杠铃。

2 手臂屈肘下放杠铃至下胸部。胸部发力，双臂稳定向上推举杠铃。

锻炼目标
- 手臂
- 胸部

锻炼器械
- 下斜卧推架

级别
- 中级

呼吸提示
- 手臂推起时呼气，还原时吸气

注意 ⚠
- 若出现肘关节疼痛，则不建议进行此项训练

- **正确做法**

卧推轨迹在下胸部的上方

核心收紧

- **避免**

腕关节弯曲

肘关节锁死

3 双臂向上推举至手臂伸直，完成规定次数。

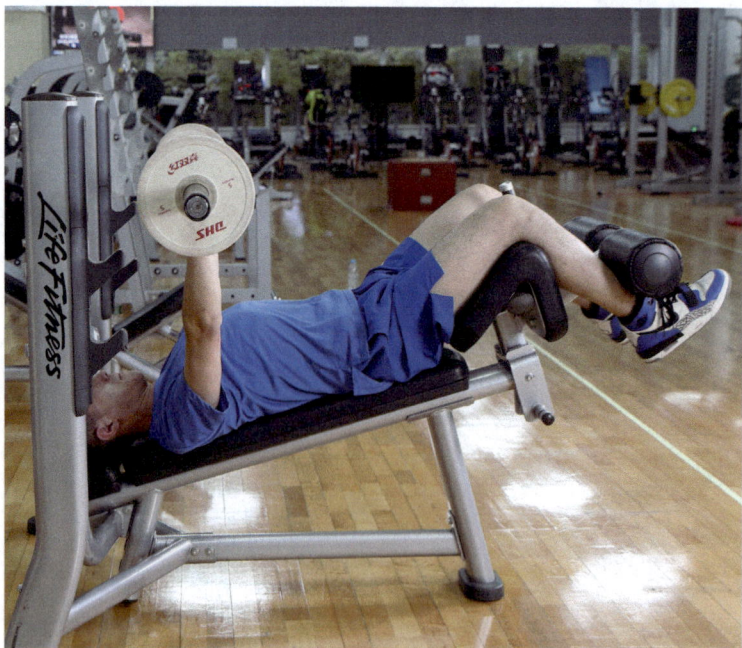

胸大肌　　　腹直肌

腹外斜肌

肱三头肌

三角肌前束

胸小肌*

胸大肌

腹直肌

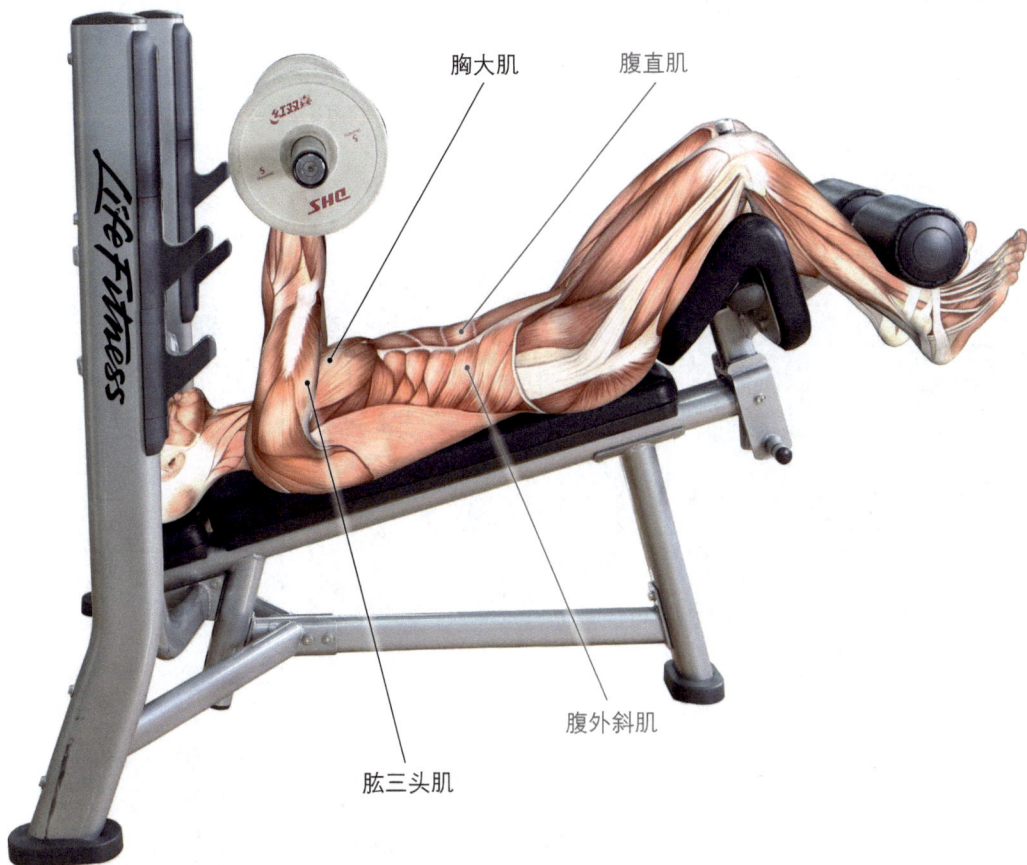

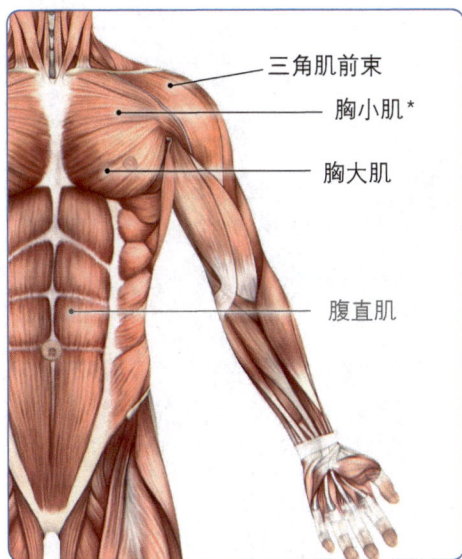

最佳锻炼部位

- 肱三头肌
- 胸大肌
- 胸小肌*
- 三角肌前束

◆ **解析关键**

黑色字体为主要锻炼的
肌肉
灰色字体为次要锻炼的
肌肉

绳索下斜夹胸

❶ 前后分腿背向站于绳索练习器前，躯干挺直，身体略前倾，双手握把手，肘关节略屈曲，上臂与躯干在同一平面。

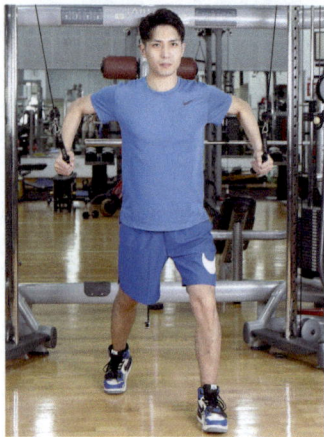

❷ 核心收紧，胸部发力收缩使手臂向斜下方拉绳索。

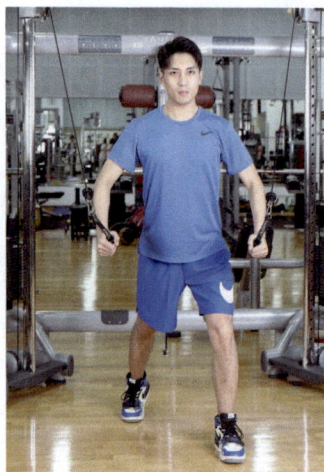

- **正确做法**

  胸部主动发力
  肘关节略微弯曲
  挺胸收腹

- **避免**

  肘关节锁死
  背部弯曲

❸ 手臂继续向斜下方拉绳索，向内收至身体前方，双手接触。完成规定次数。

锻炼目标

- 胸部
- 手臂

锻炼器械

- 绳索练习器

级别

- 中级

呼吸提示

- 手臂夹胸时呼气，还原时吸气

注意 ⚠️

- 若出现肩关节疼痛，则不建议进行此项训练

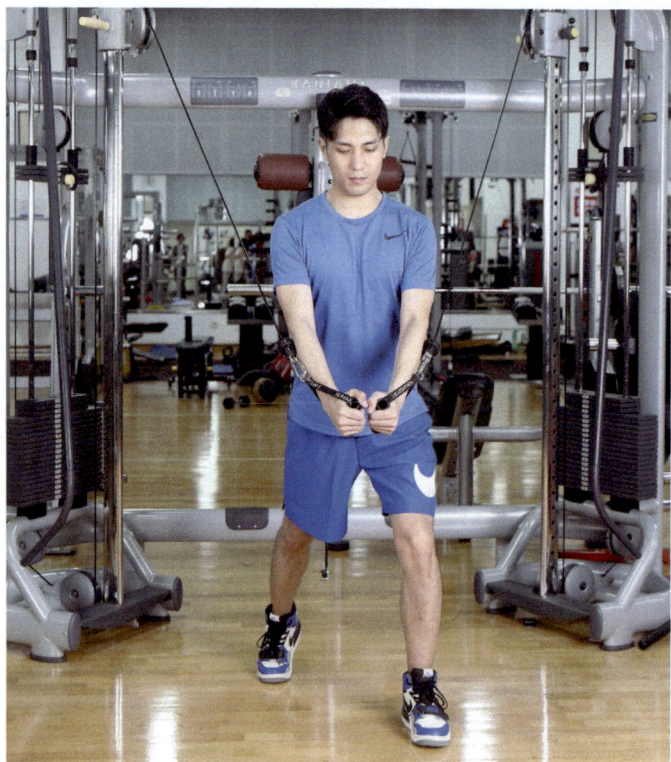

胸小肌*

胸大肌

前锯肌

三角肌前束

肱二头肌

腹直肌

菱形肌*

竖脊肌*

背阔肌

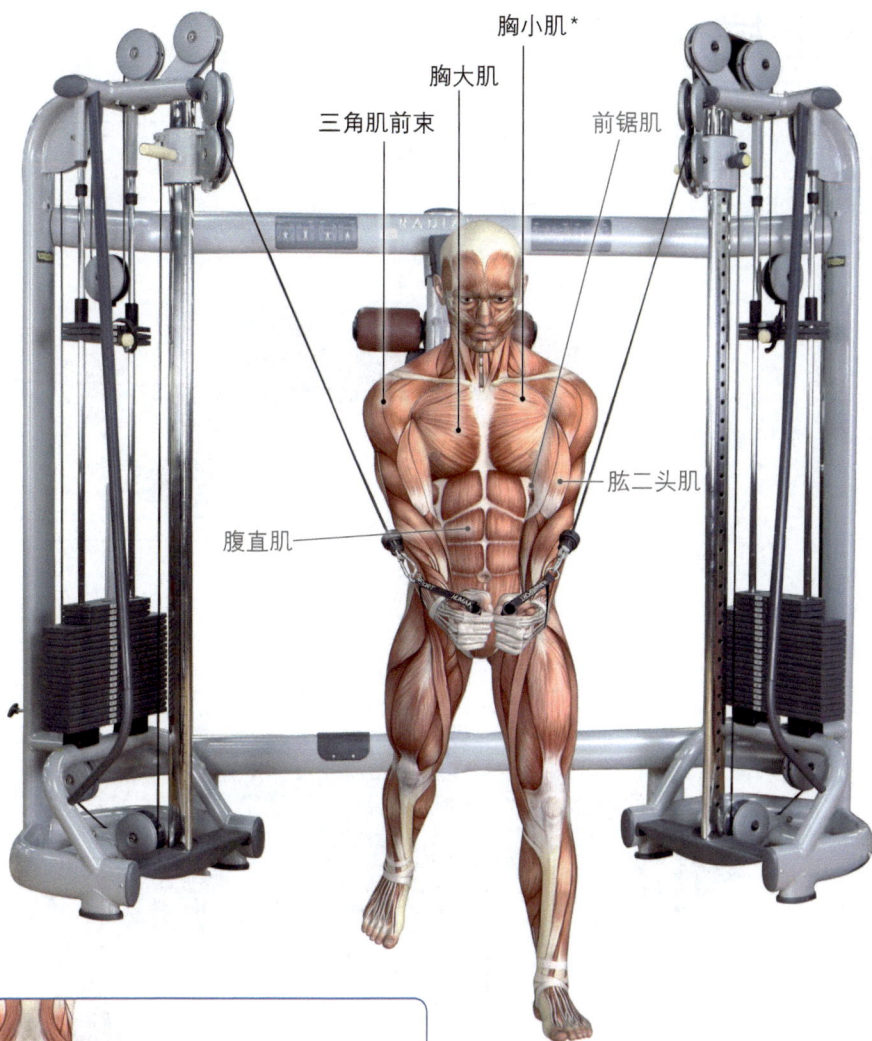

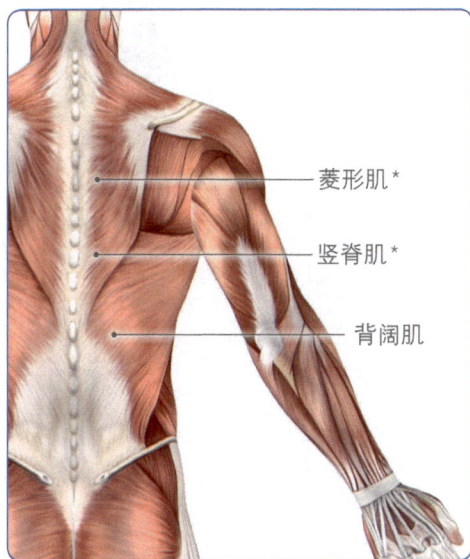

最佳锻炼部位

- 胸大肌
- 胸小肌*
- 三角肌前束

◆ **解析关键**

黑色字体为主要锻炼的
肌肉

灰色字体为次要锻炼的
肌肉

基本上拉

锻炼目标
- 胸部

锻炼器械
- 哑铃、训练椅

级别
- 初级

呼吸提示
- 抬起时呼气，还原时吸气

注意 ⚠
- 若出现肩关节疼痛，则不建议进行此项训练

❶ 身体呈仰卧姿，仰卧于训练椅上。双手托举哑铃于胸部上方，双臂保持伸直。

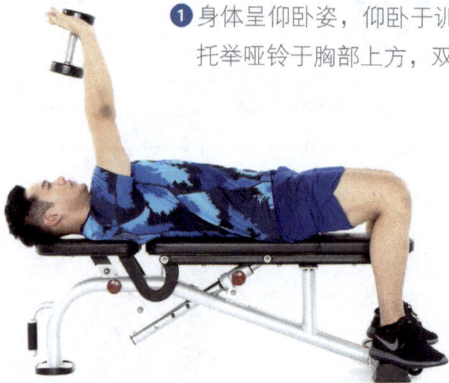

❷ 保持手臂伸直，哑铃向头顶方向移动，直至双臂与地面接近平行。

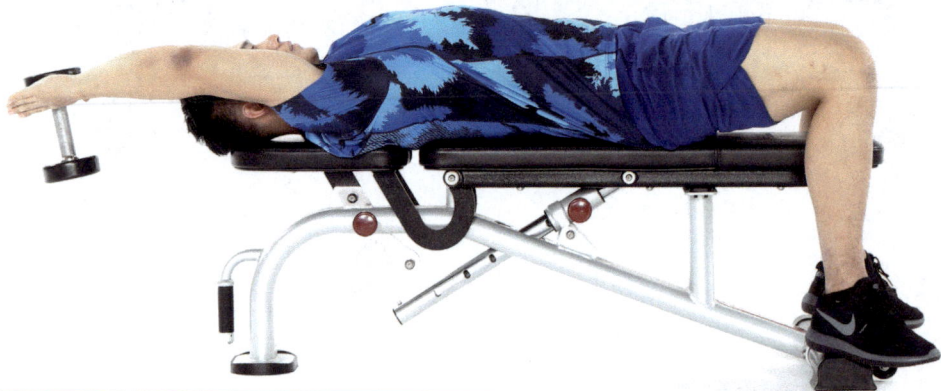

❸ 双臂缓慢恢复准备姿势，完成规定次数。

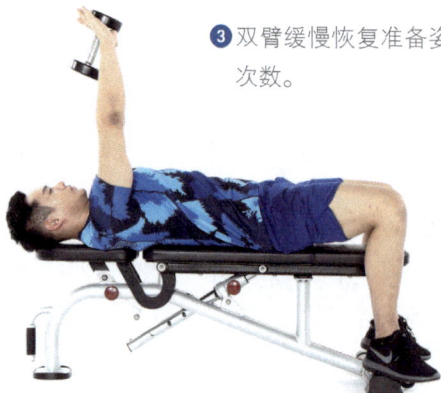

◆ 解析关键

黑色字体为主要锻炼的肌肉

灰色字体为次要锻炼的肌肉

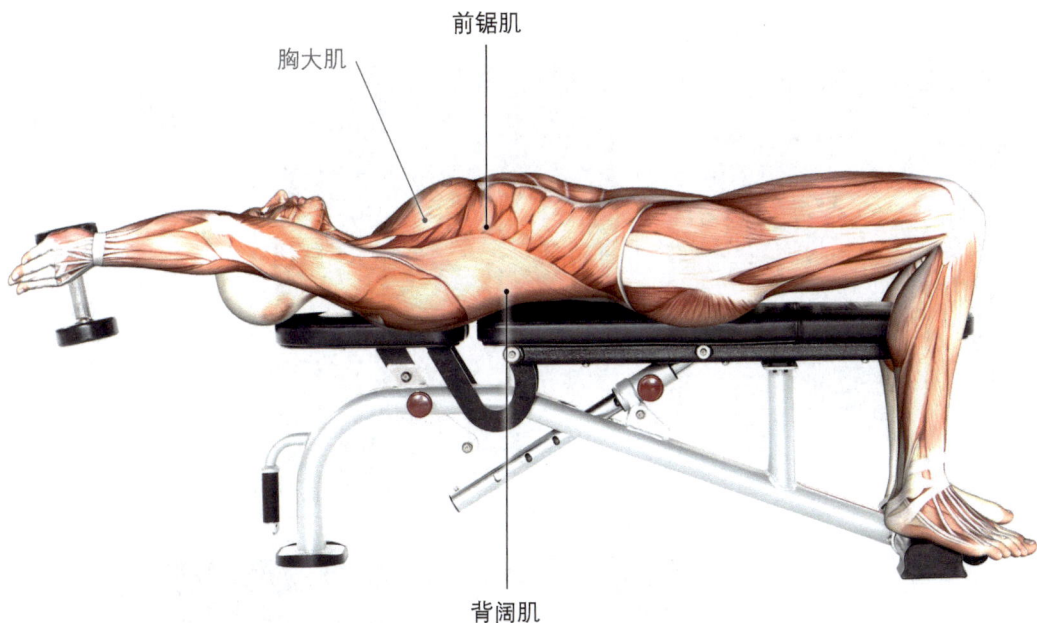

胸大肌　　前锯肌

背阔肌

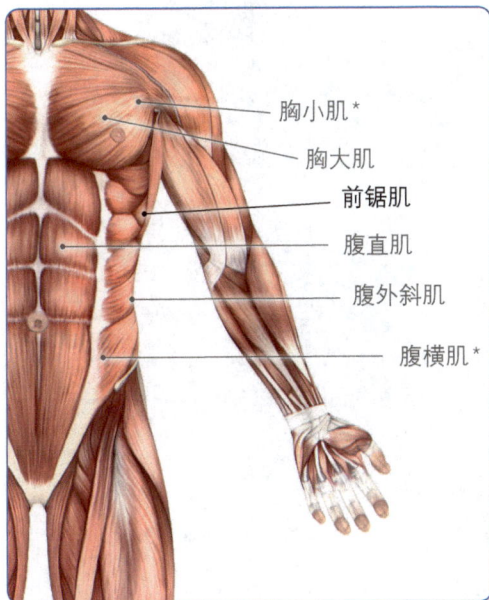

胸小肌 *
胸大肌
前锯肌
腹直肌
腹外斜肌
腹横肌 *

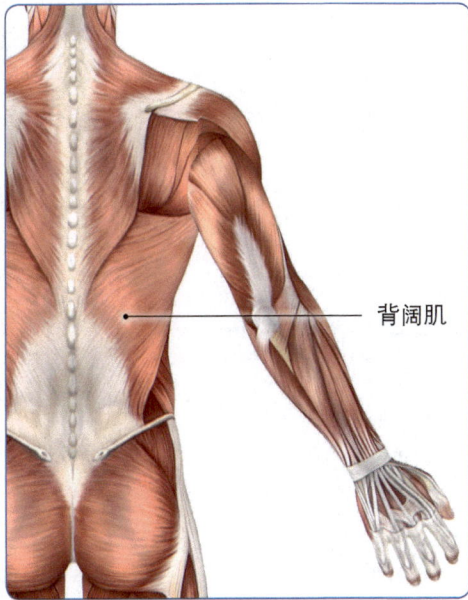

背阔肌

KEISER双轴胸部推举

① 坐于KEISER双轴胸部推举机，调整座椅位。膝关节屈曲，双脚支撑于地面，躯干紧靠椅背，双手握紧两侧可调节阻力手柄且掌心向下。

② 保持身体姿势不变，胸部发力，双臂同时对抗阻力前推。

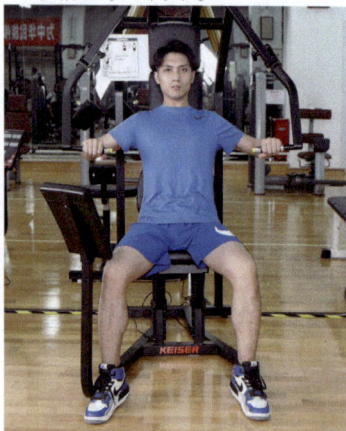

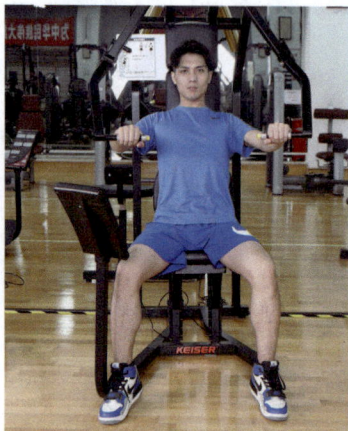

- **正确做法**

后背和臀部紧贴靠垫

- **避免**

肩部上耸
背部前倾
肘关节锁死

③ 双臂前推至手臂伸直，稍做停顿，完成规定次数。

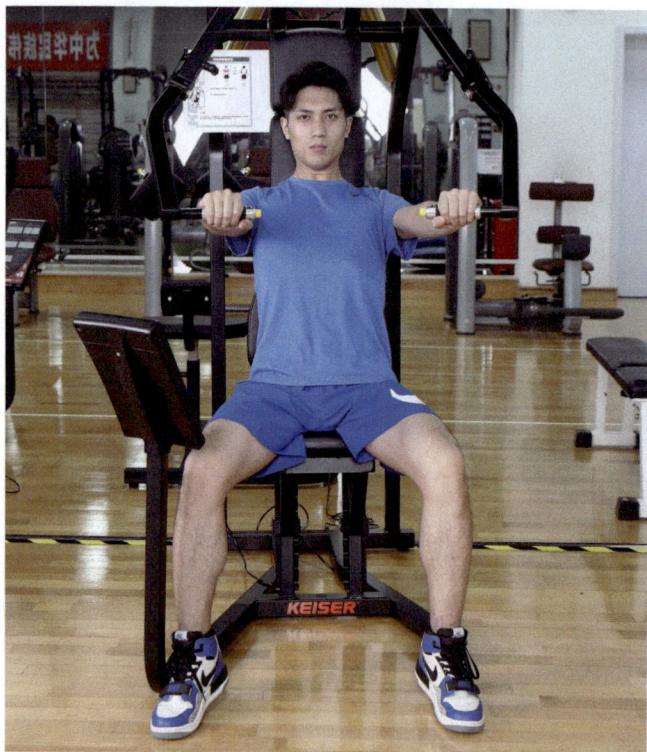

锻炼目标
- 手臂
- 胸部

锻炼器械
- KEISER双轴胸部推举机

级别
- 初级

呼吸提示
- 手臂前推时呼气，还原时吸气

注意 ⚠️
- 若出现肘关节疼痛，则不建议进行此项训练

斜方肌

竖脊肌*

肱三头肌

背阔肌

三角肌前束

胸小肌*

胸大肌

肱二头肌

腹直肌

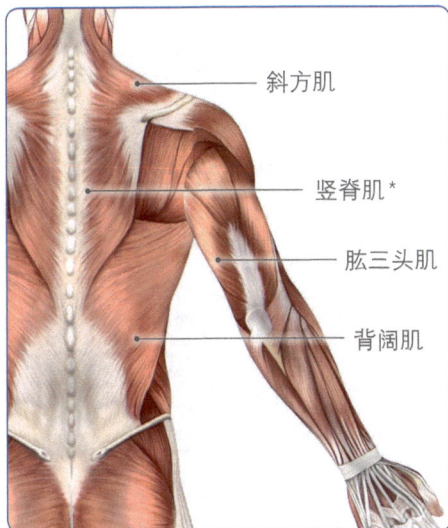

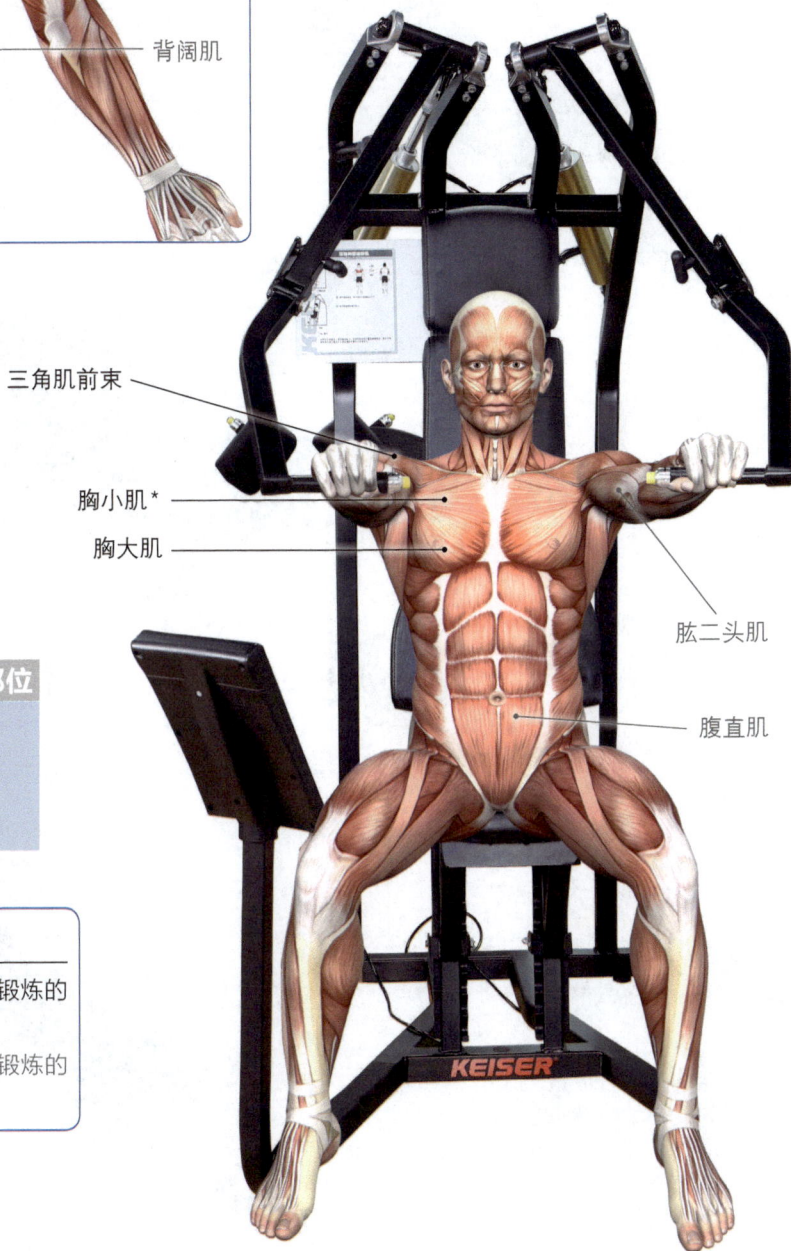

最佳锻炼部位

- 胸大肌
- 胸小肌*
- 三角肌前束

◆ **解析关键**

黑色字体为主要锻炼的肌肉

灰色字体为次要锻炼的肌肉

KEISER

双臂胸前推举

第4章

胸部训练

❶ 调节训练椅至上斜30度~45度，身体仰卧于训练椅上，双手握哑铃，双臂屈肘，哑铃位于肩部前方。

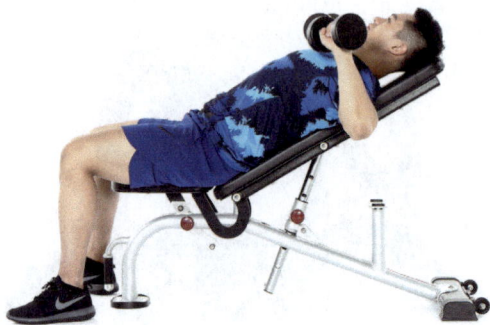

● 正确做法
头部紧贴椅背
背部保持平直

❷ 双臂同时上举至肘关节完全伸展，双臂伸直。

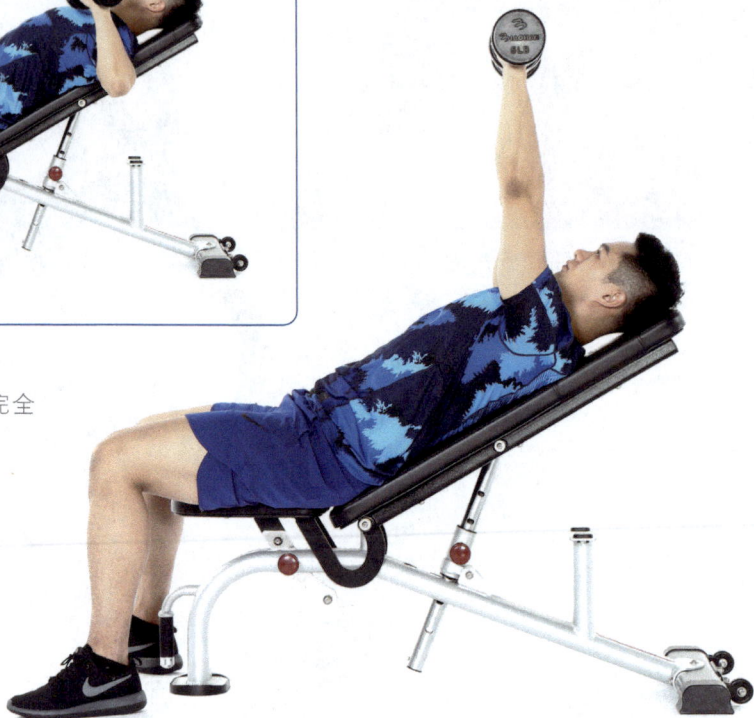

锻炼目标
● 胸部
● 手臂

锻炼器械
● 哑铃、训练椅

级别
● 初级

呼吸提示 ◐
● 上举时呼气，还原时吸气

注意 ⚠
● 若出现肘关节疼痛，则不建议进行此项训练

❸ 双臂屈肘恢复准备姿势，完成规定次数。

● 避免
头部上抬
肘关节锁死

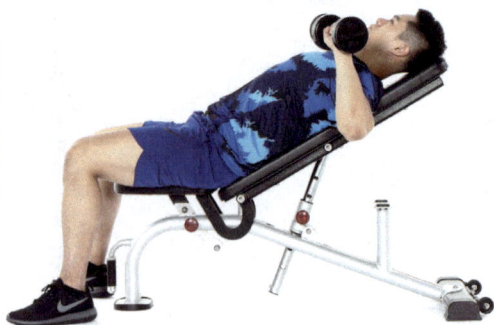

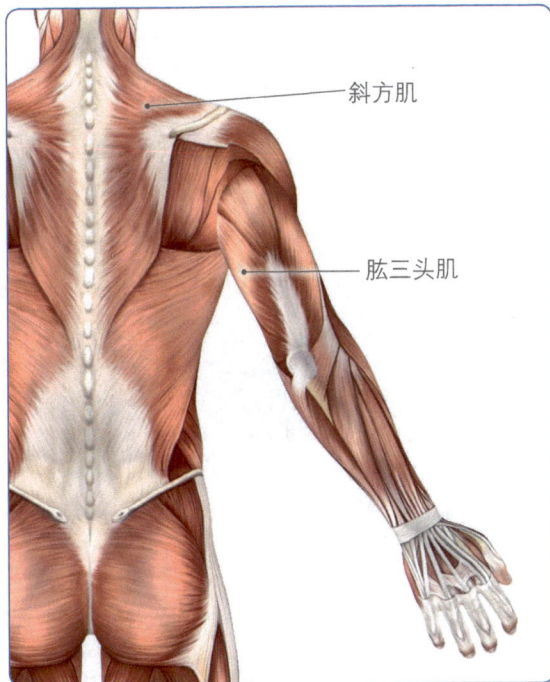

斜方肌

肱三头肌

◆ **解析关键**

黑色字体为主要锻炼的
肌肉
灰色字体为次要锻炼的
肌肉

最佳锻炼部位

- 三角肌前束
- 三角肌中束
- 胸大肌

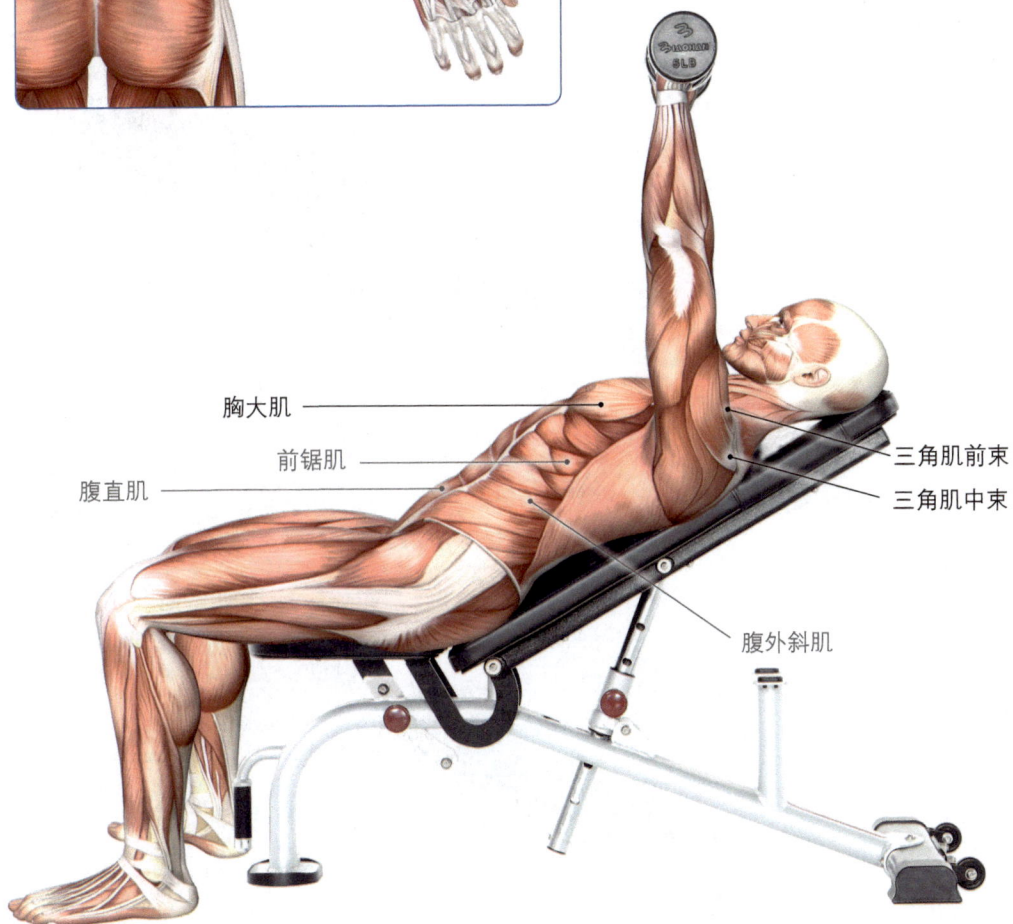

第4章

胸部训练

胸大肌

前锯肌

腹直肌

三角肌前束

三角肌中束

腹外斜肌

上斜仰卧飞鸟

锻炼目标

- 胸部
- 手臂

锻炼器械

- 哑铃、训练椅

级别

- 初级

呼吸提示

- 手臂下降时吸气，还原时呼气

注意 ⚠️

- 若出现肘关节疼痛，则不建议进行此项训练

❶ 将训练椅调节为上斜30度~45度，坐在训练椅上，身体仰卧。双手握哑铃，手臂伸直，尽可能垂直于地面。

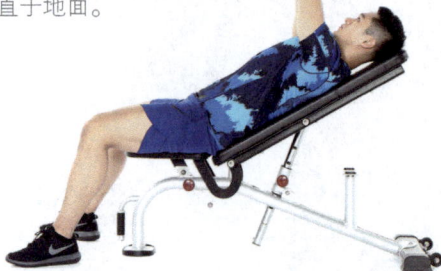

❷ 双臂屈肘向两侧打开做飞鸟动作。

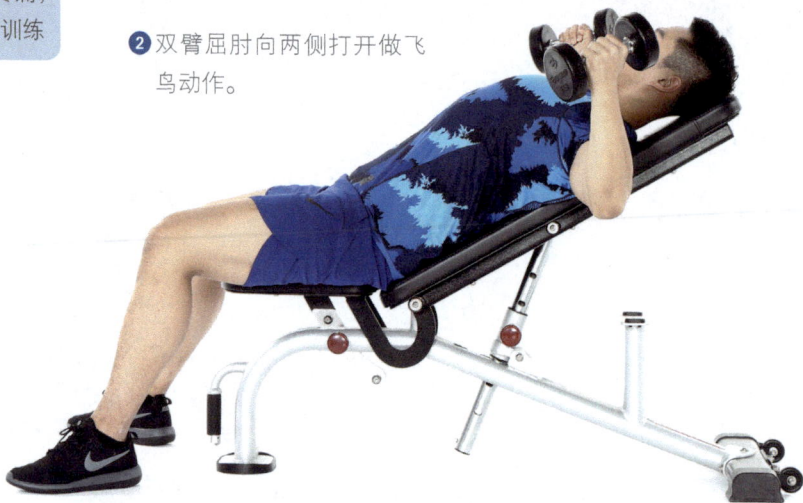

❸ 动作完成后恢复准备姿势，完成规定次数。

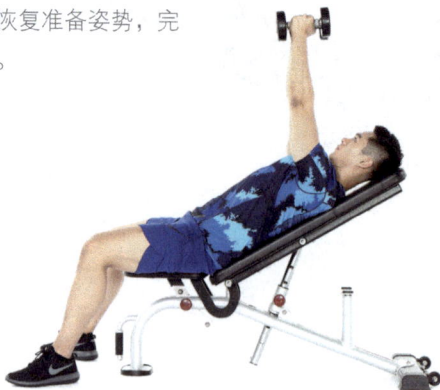

- **正确做法**

  背部挺直，核心收紧
  肩关节保持放松
  头部紧贴椅背

- **避免**

  头部上抬
  肩部上耸
  背部弯曲

最佳锻炼部位

- 胸大肌
- 肱二头肌
- 三角肌
- 喙肱肌*

◆ 解析关键

黑色字体为主要锻炼的肌肉
灰色字体为次要锻炼的肌肉

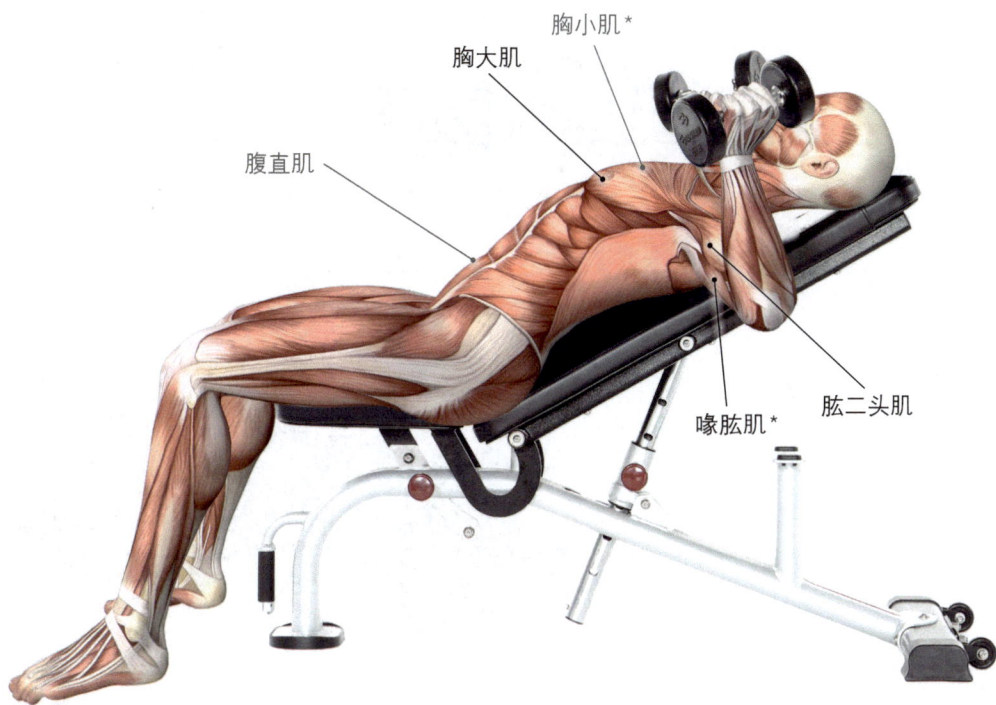

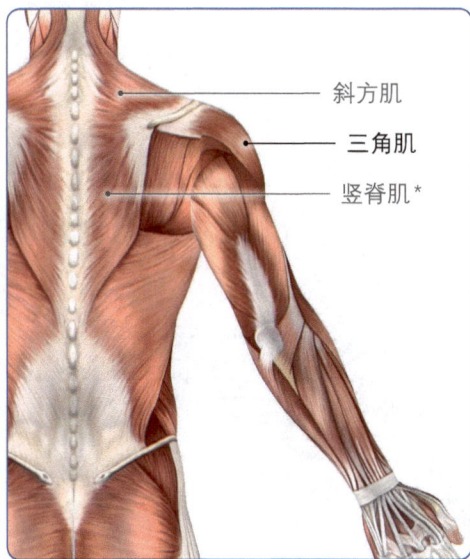

胸小肌*

胸大肌

腹直肌

喙肱肌*

肱二头肌

斜方肌

三角肌

竖脊肌*

☀ 小提示

当双臂肘部处于最低点时，使肘部位于同一高度。

平凳仰卧飞鸟

① 仰卧在训练椅上，双手握哑铃，掌心相对，双臂伸直，距离约与肩同宽。躯干与大腿成一条直线。

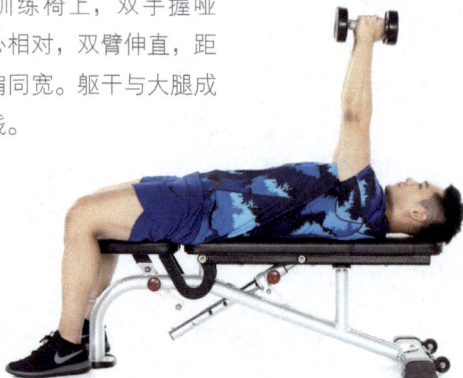

● **正确做法**

肩胛骨收紧
肩部肌肉放松
核心收紧，背部挺直

● **避免**

头部上抬
肩部肌肉紧绷
双脚向上抬起

② 双臂打开至肘部尽可能与肩膀高度一致，做飞鸟练习。

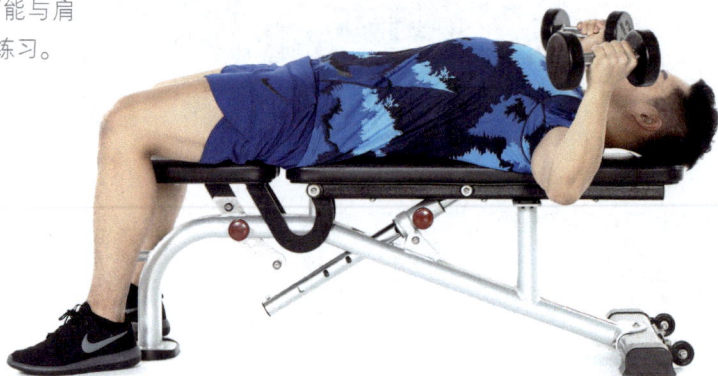

锻炼目标

● 胸部
● 手臂

锻炼器械

● 哑铃、训练椅

级别

● 初级

呼吸提示 ◑

● 手臂下降时吸气，上升时呼气

注意 ⚠

● 若出现肩关节疼痛，则不建议进行此项训练

③ 恢复准备姿势，完成规定次数。

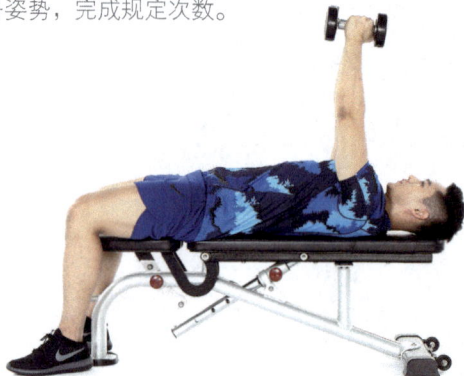

斜方肌

三角肌

肱三头肌

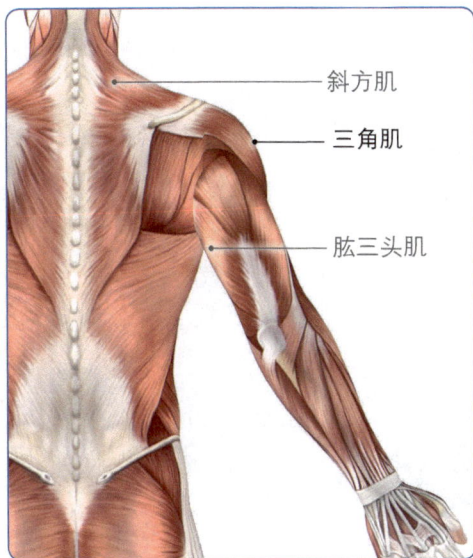

最佳锻炼部位

- 胸大肌
- 三角肌
- 肱二头肌

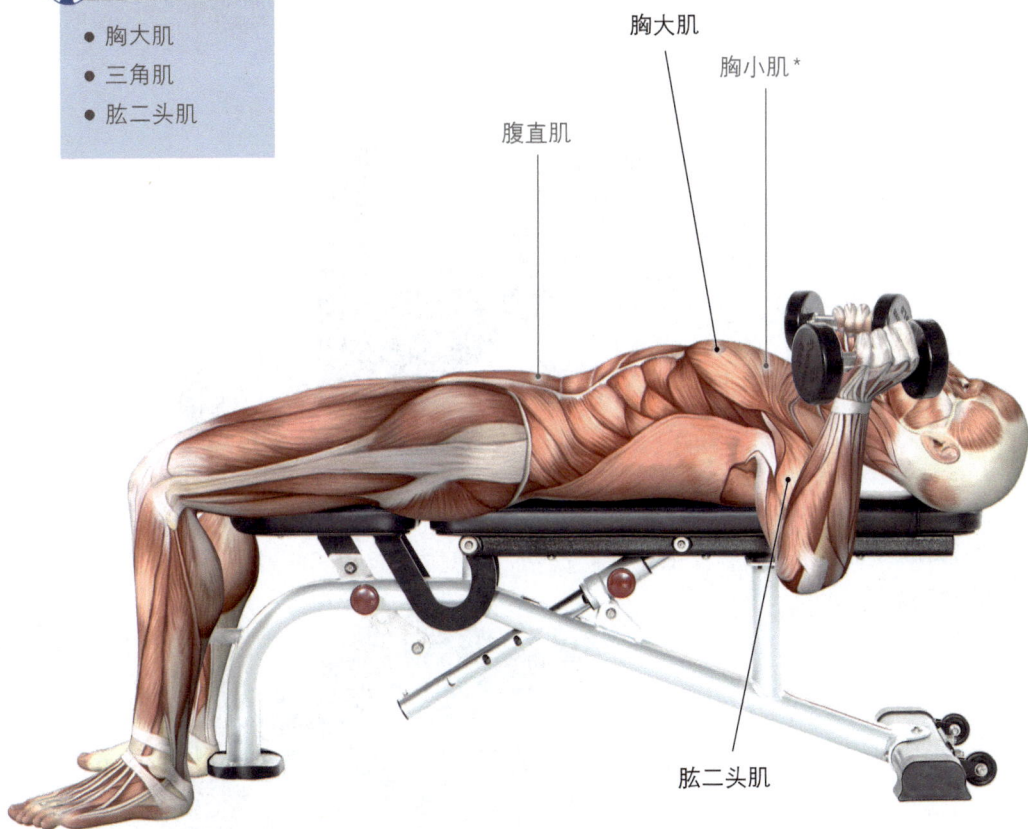

胸大肌

胸小肌*

腹直肌

肱二头肌

下斜胸前推举

① 身体呈仰卧姿，瑞士球置于双腿下方，肩关节支撑于地面。躯干与大腿成一条直线。双手握哑铃，弯曲肘关节，双手放在肩关节前方。

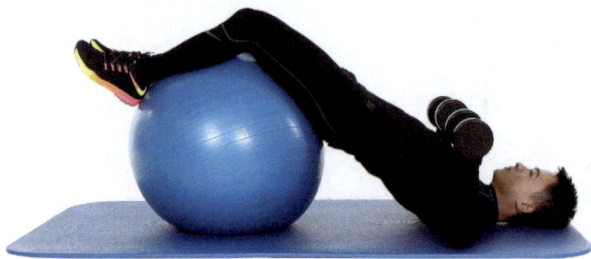

② 保持身体稳定，双臂向上推举至手臂伸直。

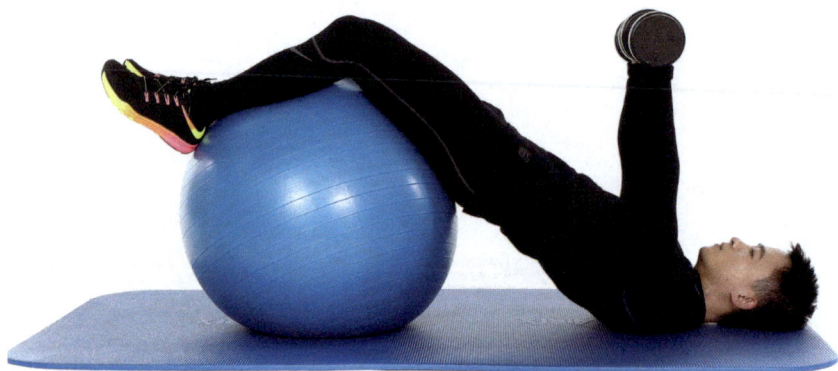

锻炼目标

- 核心
- 胸部
- 手臂
- 背部

锻炼器械

- 哑铃、瑞士球

级别

- 初级

呼吸提示

- 手臂下降时吸气，还原时呼气

注意 ⚠

- 若出现颈部疼痛，则不建议进行此项训练

• 正确做法

髋关节保持稳定
背部保持挺直

• 避免

背部弯曲，向下塌腰
髋关节弯曲
肩部压力过大

③ 动作完成，恢复准备姿势。完成规定次数。

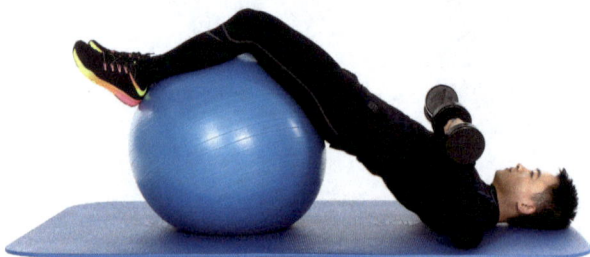

最佳锻炼部位
- 三角肌前束
- 胸大肌

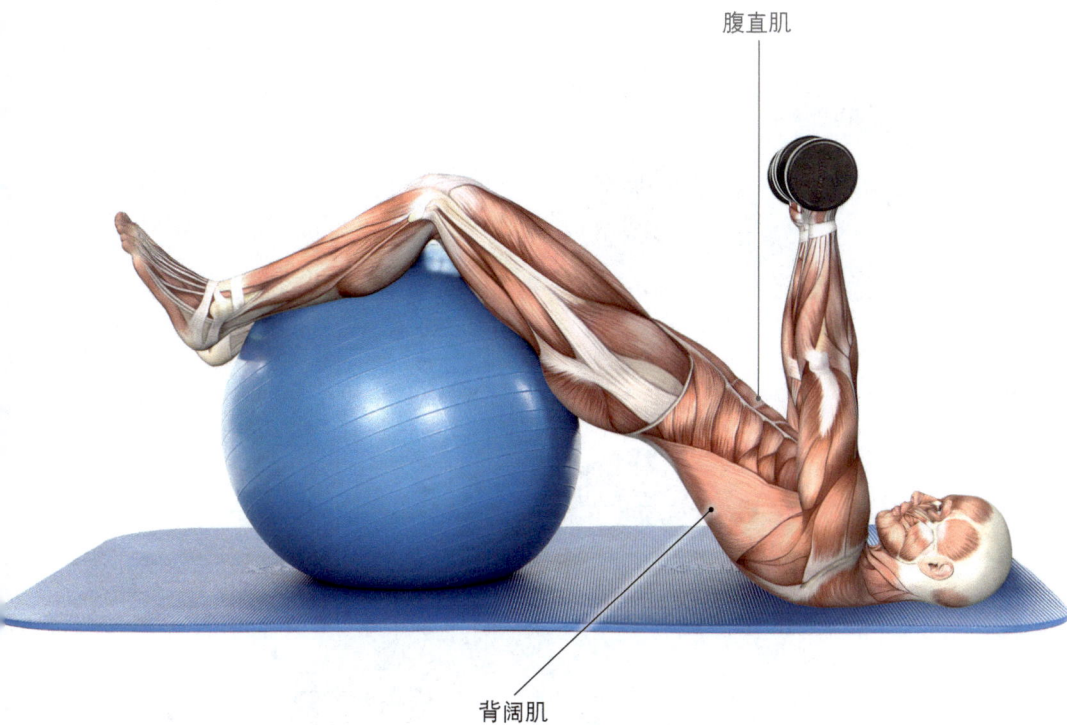

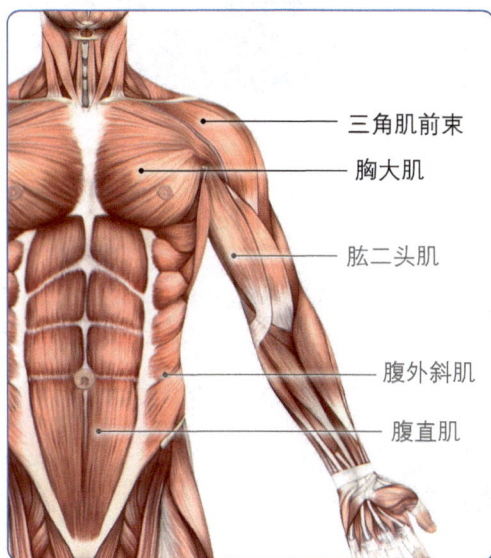

腹直肌

背阔肌

三角肌前束

胸大肌

肱二头肌

腹外斜肌

腹直肌

◆ 解析关键

黑色字体为主要锻炼的
肌肉
灰色字体为次要锻炼的
肌肉

下斜仰卧飞鸟

❶ 身体呈仰卧姿，瑞士球置于双腿下方，肩关节支撑于地面。躯干与大腿成一条直线。双手握哑铃，双臂伸直，掌心相对。

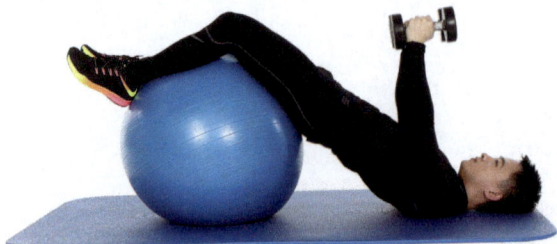

❷ 保持身体稳定，双臂向两侧打开做飞鸟动作。

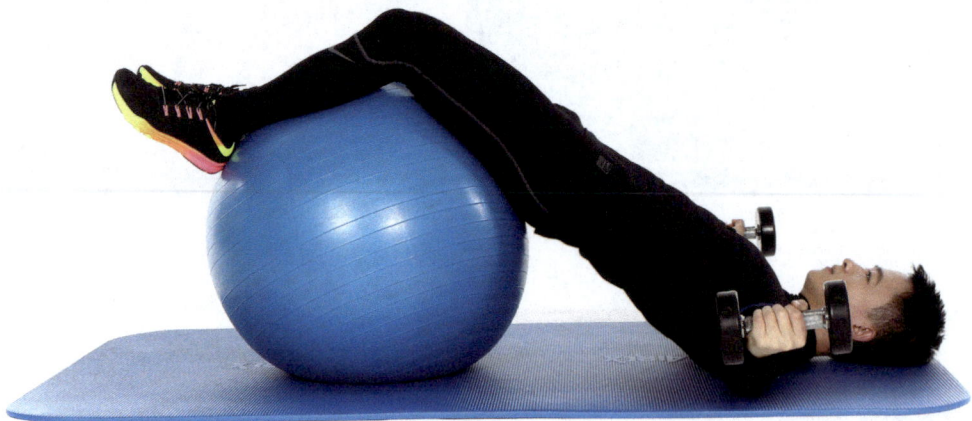

❸ 动作完成，恢复准备姿势。完成规定次数。

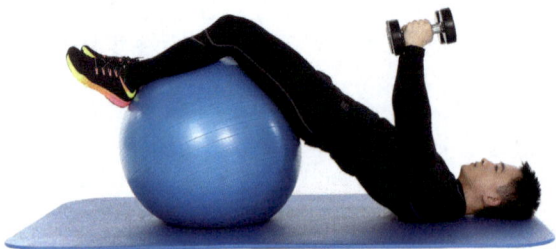

锻炼目标
● 胸部
● 核心
锻炼器械
● 哑铃、瑞士球
级别
● 初级
呼吸提示
● 双臂打开时呼气，还原时吸气
注意 ⚠
● 若出现颈部疼痛，则不建议进行此项训练

● **正确做法**

背部挺直，核心收紧
髋关节保持稳定

● **避免**

髋部下塌
背部弯曲

◆ **解析关键**

黑色字体为主要锻炼的
肌肉

灰色字体为次要锻炼的
肌肉

最佳锻炼部位

- 胸大肌
- 胸小肌*
- 三角肌前束
- 三角肌中束

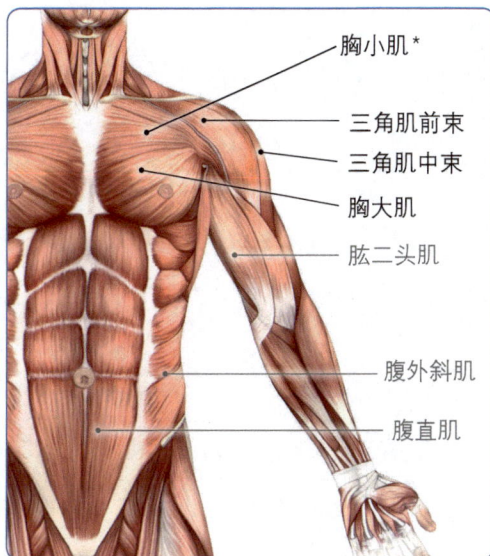

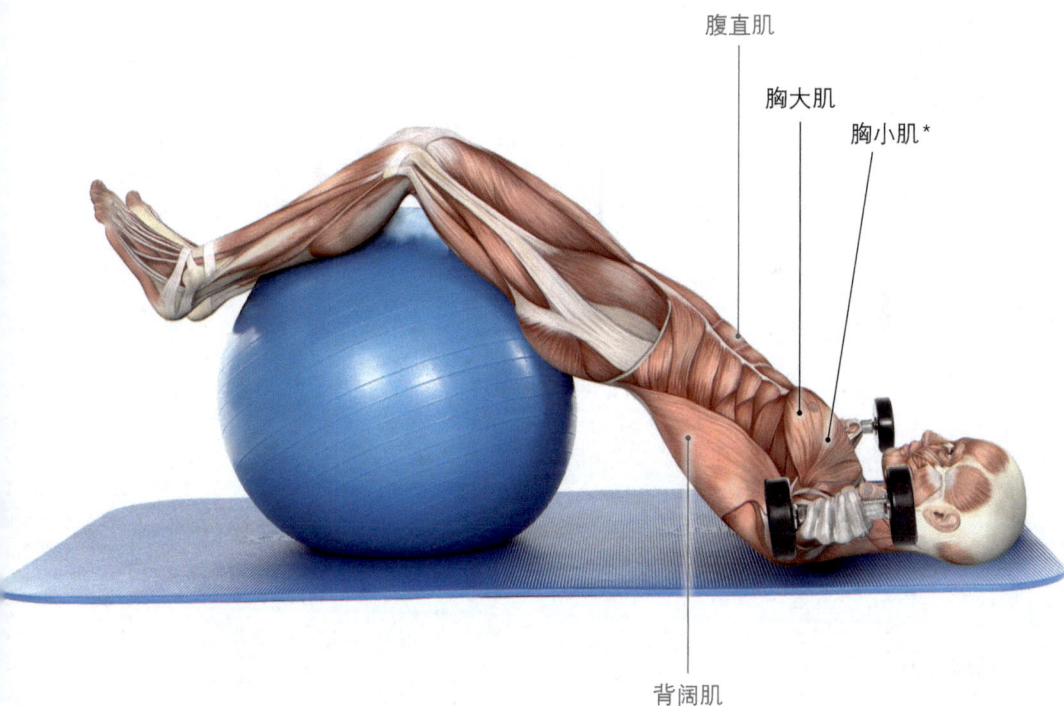

胸小肌*

三角肌前束

三角肌中束

胸大肌

肱二头肌

腹外斜肌

腹直肌

腹直肌

胸大肌

胸小肌*

背阔肌

05

CHAPTER FIVE

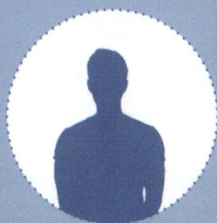

第5章
核心训练

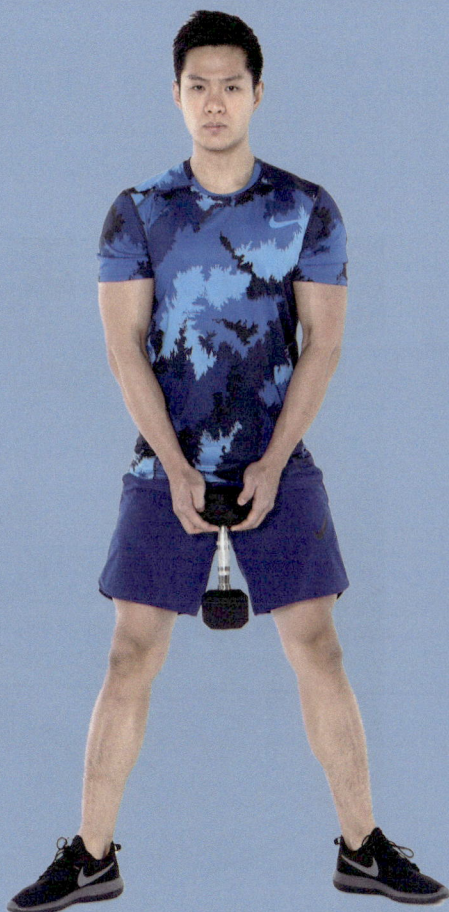

卷腹

❶ 双膝跪于卷腹练习器，尽可能保持膝、髋、躯干成一条直线。双手握于上方把手，前臂支撑于垫子。

❷ 保持身体稳定，腹部收缩，屈曲髋部。

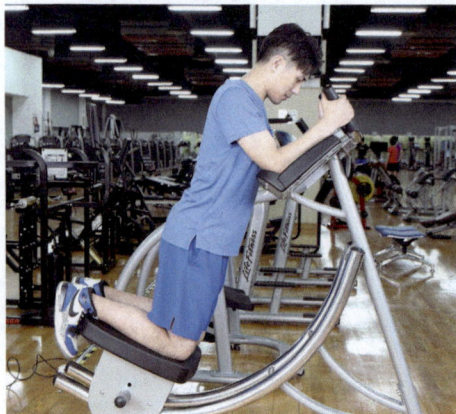

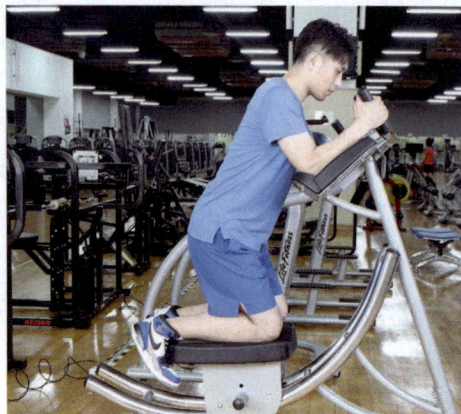

• 正确做法
腹部主动发力
膝关节和前臂紧贴垫子

• 避免
臀部后翘
背部弯曲

❸ 屈髋屈膝至最大限度，再缓慢恢复为准备姿势。完成规定次数。

锻炼目标
- 腹部
- 髋部

锻炼器械
- 卷腹练习器

级别
- 初级

呼吸提示
- 收腹时呼气，还原时吸气

注意 ⚠
- 若出现髋关节疼痛，则不建议进行此项训练

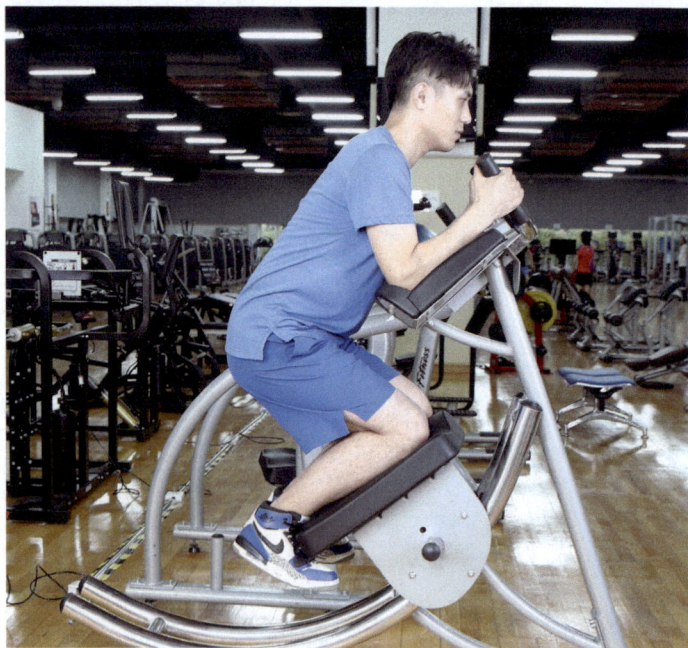

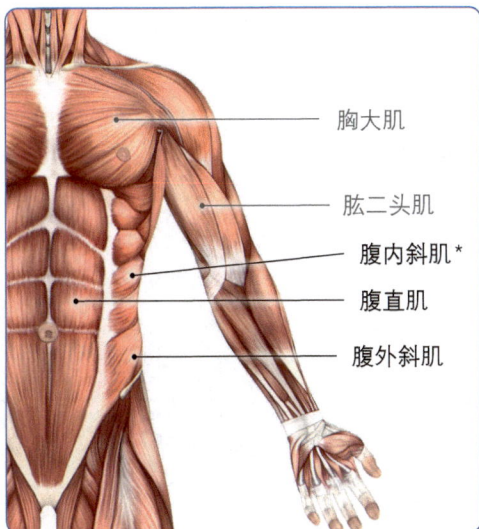

胸大肌

肱二头肌

腹内斜肌 *

腹直肌

腹外斜肌

- 腹直肌
- 腹外斜肌
- 腹内斜肌 *

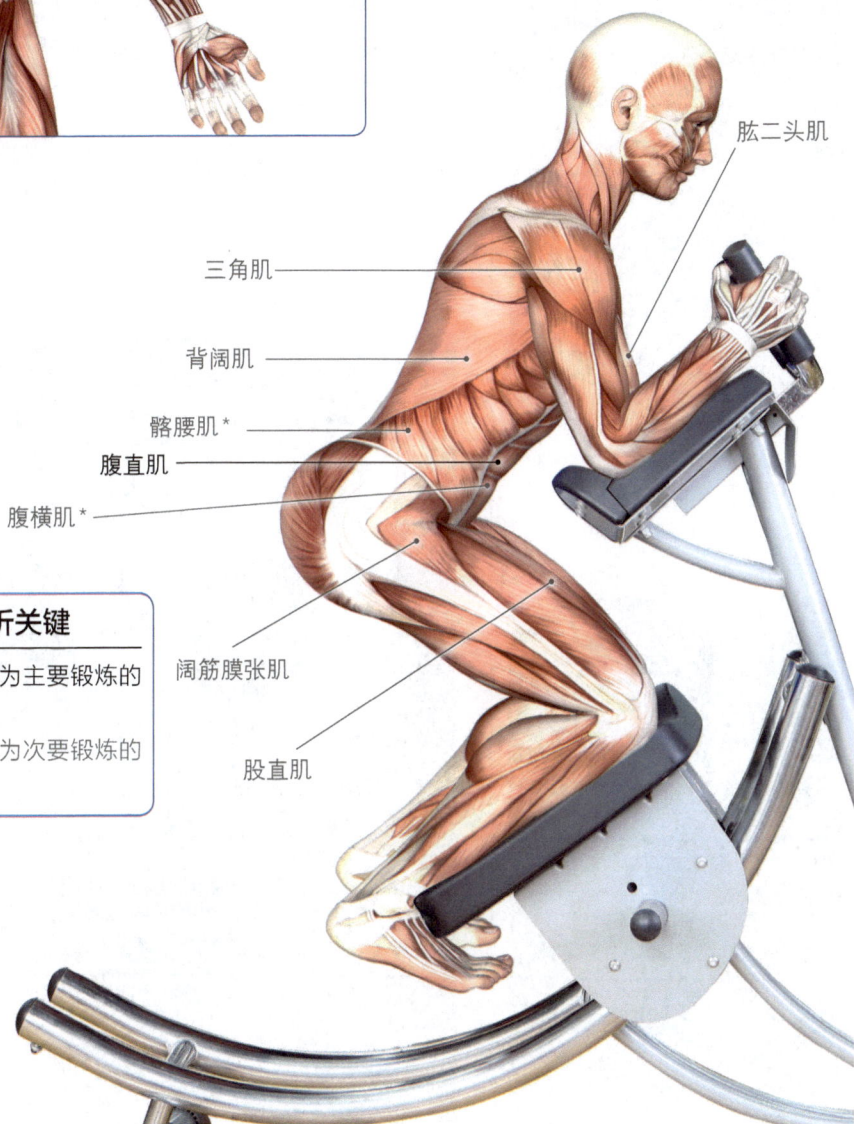

肱二头肌

三角肌

背阔肌

髂腰肌 *

腹直肌

腹横肌 *

阔筋膜张肌

股直肌

◆ **解析关键**

黑色字体为主要锻炼的
肌肉
灰色字体为次要锻炼的
肌肉

跪式绳索卷腹

① 跪于绳索练习器上，膝、髋和躯干尽可能成一条直线，双手握把手，放于下颌处。

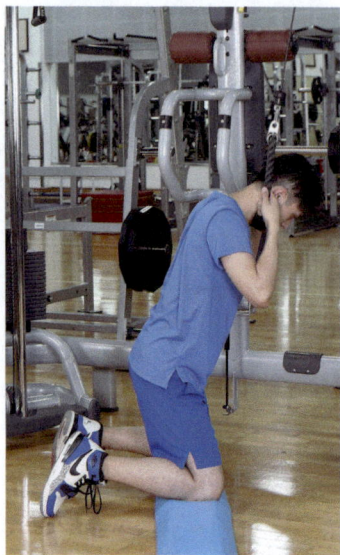

② 保持下背部挺直，腹部收缩，屈曲躯干，上身下俯。

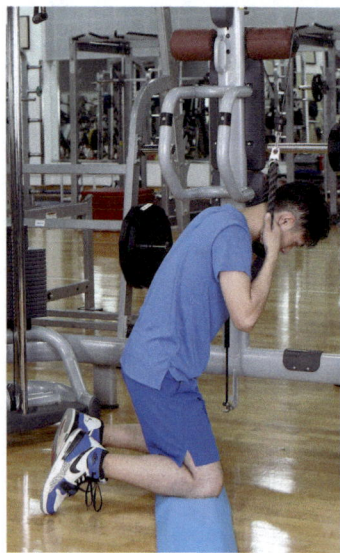

• **正确做法**

腹部主动发力
保持核心收紧

• **避免**

头部代偿
动作速度过快

③ 屈曲躯干至最大限度后，恢复准备姿势。完成规定次数。

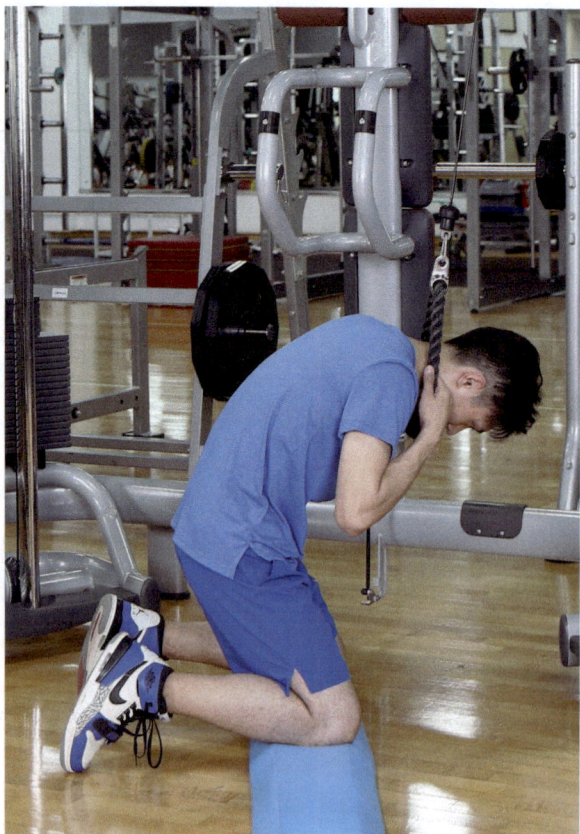

锻炼目标

• 腹部

锻炼器械

• 绳索练习器

级别

• 初级

呼吸提示

• 躯干屈曲时呼气，还原时吸气

注意 ⚠️

• 若出现髋关节疼痛，则不建议进行此项训练

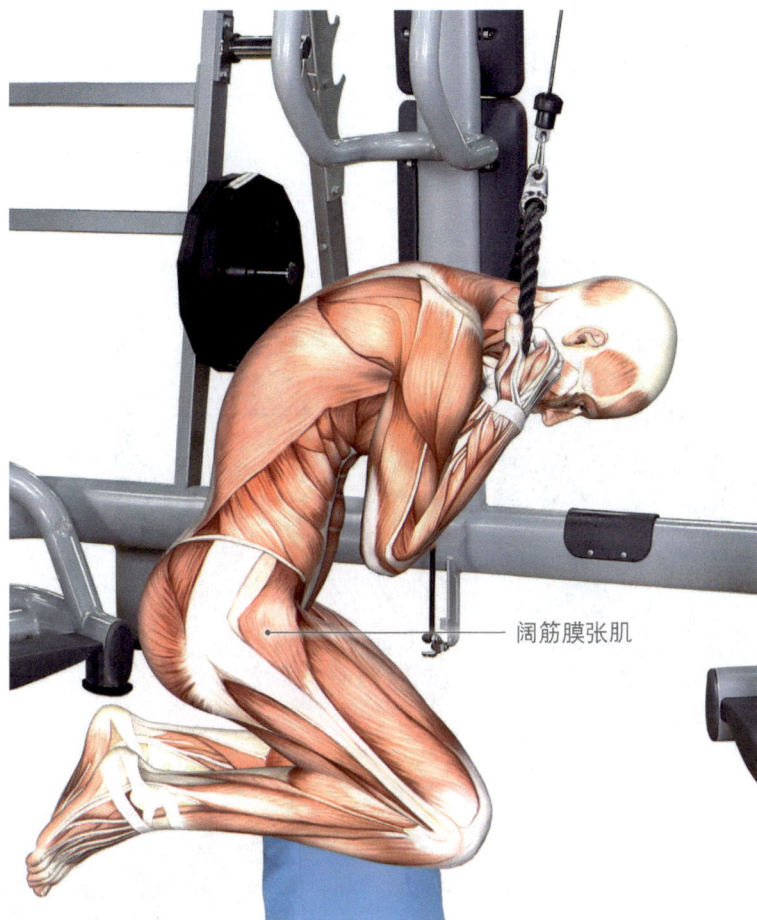

阔筋膜张肌

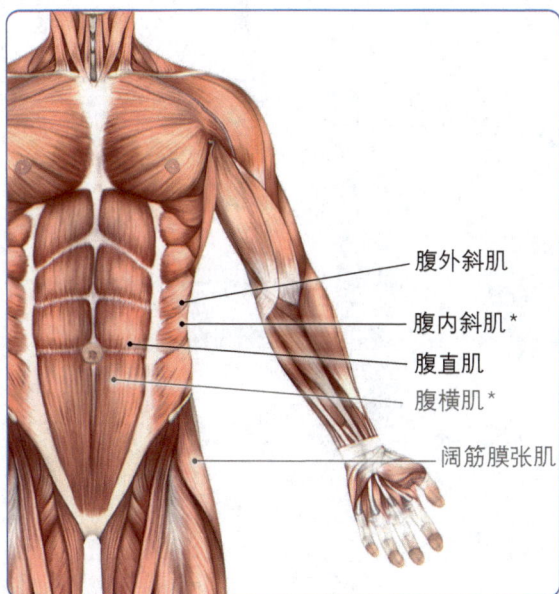

腹外斜肌

腹内斜肌*

腹直肌

腹横肌*

阔筋膜张肌

最佳锻炼部位

- 腹直肌
- 腹内斜肌*
- 腹外斜肌

◆ **解析关键**

黑色字体为主要锻炼的
肌肉

灰色字体为次要锻炼的
肌肉

KEISER 卷腹

❶ 坐于KEISER卷腹机，调整座椅位，膝关节屈曲，双脚脚尖支撑于地面。

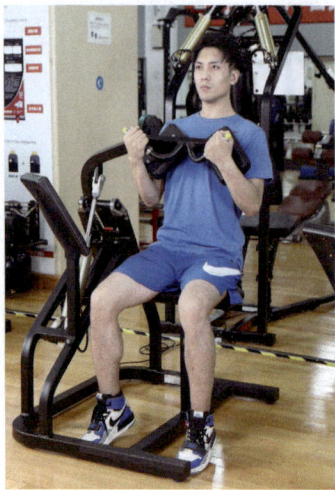

❷ 胸部紧贴前侧支撑垫，双手握紧前方两侧可调节阻力手柄，上身向前俯。

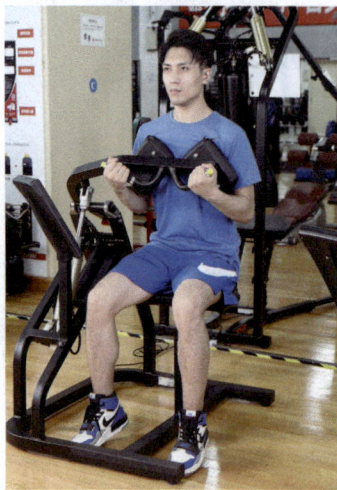

- **正确做法**

上身挺直

腹部主动发力

胸部紧贴垫子

- **避免**

双腿发力上抬

❸ 核心收紧，躯干对抗阻力尽可能向前屈曲至最大限度。完成规定次数。

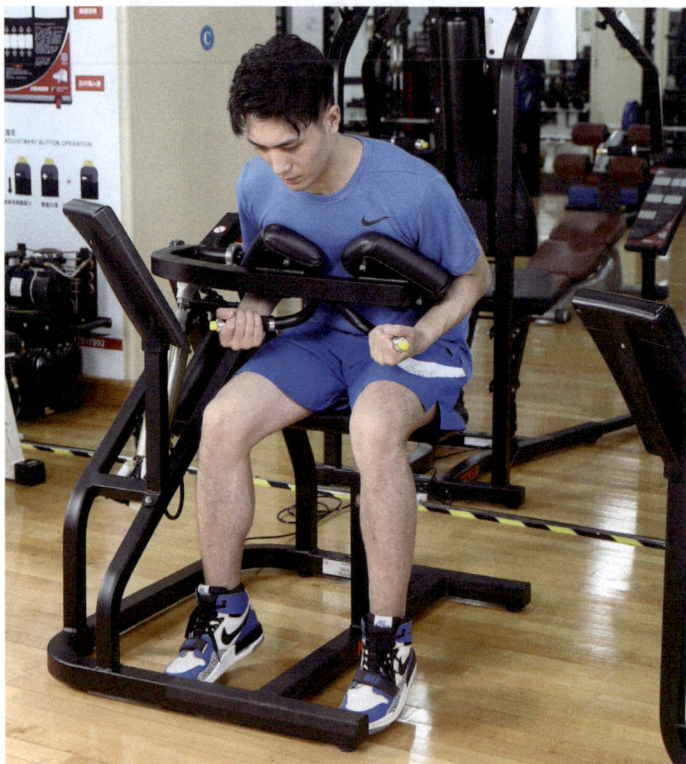

锻炼目标
- 腹部

锻炼器械
- KEISER 卷腹机

级别
- 初级

呼吸提示　🌓
- 收腹时呼气，还原时吸气

注意　⚠️
- 若出现髋关节疼痛，则不建议进行此项训练

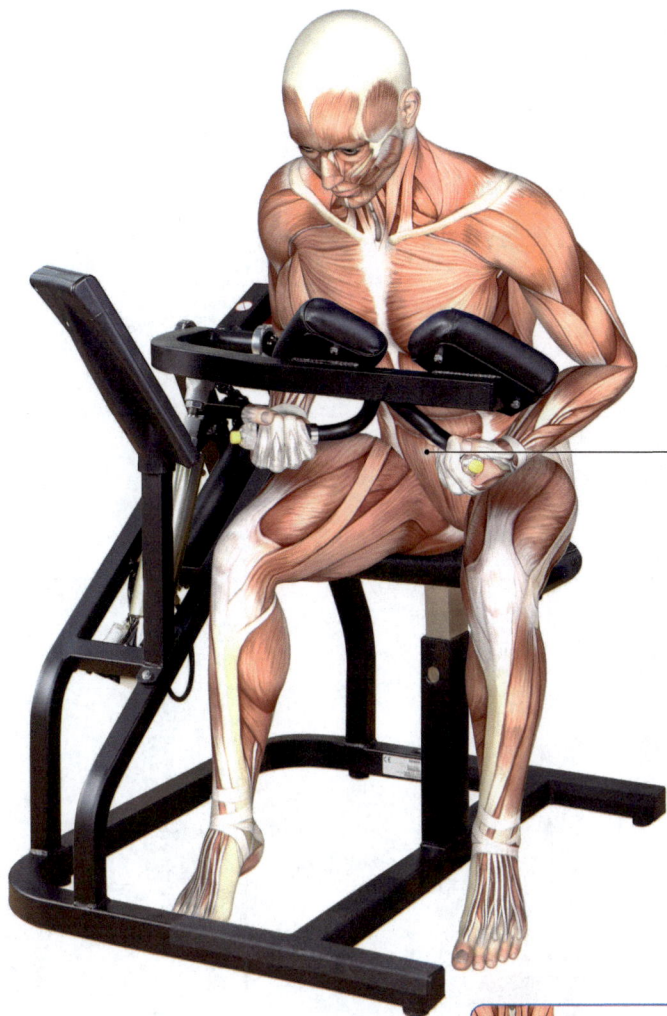

——————————— 腹直肌

🏋 **最佳锻炼部位**

• 腹直肌

◆ **解析关键**

黑色字体为主要锻炼的
肌肉
灰色字体为次要锻炼的
肌肉

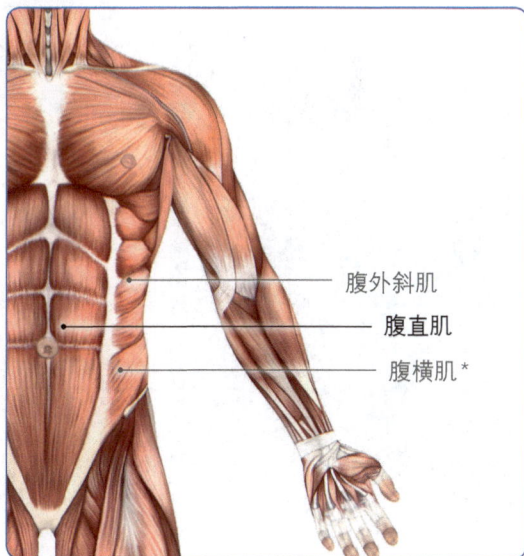

————————— 腹外斜肌

————————— **腹直肌**

————————— 腹横肌 *

半跪姿稳定上提

① 侧向半跪于KEISER三角机前，躯干直立，外侧腿支撑于地面，且屈膝屈髋约90度，内侧腿膝盖支撑于垫上，屈膝约90度。内侧手臂伸直，握斜下方杆子与绳索交接近端，外侧手臂屈肘握杆子末端于胸前。

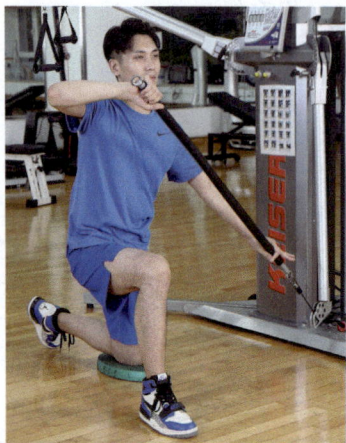

② 躯干直立，外侧手臂伸直，斜向上拉动杆子，同时内侧手臂沿着拉动方向屈肘于胸前。

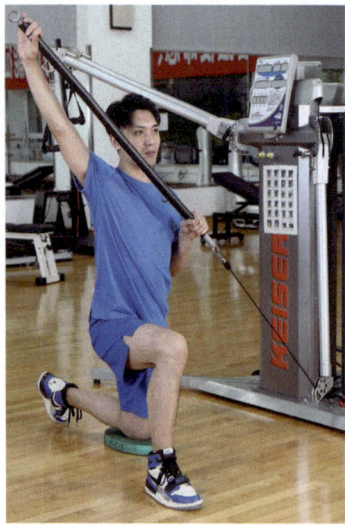

- **正确做法**

  控制身体的稳定

- **避免**

  上身晃动

  双脚移动位置

③ 外侧手屈肘，内侧手向前推杆至手臂伸直。完成规定次数，对侧亦然。

锻炼目标

- 腹部
- 手臂

锻炼器械

- KEISER三角机

级别

- 高级

呼吸提示

- 发力时呼气，还原时吸气

注意 ⚠

- 若出现肩关节疼痛，则不建议进行此项训练

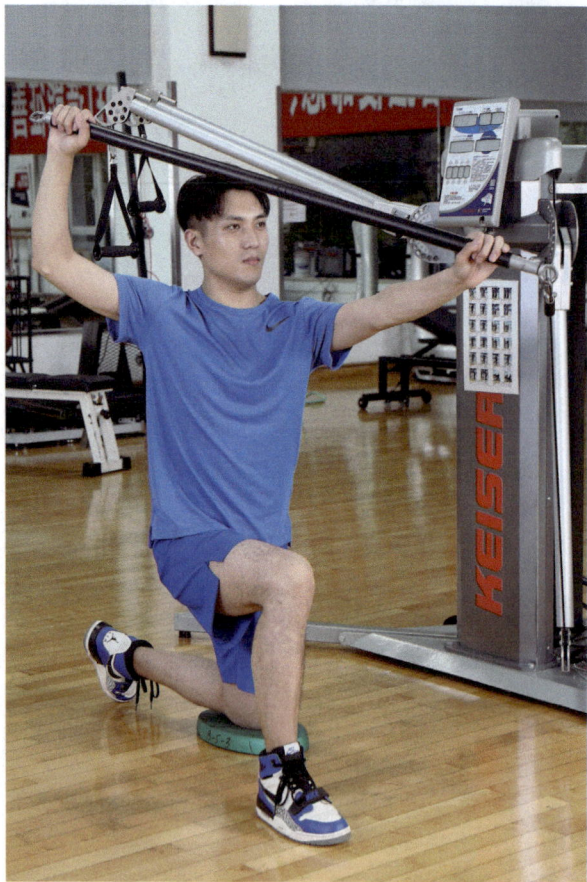

肱三头肌 ————————

胸大肌 ————————

腹内斜肌* ————————

腹直肌 ————————

腹外斜肌 ————————

股外侧肌 ————————

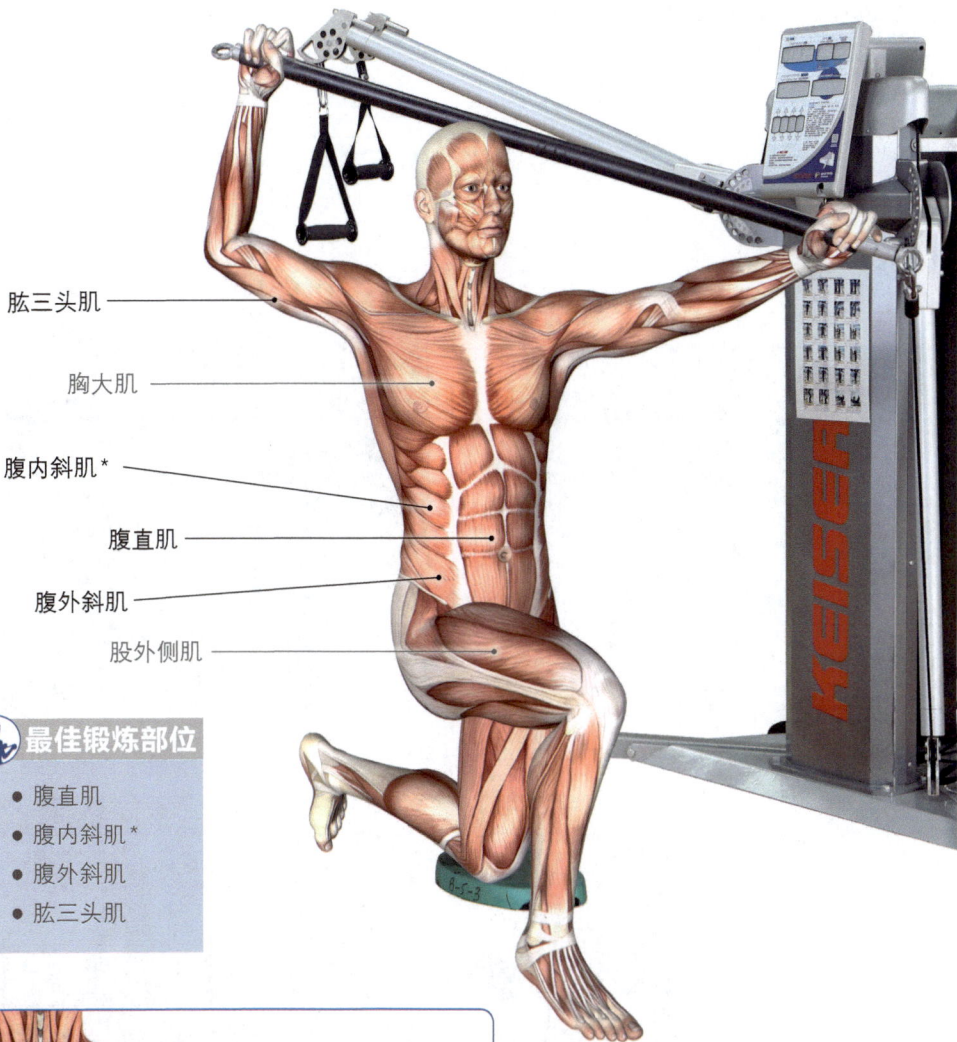

最佳锻炼部位

- 腹直肌
- 腹内斜肌*
- 腹外斜肌
- 肱三头肌

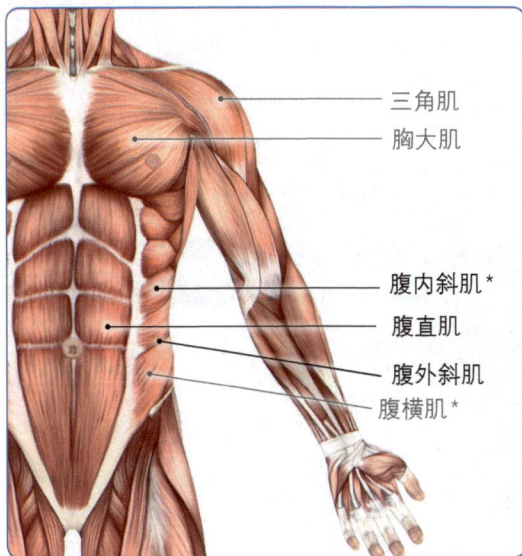

三角肌

胸大肌

腹内斜肌*

腹直肌

腹外斜肌

腹横肌*

◆ 解析关键

黑色字体为主要锻炼的肌肉

灰色字体为次要锻炼的肌肉

半跪姿稳定下砍

❶ 侧向半跪于KEISER三角机前，躯干直立，内侧腿支撑于地面，且屈膝屈髋约90度，外侧腿膝盖支撑于垫上，屈膝约90度。内侧手臂伸直，握斜上方杆子与绳索交接近端，外侧手臂屈肘握杆子末端于胸前。

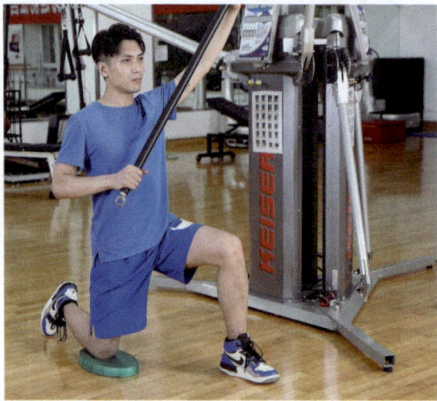

❷ 保持身体稳定、躯干直立，外侧手臂伸直，斜向下拉动杆子，同时内侧手臂沿着拉动方向屈肘。

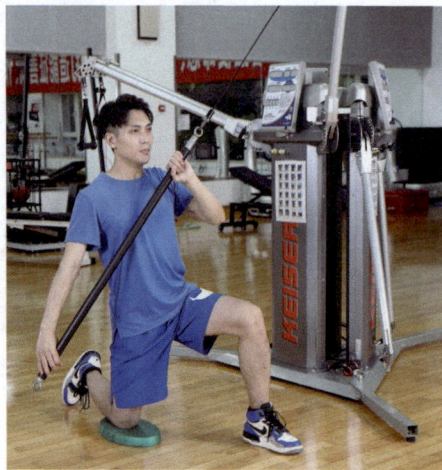

❸ 外侧手保持不动，内侧手水平方向推杆至手臂伸直。完成规定次数，对侧亦然。

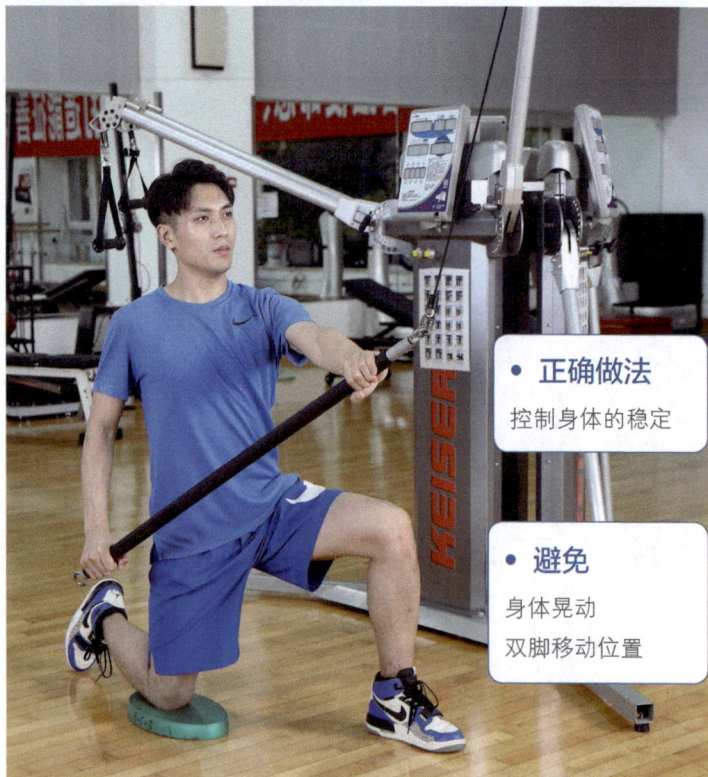

锻炼目标
- 腹部
- 手臂

锻炼器械
- KEISER三角机

级别
- 高级

呼吸提示

- 发力时呼气，还原时吸气

注意 ⚠

- 若出现肘关节疼痛，则不建议进行此项训练

- **正确做法**
  控制身体的稳定

- **避免**
  身体晃动
  双脚移动位置

肱三头肌

三角肌

胸大肌

腹内斜肌*

腹直肌

股内侧肌

三角肌

腹内斜肌*

腹直肌

腹外斜肌

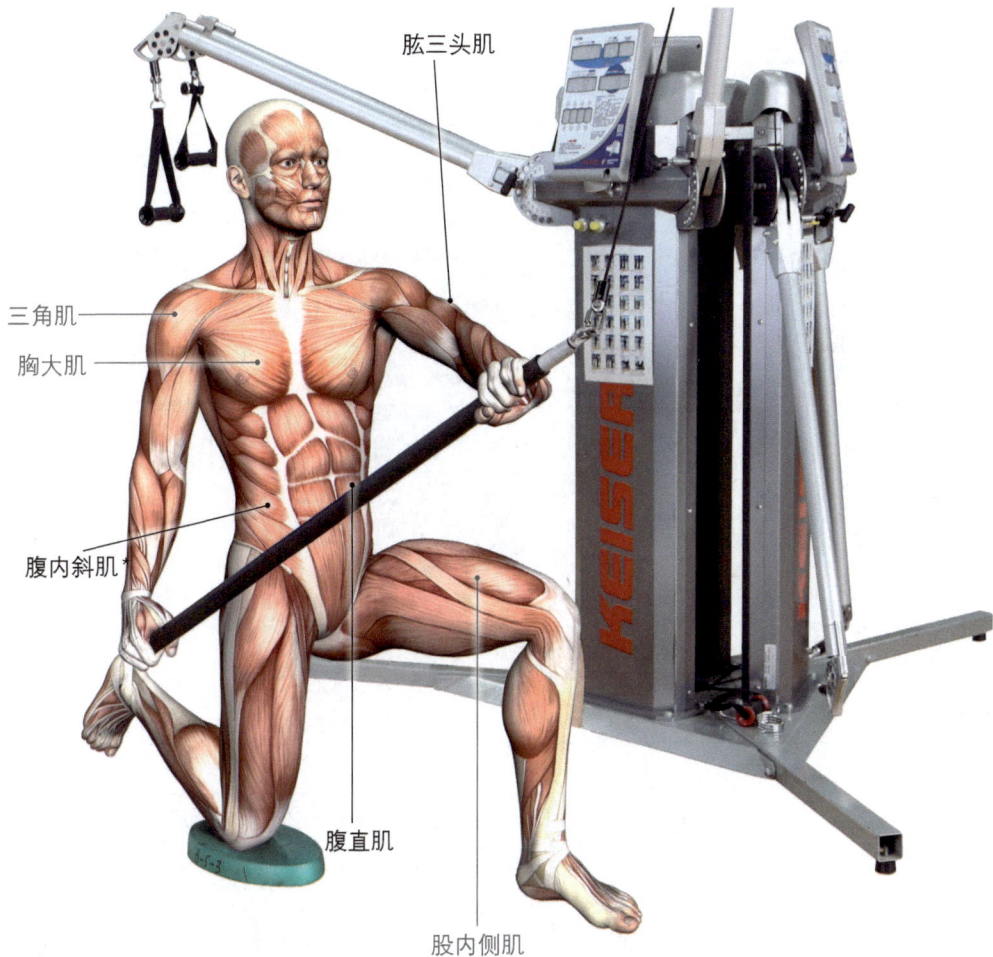

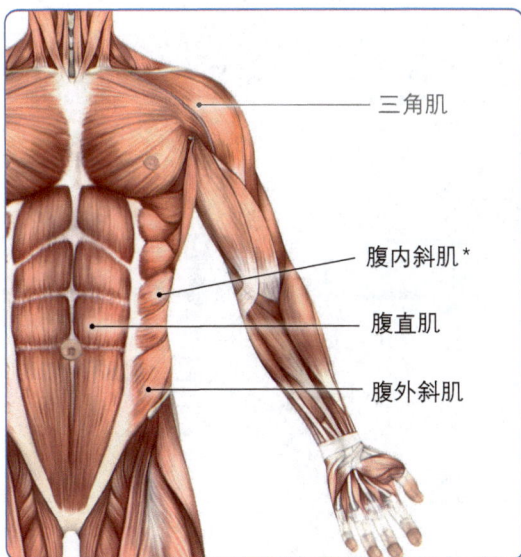

最佳锻炼部位

- 腹直肌
- 腹内斜肌*
- 腹外斜肌
- 肱三头肌

◆ **解析关键**

黑色字体为主要锻炼的
肌肉
灰色字体为次要锻炼的
肌肉

旋转上拉

❶ 侧向站于KEISER三角机前，双脚支撑于地面，外侧手持把手。

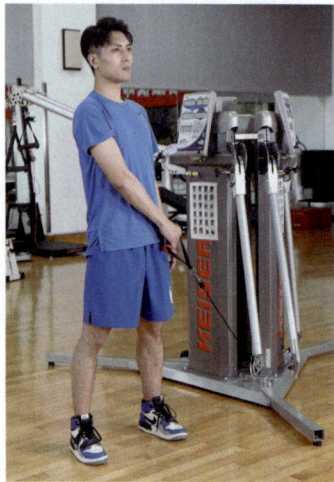

❷ 躯干挺直向内旋转至外侧手于内侧腿前方。

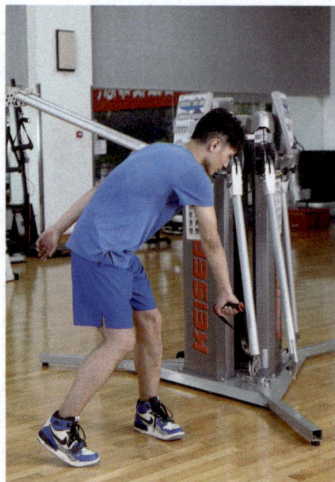

- **正确做法**

  保持躯干挺直

  保持核心收紧

- **避免**

  腿部发力过猛

  肩部上耸

❸ 躯干挺直，蹬腿的同时躯干对抗外侧手臂的阻力向外旋转，直至身体直立。完成规定次数，对侧亦然。

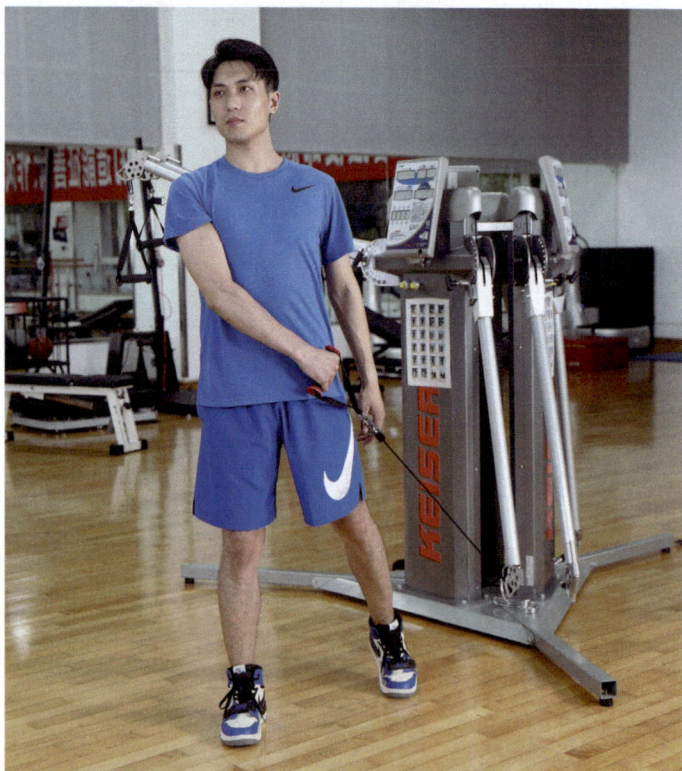

锻炼目标

- 腹部
- 髋部
- 臀部
- 腿部

锻炼器械

- KEISER三角机

级别

- 中级

呼吸提示

- 蹬腿旋转发力时呼气，还原时吸气

注意 ⚠

- 若出现腰部疼痛，则不建议进行此项训练

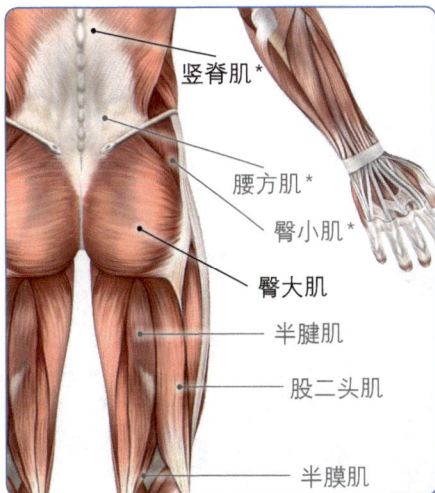

竖脊肌 *

腰方肌 *

臀小肌 *

臀大肌

半腱肌

股二头肌

半膜肌

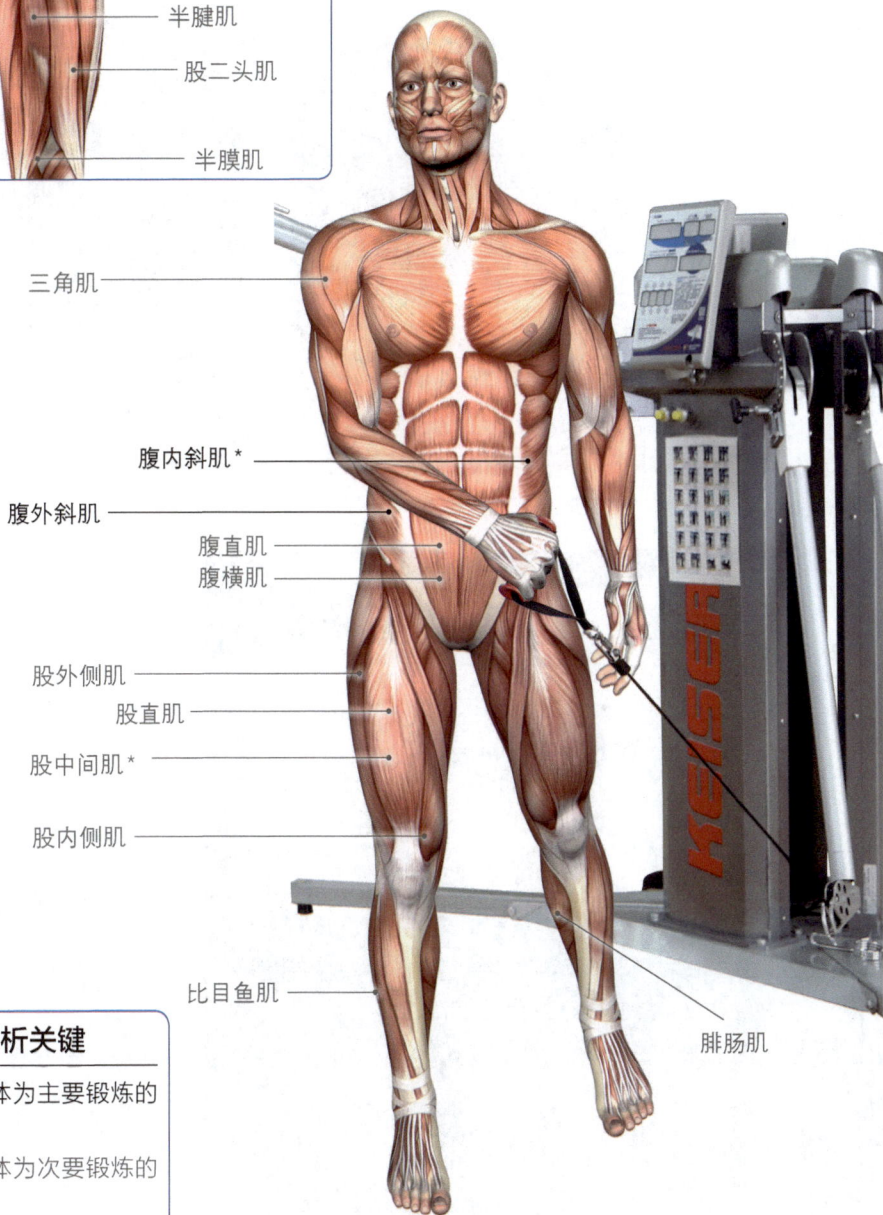

三角肌

腹内斜肌 *

腹外斜肌

腹直肌

腹横肌

股外侧肌

股直肌

股中间肌 *

股内侧肌

比目鱼肌

腓肠肌

◆ 解析关键

黑色字体为主要锻炼的
肌肉
灰色字体为次要锻炼的
肌肉

第5章

核心训练

提腿

- **正确做法**

  身体处于悬空状态

  保持核心收紧

- **避免**

  头部前伸

  肩部上耸

① 躯干紧贴靠背，前臂支撑于垫子上，身体悬空。

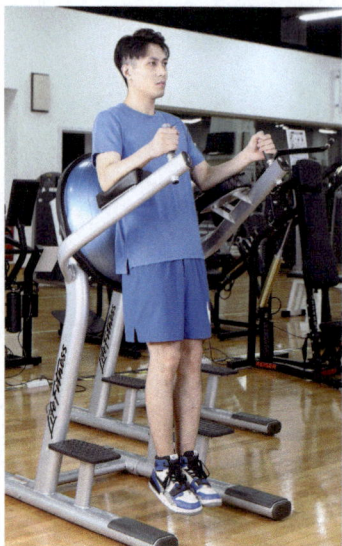

② 保持身体稳定，核心收紧，屈髋抬腿。

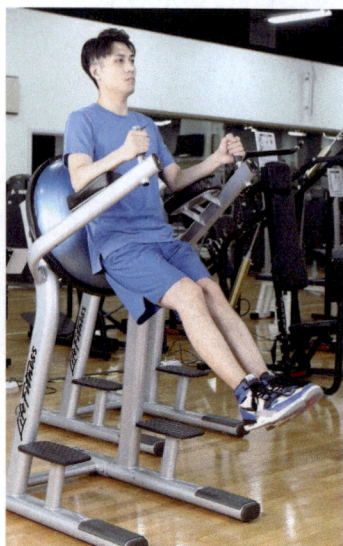

③ 双腿向上抬起至最大限度。完成规定次数。

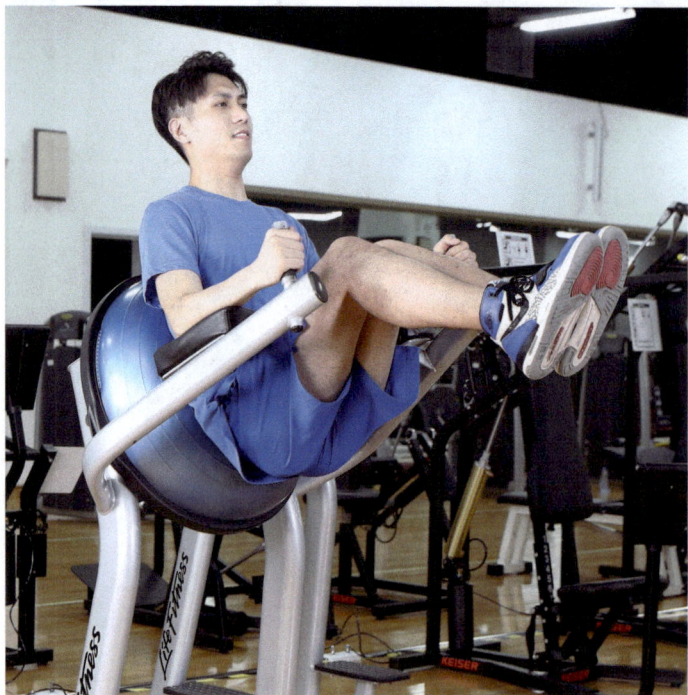

锻炼目标
● 腹部
锻炼器械
● 提腿练习器
级别
● 初级
呼吸提示
● 屈髋抬腿时呼气，还原时吸气
注意
● 若出现髋关节疼痛，则不建议进行此项训练

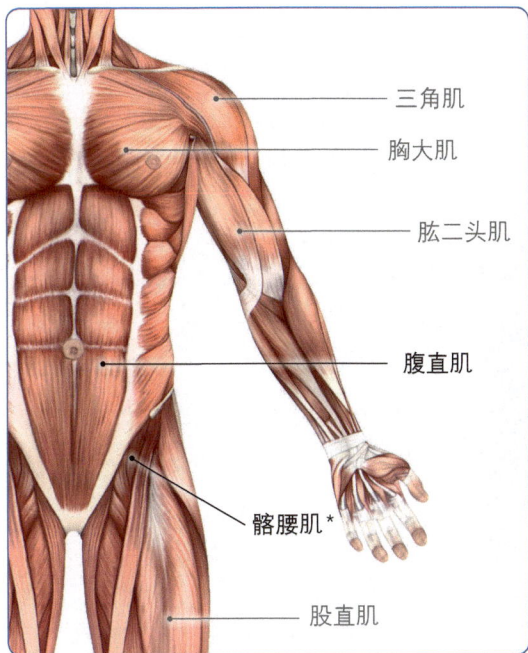

三角肌

胸大肌

肱二头肌

腹直肌

髂腰肌 *

股直肌

◆ **解析关键**

黑色字体为主要锻炼的
肌肉

灰色字体为次要锻炼的
肌肉

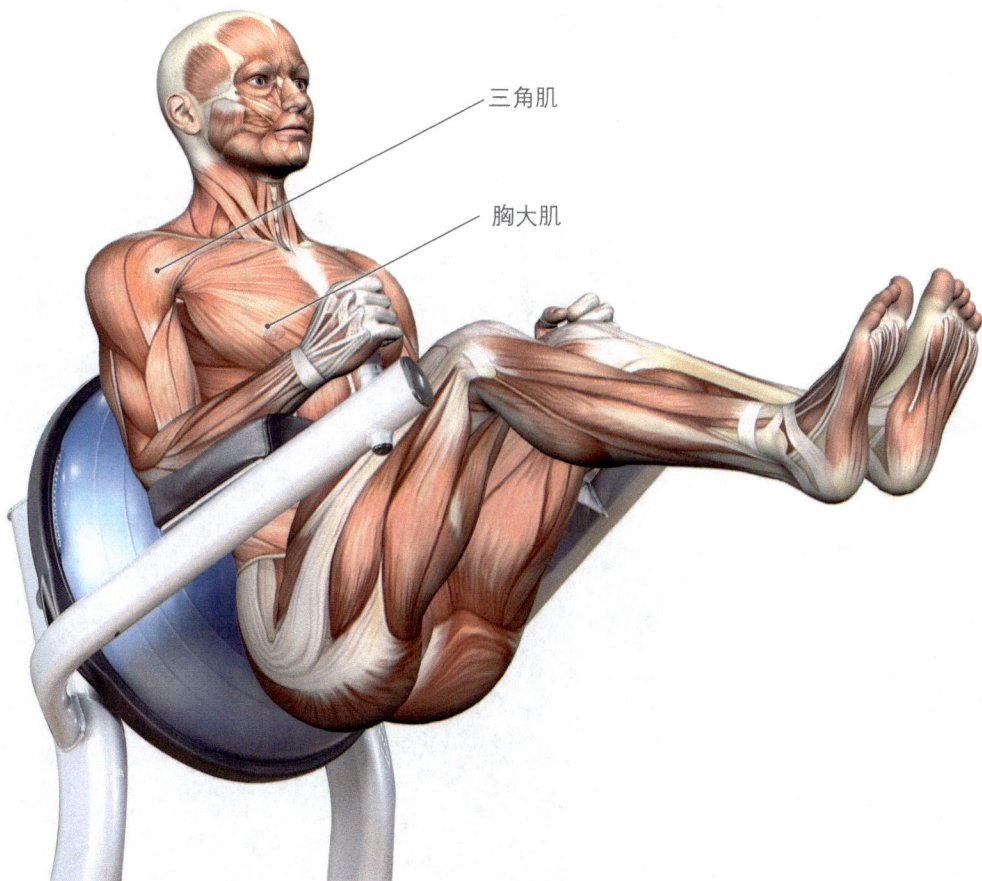

三角肌

胸大肌

第5章

核心训练

整体腹肌练习

❶ 坐于整体腹肌练习器，调整座椅位。膝关节屈
曲，双脚勾住支撑垫，上方把手固定肩部，双
手放于两侧。

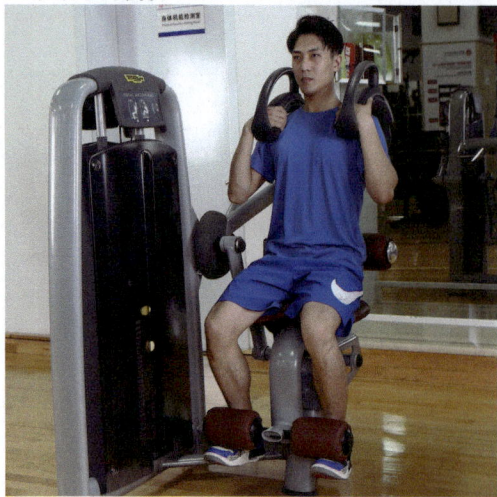

● 正确做法
上身保持挺直
保持下肢固定，腹部发力

● 避免
双臂发力
背部弯曲

❷ 核心收紧，躯干屈曲至最大限度，然
后恢复准备姿势。完成规定次数。

锻炼目标
● 腹部
● 背部

锻炼器械
● 整体腹肌练习器

级别
● 初级

呼吸提示
● 躯干屈曲时呼气，还
原时吸气

注意 ⚠
● 若出现髋关节疼痛，
则不建议进行此项训练

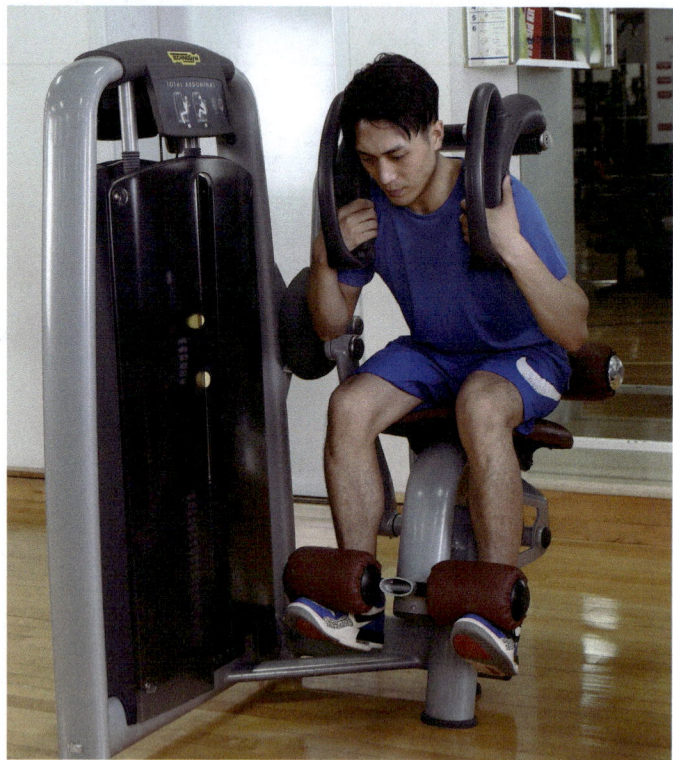

腹外斜肌

腹内斜肌 *

腹横肌 *

腹直肌

股外侧肌

胫骨前肌

竖脊肌 *

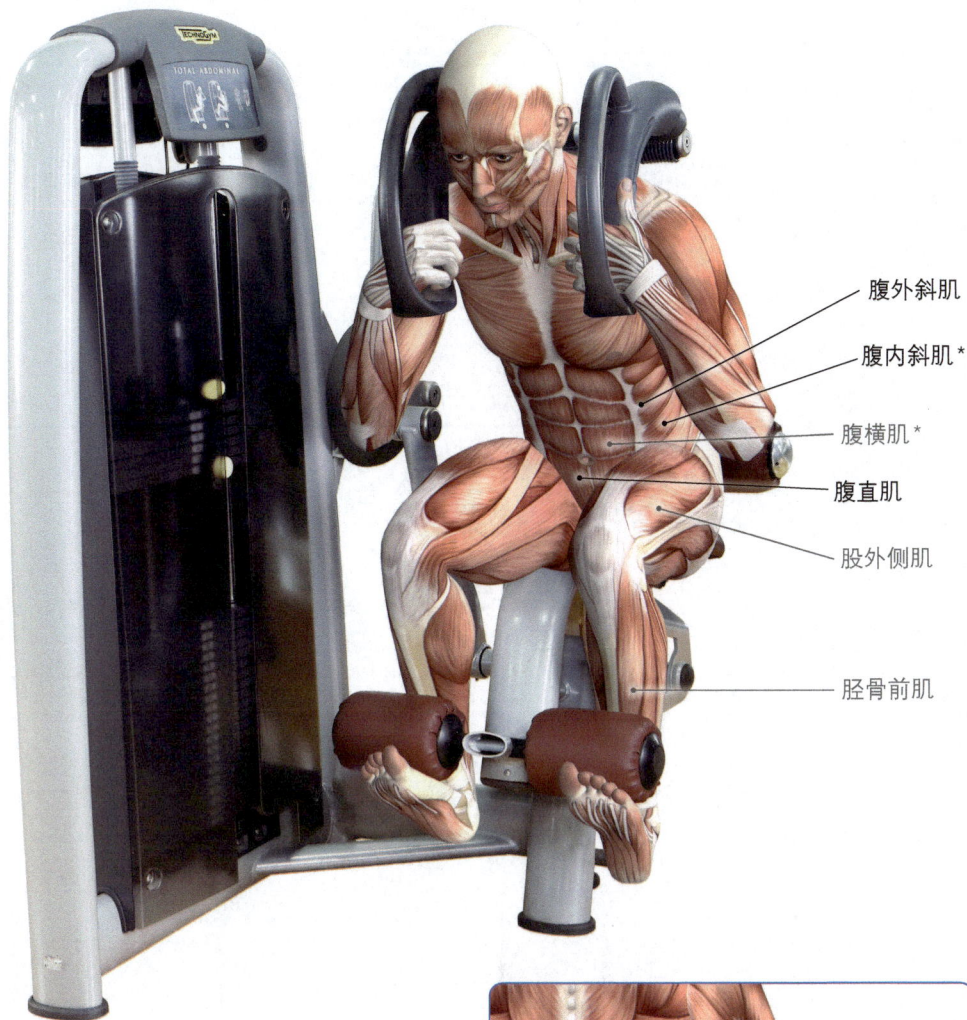

最佳锻炼部位

- 腹直肌
- 腹外斜肌
- 腹内斜肌 *

◆ **解析关键**

黑色字体为主要锻炼的肌肉
灰色字体为次要锻炼的肌肉

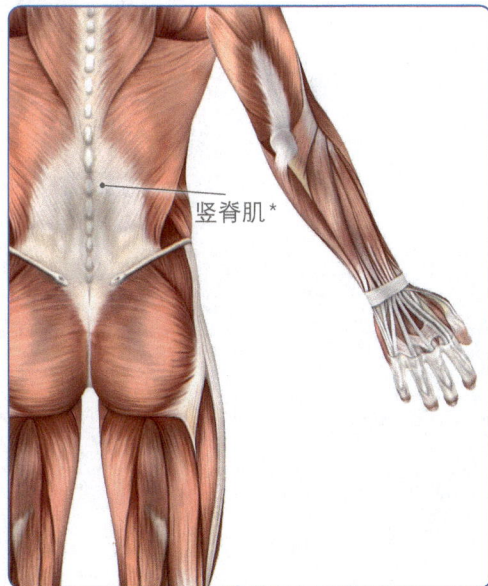

06

CHAPTER SIX

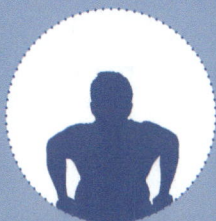

第6章
背部训练

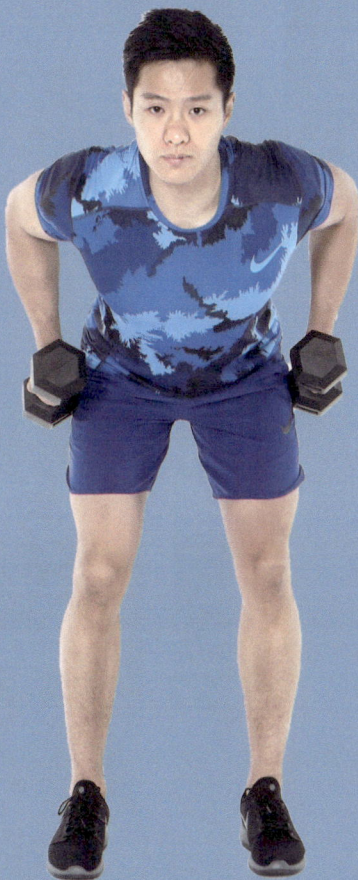

引体向上

❶ 正握多功能力量训练架上的把手，双臂伸直，身体悬空。

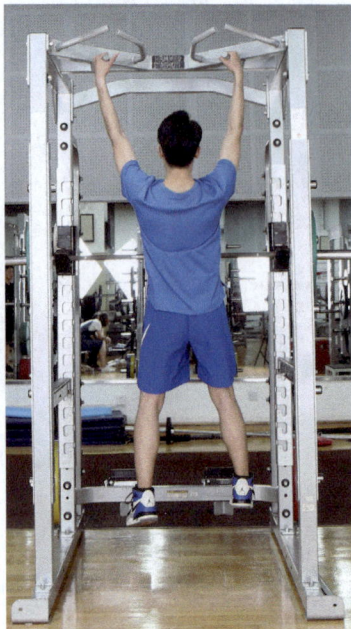

● 正确做法

双肩保持放松
背部挺直
身体保持稳定

● 避免

身体晃动
肩部上耸
双腿膝关节弯曲

❷ 手臂发力，将身体向上拉起至下巴过把手位。动作完成恢复准备姿势，完成规定次数。

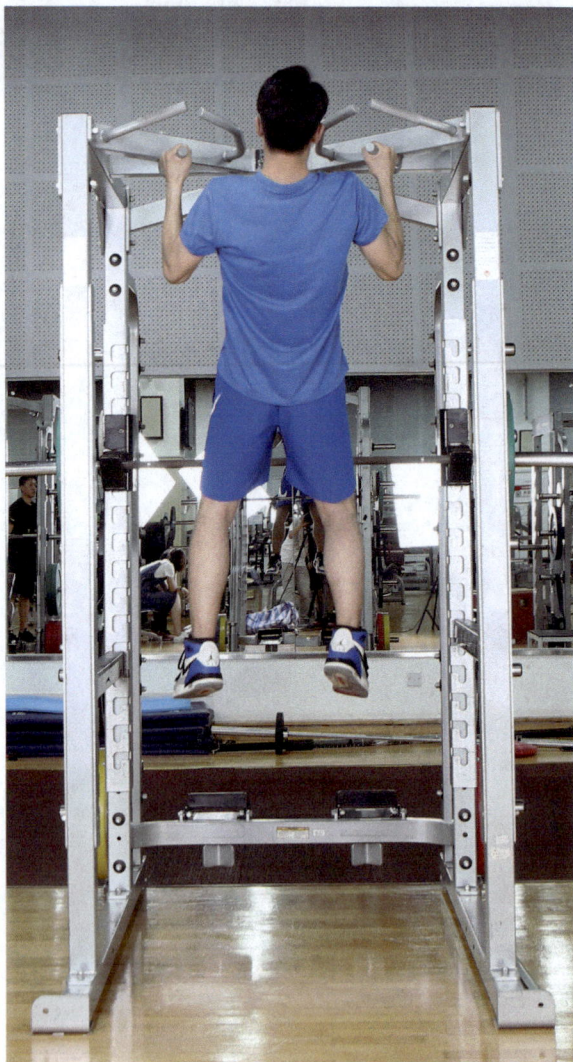

锻炼目标

● 背部
● 手臂

锻炼器械

● 多功能力量训练架

级别

● 中级

呼吸提示　◐

● 向上引体时呼气，还原时吸气

注意　⚠

● 若出现肩部疼痛，则不建议进行此项训练

最佳锻炼部位

- 肱二头肌
- 背阔肌
- 斜方肌
- 肱桡肌

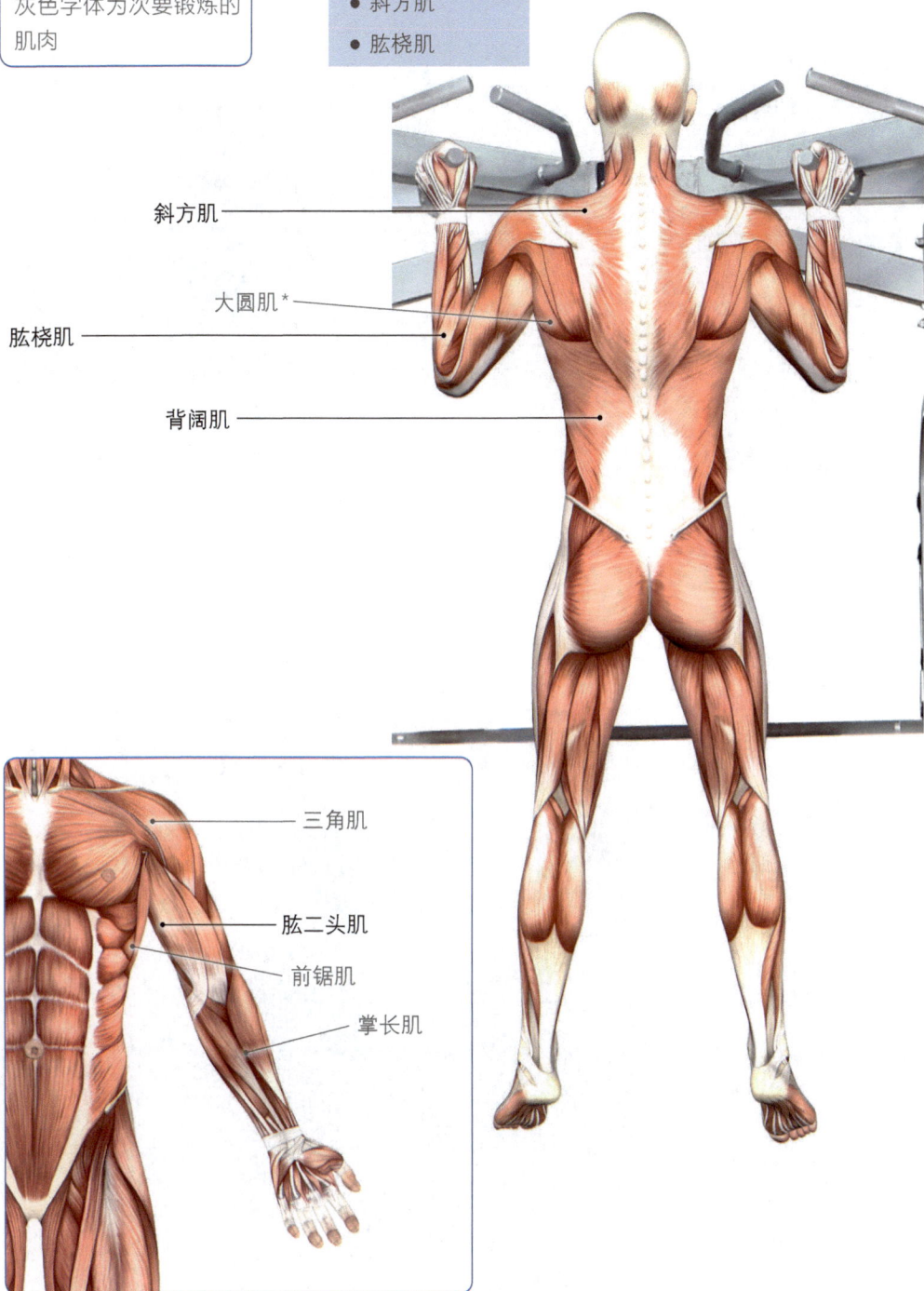

斜方肌

大圆肌*

肱桡肌

背阔肌

三角肌

肱二头肌

前锯肌

掌长肌

第6章

背部训练

杠铃划船

❶ 双脚开立，与肩同宽或略宽于肩，脚尖向前，双臂自然下垂握杠铃杆。

❷ 屈膝屈髋，躯干挺直。双臂自然下垂握杠铃杆于膝关节处。

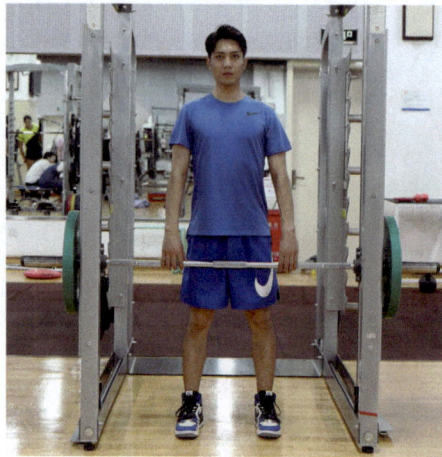

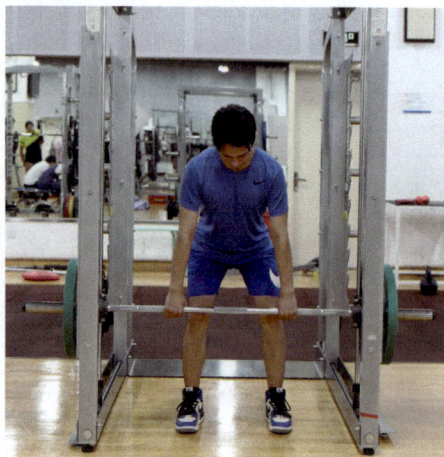

• 正确做法

肩部肌肉收紧
背部保持挺直

• 避免

双肩上耸
背部弯曲

❸ 躯干保持挺直，肩胛骨后缩，同时手臂沿身体两侧向上提拉杆铃杆，然后恢复准备姿势。完成规定次数。

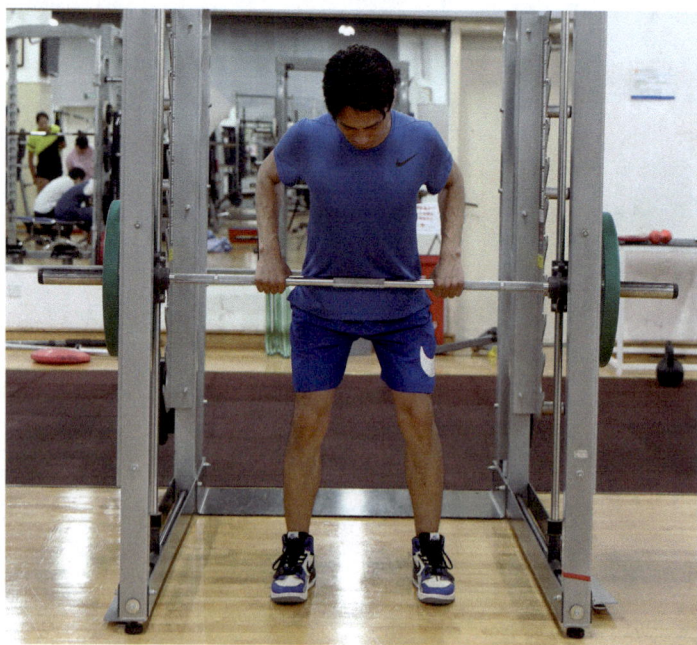

锻炼目标

• 背部
• 手臂

锻炼器械

• 史密斯机

级别

• 初级

呼吸提示 ◔

• 手臂向上提拉时呼气，还原时吸气

注意 ⚠

• 若出现肩关节疼痛，则不建议进行此项训练

第6章 背部训练

肱二头肌

最佳锻炼部位

- 背阔肌
- 斜方肌
- 肱二头肌
- 菱形肌*
- 大圆肌*
- 三角肌后束

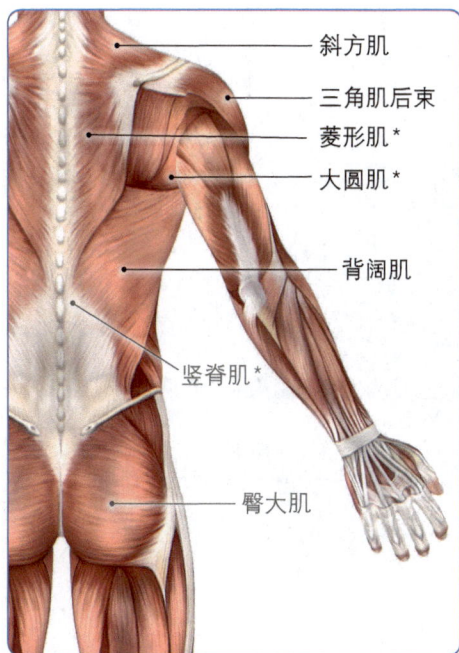

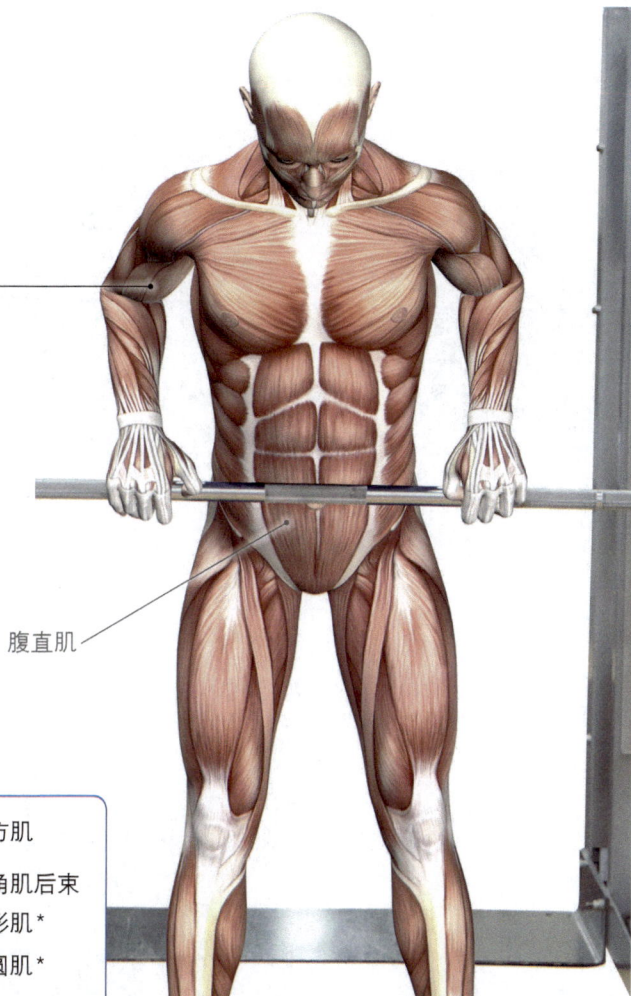

腹直肌

斜方肌
三角肌后束
菱形肌*
大圆肌*

背阔肌

竖脊肌*

臀大肌

第6章

背部训练

划船

① 坐于划船机，躯干直立，双脚固定于踏板，屈膝屈髋至双臂伸直握于拉力把手位。

② 躯干保持直立，下肢固定不动，双臂紧贴于身体两侧向后拉动拉力把手。

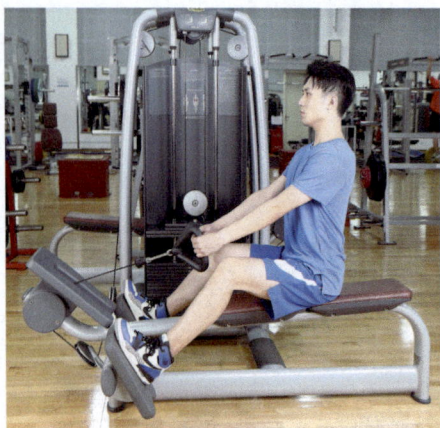

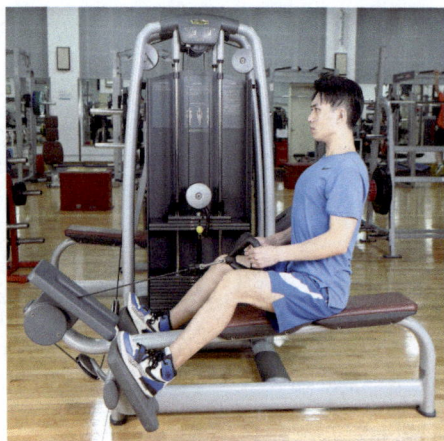

• 正确做法

躯干保持直立

• 避免

背部弯曲，上身前俯

双腿发力

③ 双臂后拉至腹前位置，稍做停顿，重复动作规定次数。

锻炼目标
- 背部
- 手臂

锻炼器械
- 划船机

级别
- 初级

呼吸提示 ◑
- 双臂后拉时呼气，还原时吸气

注意 ⚠
- 若出现肘关节疼痛，则不建议进行此项训练

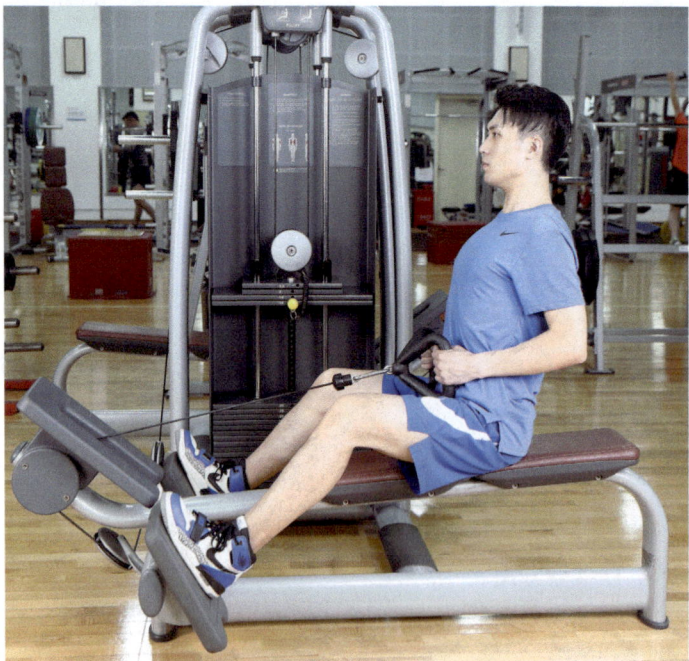

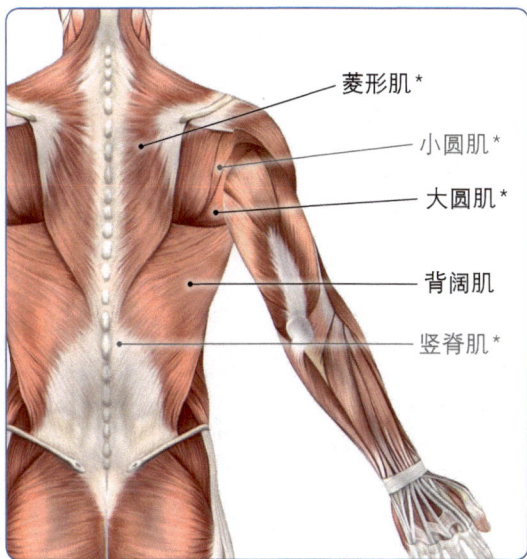

菱形肌*

小圆肌*

大圆肌*

背阔肌

竖脊肌*

最佳锻炼部位

● 背阔肌
● 肱二头肌
● 大圆肌*
● 菱形肌*

◆ 解析关键

黑色字体为主要锻炼的
肌肉
灰色字体为次要锻炼的
肌肉

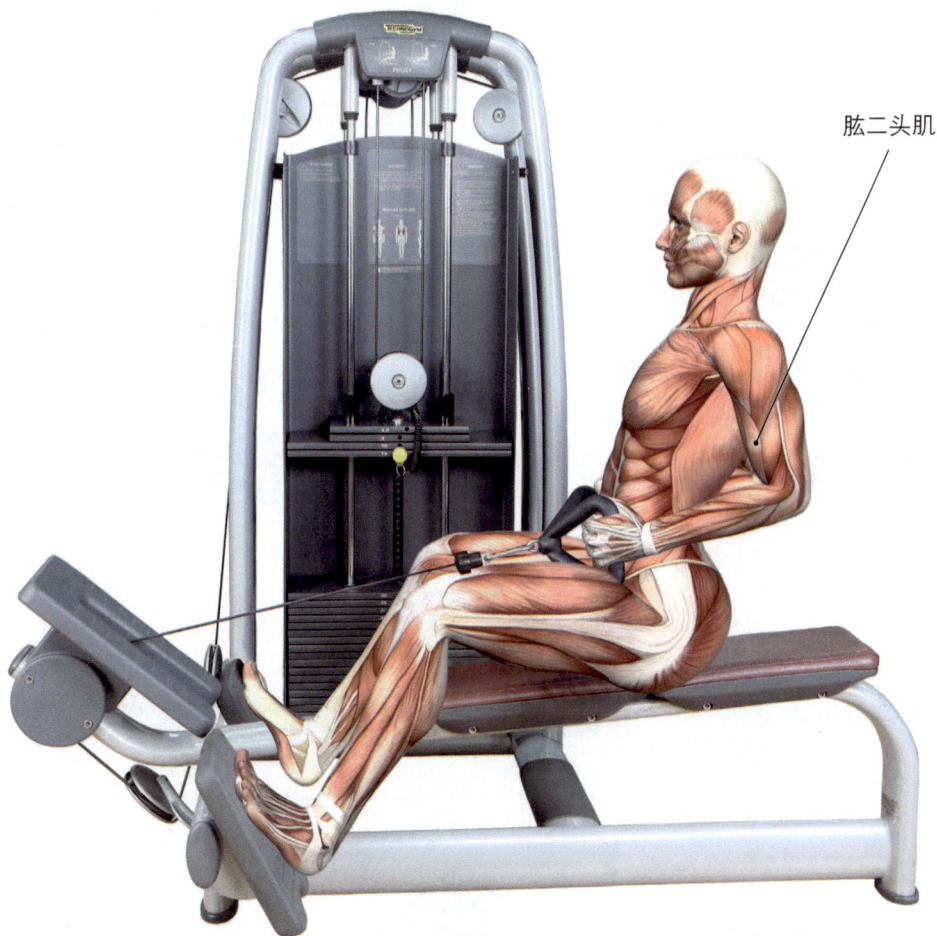

肱二头肌

第6章

背部训练

单臂俯身划举

① 同侧手、膝支撑在训练椅上，另一侧脚支撑于地面，单手握哑铃自然下垂。

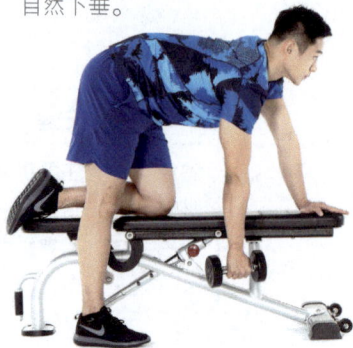

- **正确做法**

  躯干保持挺直
  握哑铃侧的上臂紧贴躯干

- **避免**

  手臂晃动发力

锻炼目标
● 背部
● 手臂
锻炼器械
● 哑铃、训练椅
级别
● 初级
呼吸提示
● 向上提拉时呼气，还原时吸气
注意 ⚠
● 若出现肘关节疼痛，则不建议进行此项训练

② 单臂屈肘，向上提拉哑铃。

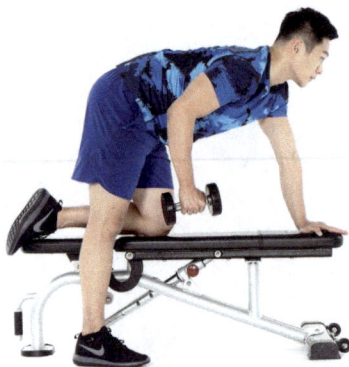

③ 提拉哑铃至身体一侧，重复动作，完成规定次数。对侧亦然。

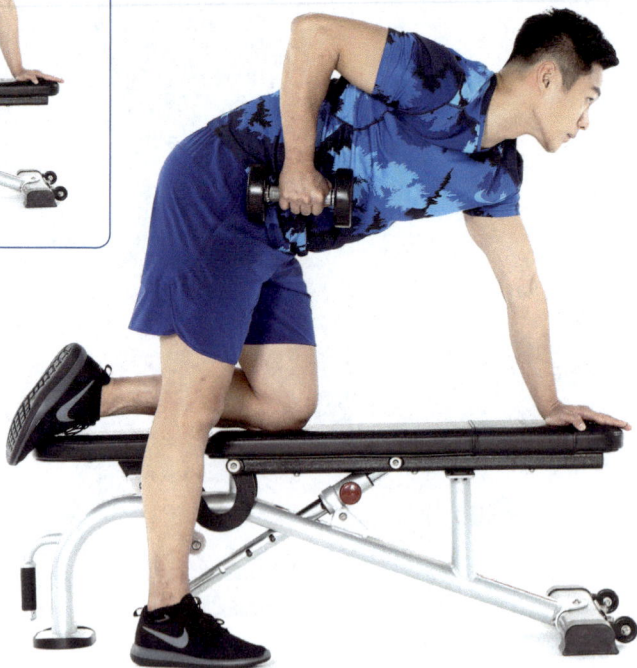

肱肌*

肱二头肌

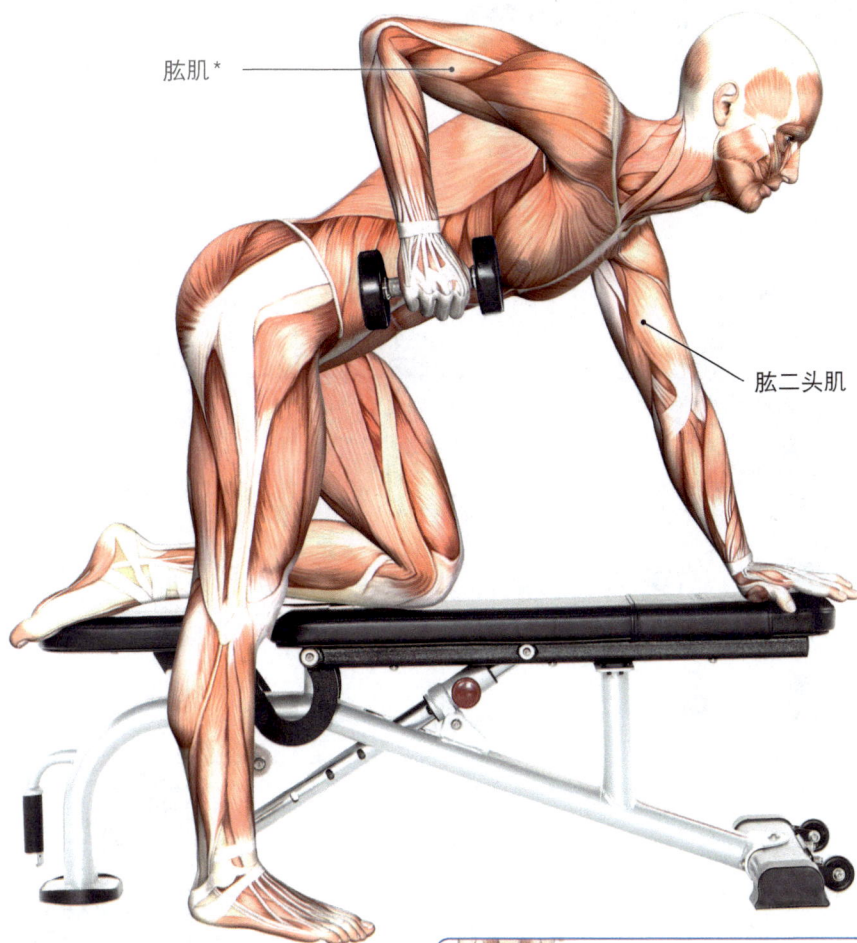

最佳锻炼部位

- 斜方肌
- 菱形肌*
- 背阔肌
- 肱二头肌

◆ **解析关键**

黑色字体为主要锻炼的肌肉
灰色字体为次要锻炼的肌肉

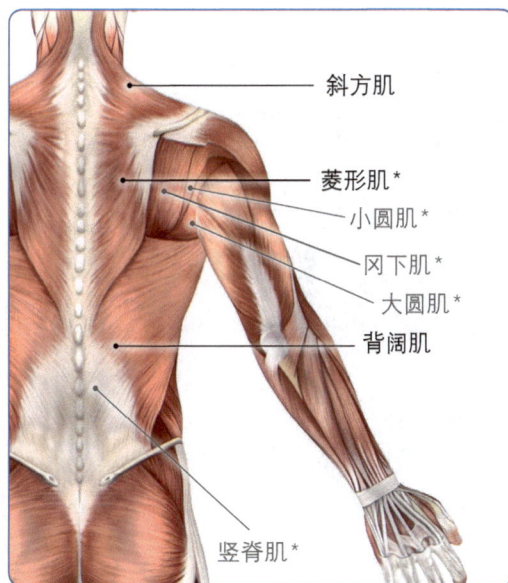

斜方肌

菱形肌*
小圆肌*
冈下肌*
大圆肌*
背阔肌

竖脊肌*

基本双臂俯身划举

① 由站姿开始，向前俯身，膝盖微屈。双手握哑铃自然下垂放于身体两侧，掌心相对。

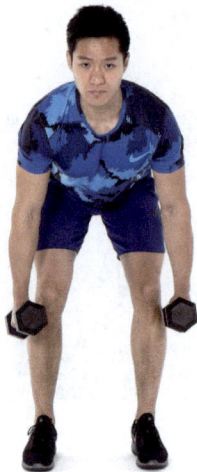

② 保持身体姿势不变，双臂同时后拉哑铃。

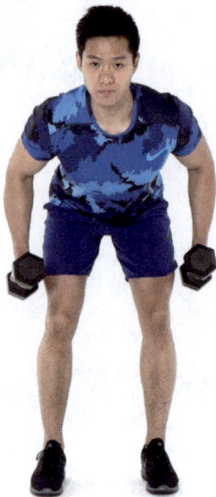

● **正确做法**

保持背部挺直
保持核心收紧
手臂贴近身体

● **避免**

后拉速度过快
双肩肌肉紧张

锻炼目标

● 背部
● 手臂

锻炼器械

● 哑铃

级别

● 初级

呼吸提示

● 后拉时呼气，恢复时吸气

注意 ⚠️

● 若出现肩关节疼痛，则不建议进行此项训练

③ 后拉哑铃至身体两侧，恢复准备姿势。完成规定次数。

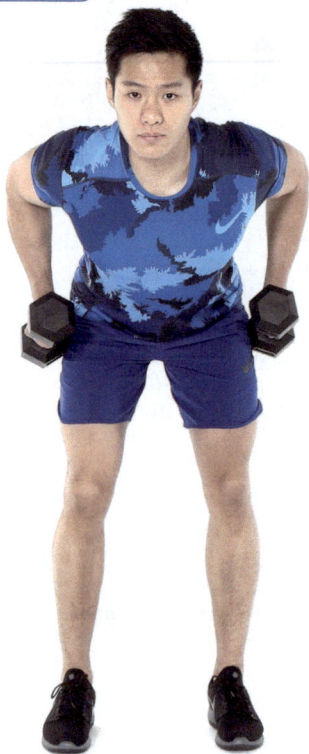

◆ 解析关键

黑色字体为主要锻炼的
肌肉
灰色字体为次要锻炼的
肌肉

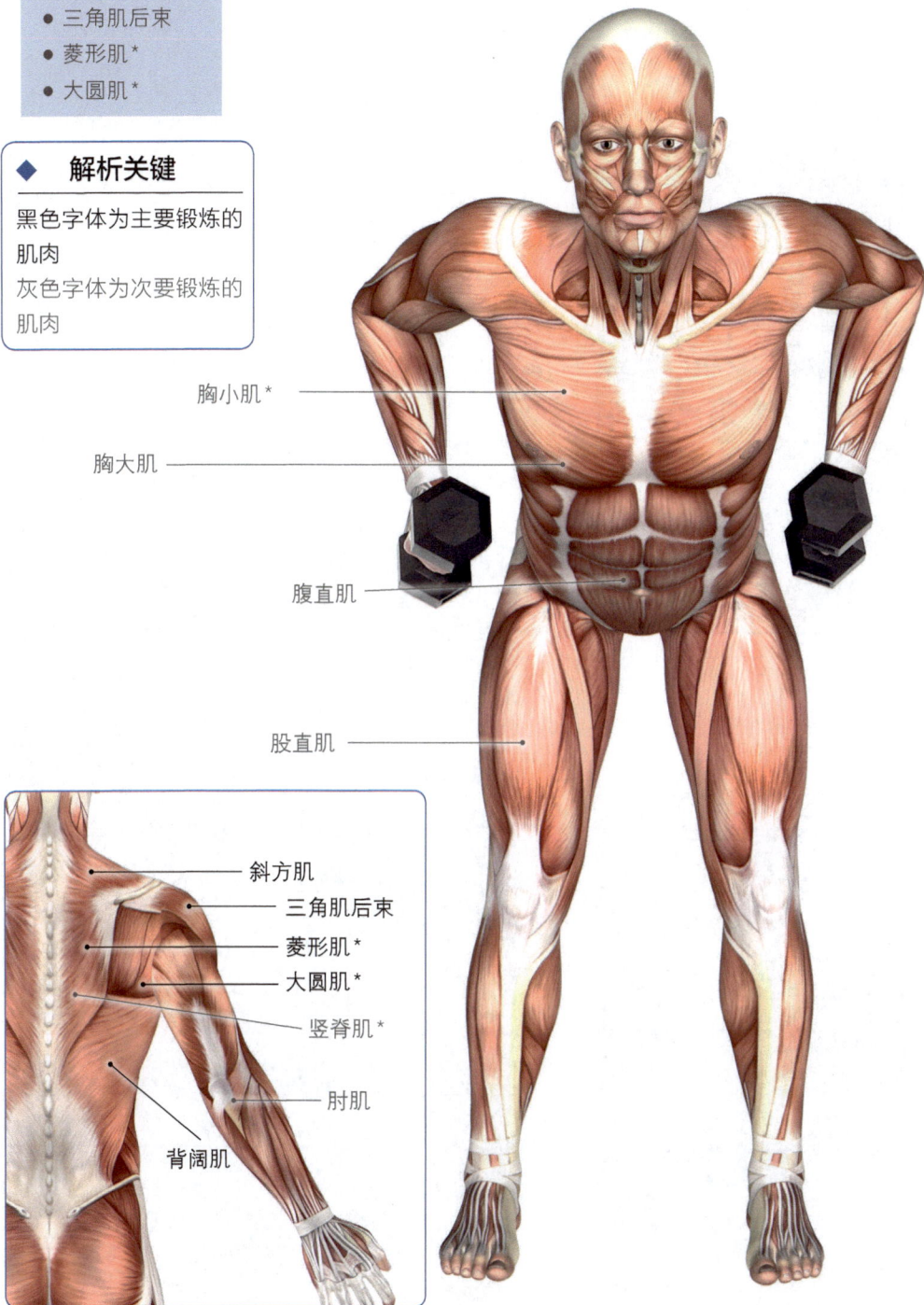

胸小肌*

胸大肌

腹直肌

股直肌

斜方肌

三角肌后束

菱形肌*

大圆肌*

竖脊肌*

肘肌

背阔肌

跪式绳索高位交叉下拉

① 跪于绳索练习器正方，膝、髋和躯干保持直立，双臂伸直且交叉于头顶前上方，双手握把手。

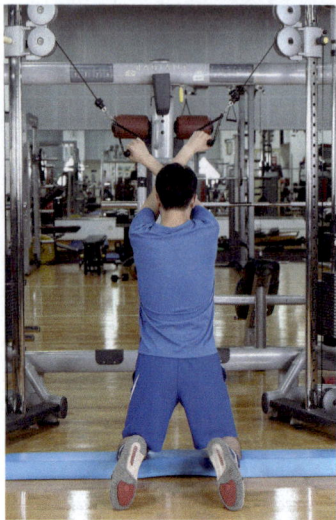

② 保持身体稳定，躯干收紧且直立，双臂交叉下拉。

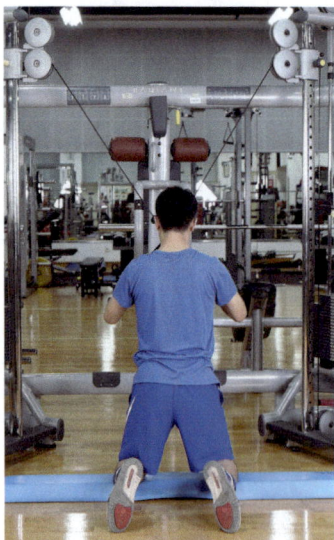

- **正确做法**

髋和躯干保持直立
保持核心收紧

- **避免**

背部弯曲，上身下俯
双腿移动位置

③ 双臂继续下拉至身体两侧，重复动作，完成规定次数。

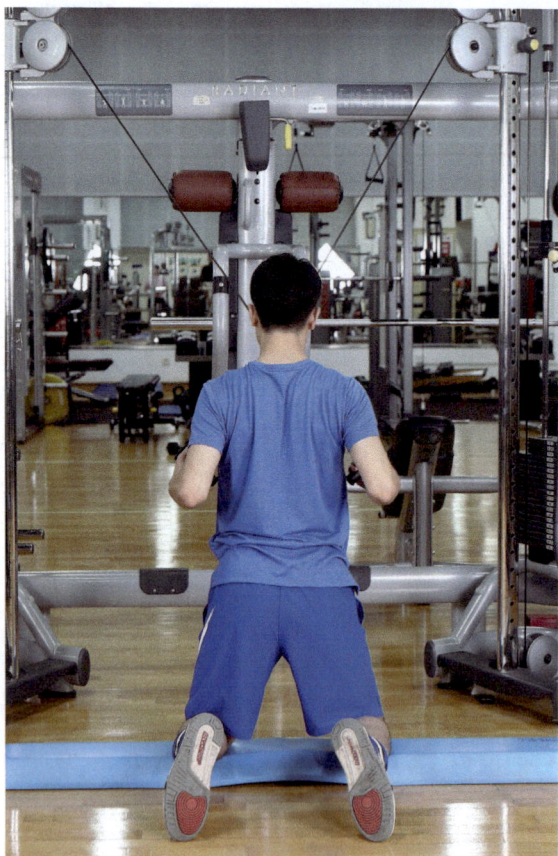

锻炼目标
• 背部
• 肩部
• 手臂

锻炼器械
• 绳索练习器

级别
• 中级

呼吸提示
• 手臂交叉下拉时呼气，还原时吸气

注意 ⚠
• 若出现肩关节疼痛，则不建议进行此项训练

肱二头肌

腹直肌

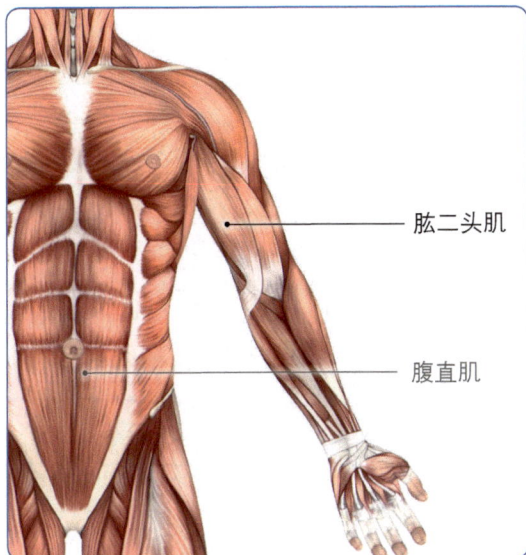

最佳锻炼部位

- 肱二头肌
- 斜方肌
- 菱形肌*
- 背阔肌
- 大圆肌*

◆ 解析关键

黑色字体为主要锻炼的
肌肉
灰色字体为次要锻炼的
肌肉

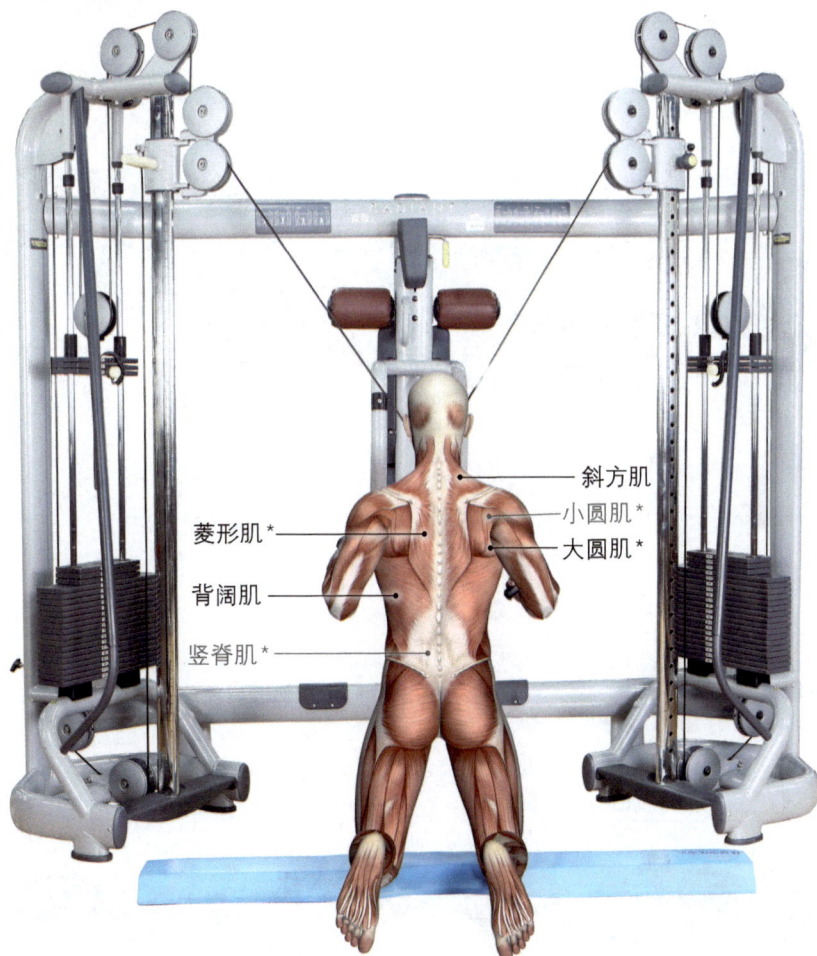

斜方肌

小圆肌*

大圆肌*

菱形肌*

背阔肌

竖脊肌*

第6章

背部训练

| 119

俯身转体

锻炼目标

- 背部
- 大腿

锻炼器械

- 哑铃、训练椅

级别

- 中级

呼吸提示

- 全程均匀呼吸

注意 ⚠

- 若出现背部肌肉疼痛，则不建议进行此项训练

● 正确做法

核心肌肉收紧
背部保持平直

● 避免

双腿向上抬起
肩部不稳定

---

1 俯卧于训练椅上，双脚固定在训练椅上，胸部以上悬空。双手握一只哑铃放在头部下方。

2 背部向上抬起，使躯干尽量平行于地面。

3 保持身体稳定，身体向一侧扭转。

4 动作完成，恢复准备姿势。

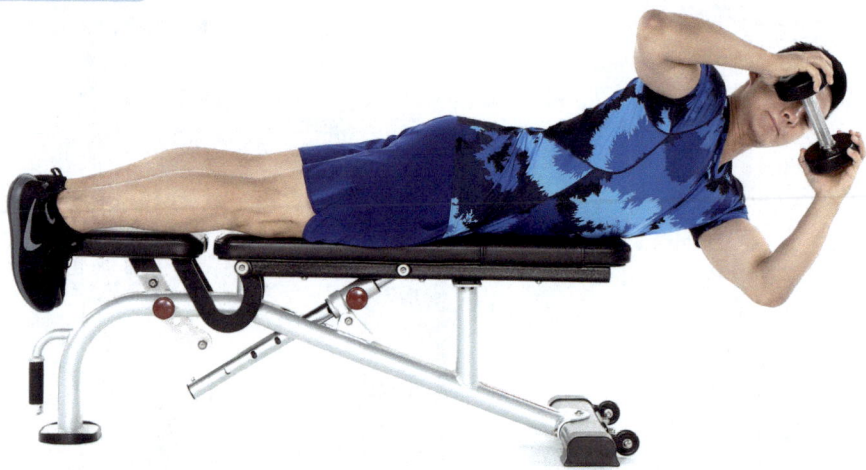

5 背部再次向上抬起，背部保持平直。

6 保持身体稳定，身体向另一侧扭转。

7 动作完成，恢复准备姿势，完成规定次数。

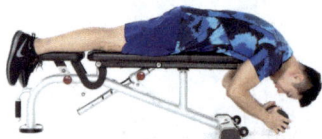

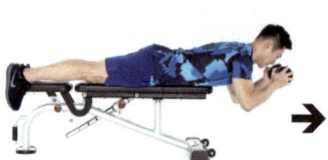

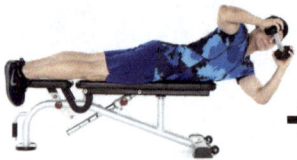

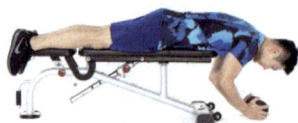

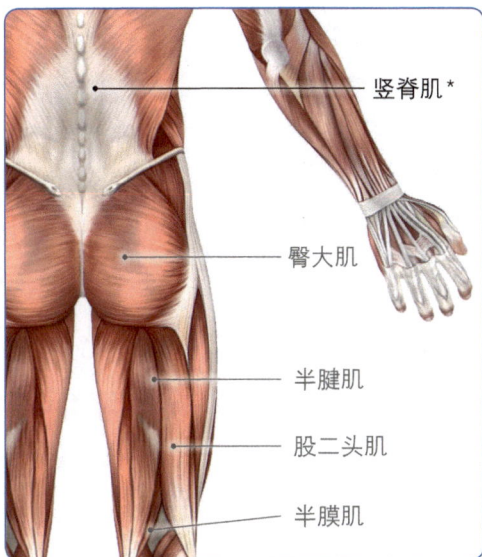

竖脊肌 *

臀大肌

半腱肌

股二头肌

半膜肌

◆　解析关键

黑色字体为主要锻炼的
肌肉
灰色字体为次要锻炼的
肌肉

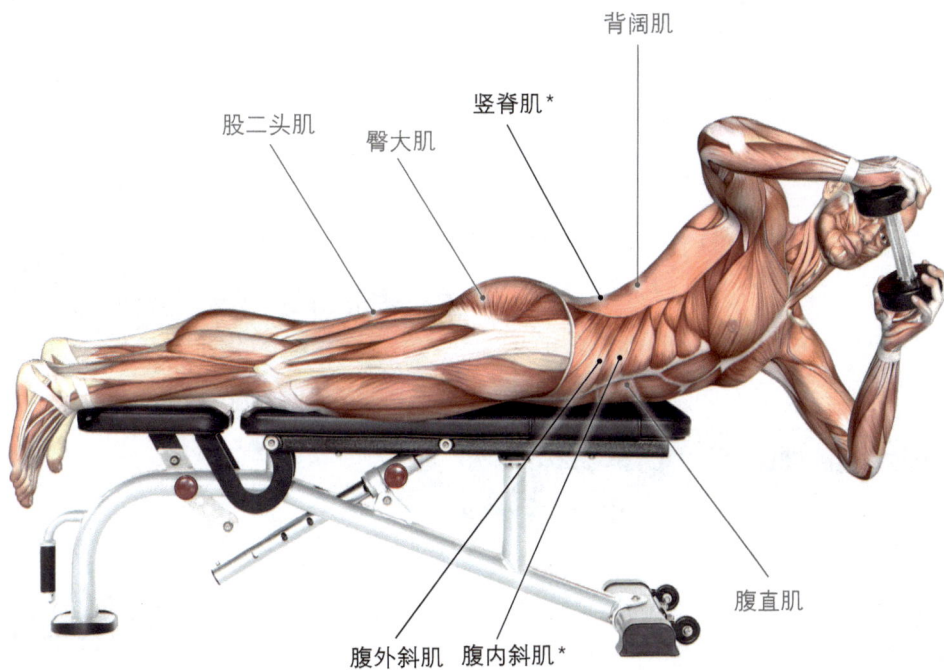

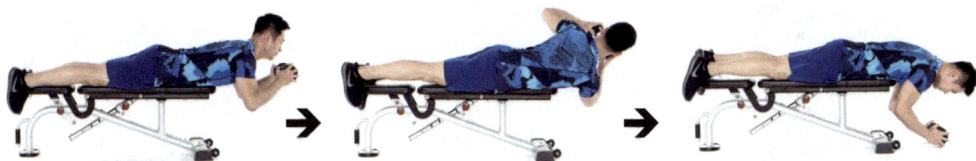

背阔肌

竖脊肌 *

股二头肌

臀大肌

腹直肌

腹外斜肌　腹内斜肌 *

第6章

背部训练

| 121

坐姿俯身划举

锻炼目标
- 背部
- 手臂

锻炼器械
- 哑铃、训练椅

级别
- 中级

呼吸提示 🟡
- 双臂向上运动时呼气

注意 ⚠️
- 若出现肩关节疼痛，则不建议进行此项训练

• 正确做法
身体姿势保持固定
肩部肌肉放松

• 避免
肩胛骨上耸
背部肌肉紧绷

❶ 坐在训练椅上，向前俯身，双手握哑铃垂在地上。

❷ 保持身体姿势不变，双臂向两侧张开做飞鸟动作。

❸ 双臂下放，恢复准备姿势。

❹ 双臂屈臂上抬，向后展开伸直。

❺ 恢复准备姿势，重复上述动作，完成规定次数。

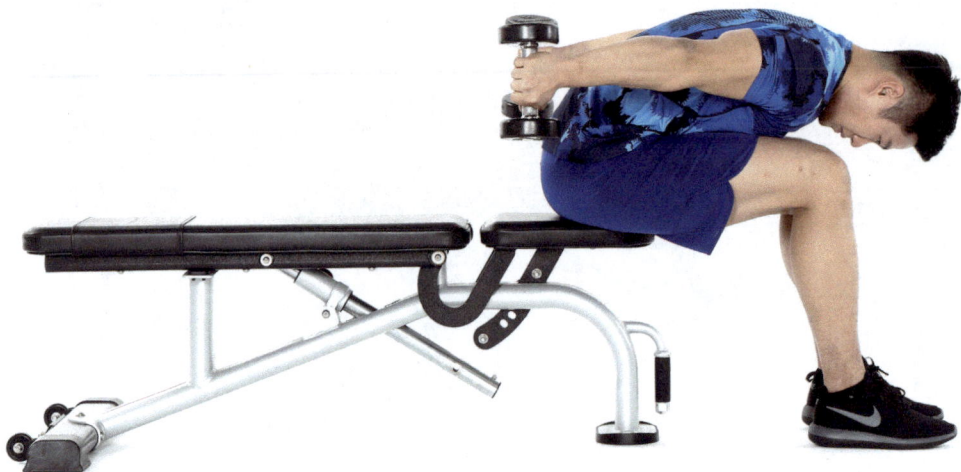

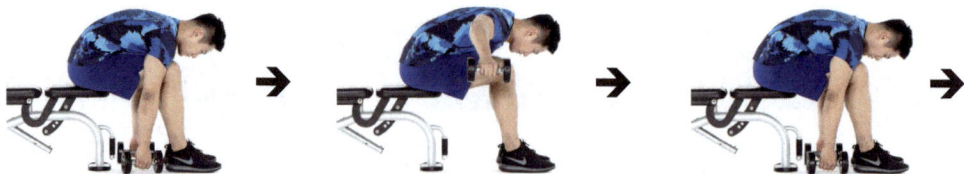

斜方肌

三角肌后束

菱形肌 *

大圆肌 *

肱三头肌

背阔肌

竖脊肌 *

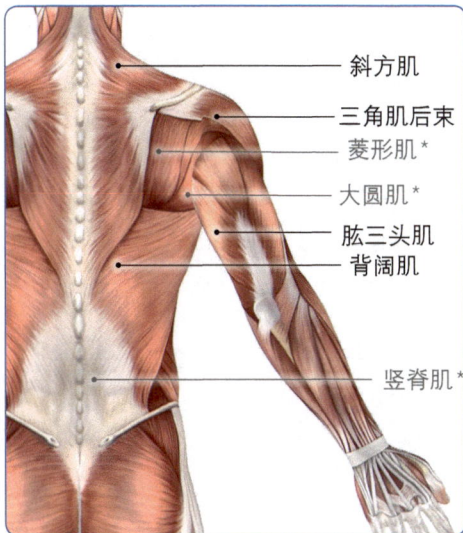

最佳锻炼部位

- 背阔肌
- 斜方肌
- 三角肌后束
- 肱三头肌

◆ **解析关键**

黑色字体为主要锻炼的肌肉

灰色字体为次要锻炼的肌肉

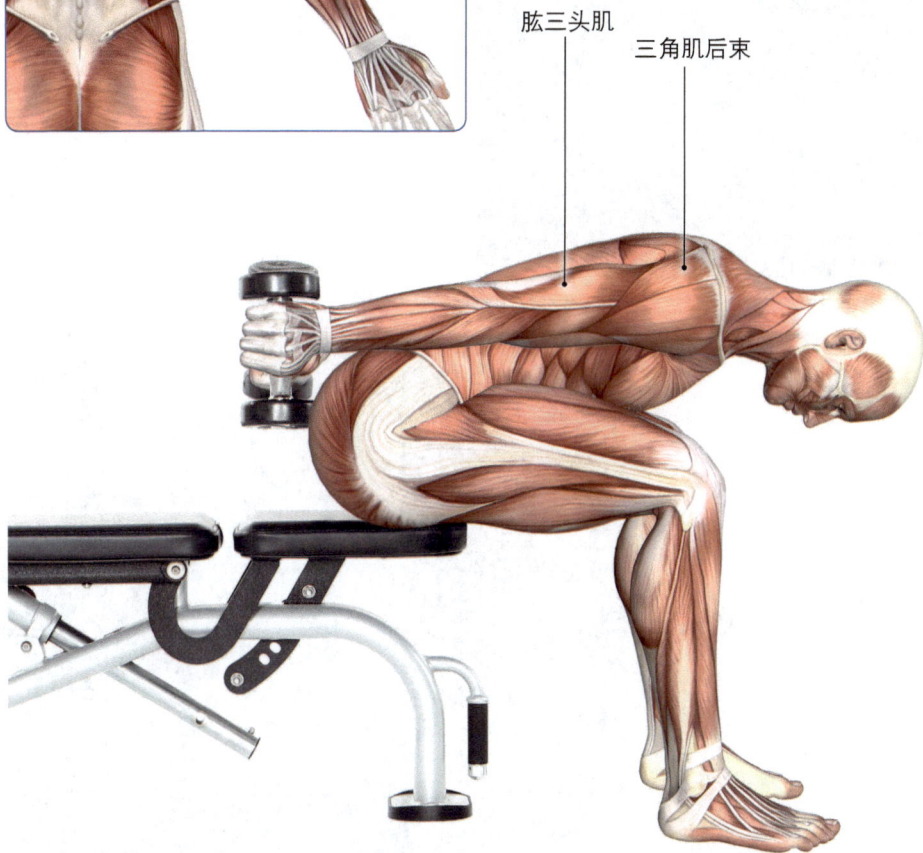

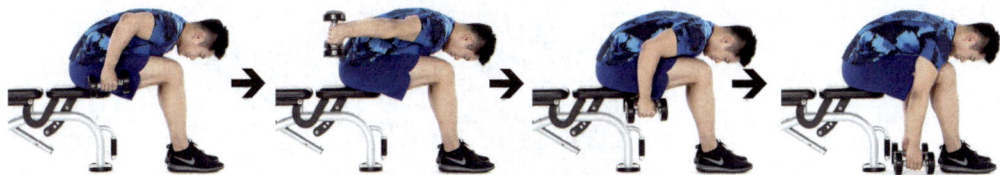

肱三头肌

三角肌后束

第6章

背部训练

| 123

杠铃硬拉

① 双脚开立，与肩同宽或略宽于肩，脚尖向前。膝关节屈曲，屈髋至身体尽可能与地面平行。双手握杠铃杆于膝关节下方且贴近小腿。

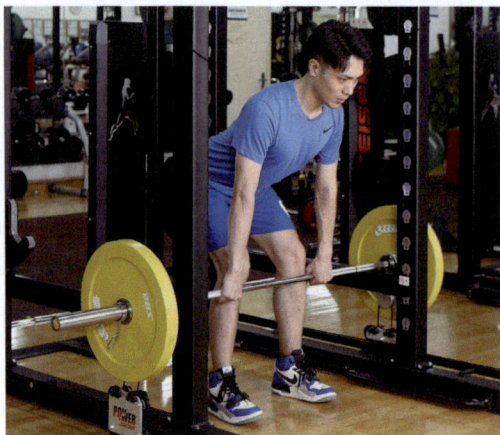

- **正确做法**

躯干收紧且保持挺直
肩关节保持放松

- **避免**

背部弯曲
提拉速度过快

② 伸髋提拉杠铃杆站起至直立位。躯干挺直，挺胸收腹，眼睛直视前方。完成规定次数。

锻炼目标
- 背部
- 臀部
- 手臂
- 大腿

锻炼器械
- KEISER多功能力量训练架

级别
- 高级

呼吸提示 🌓
- 提拉时呼气，还原时吸气

注意 ⚠️
- 若出现肩关节疼痛，则不建议进行此项训练

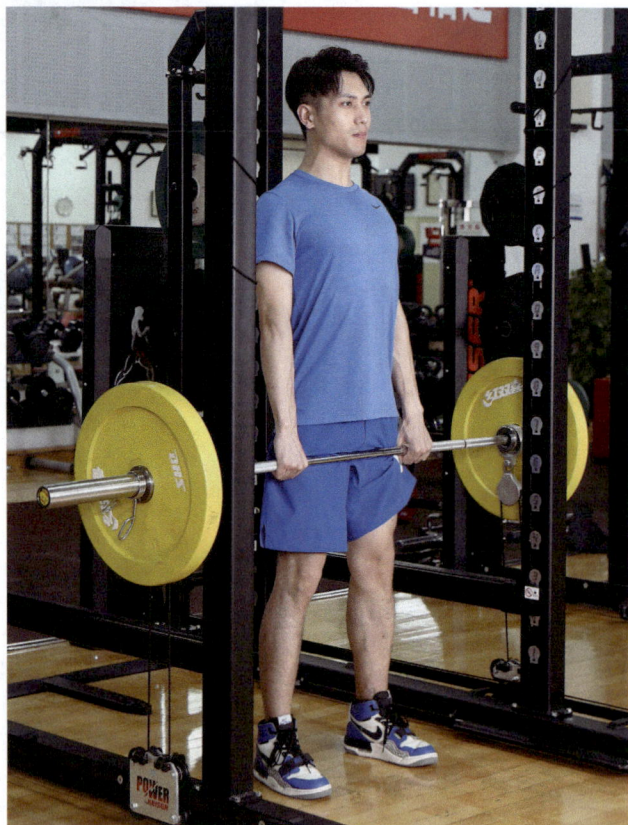

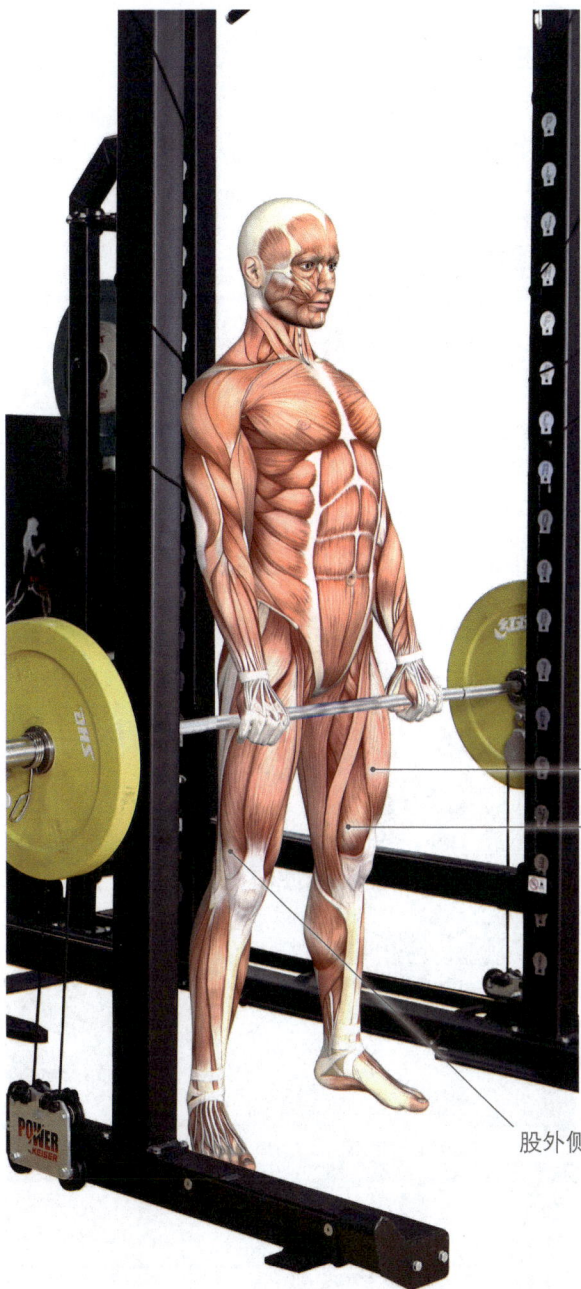

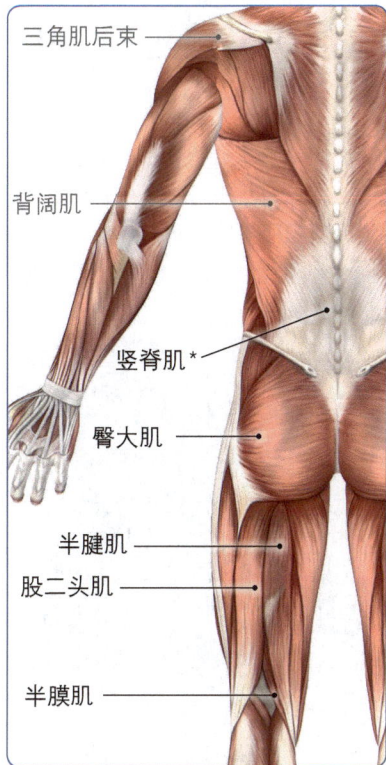

三角肌后束

背阔肌

竖脊肌*

臀大肌

半腱肌

股二头肌

半膜肌

股直肌

股内侧肌

股外侧肌

最佳锻炼部位

- 竖脊肌*
- 臀大肌
- 股二头肌
- 半腱肌
- 半膜肌

◆ 解析关键

黑色字体为主要锻炼的
肌肉
灰色字体为次要锻炼的
肌肉

坐式下拉练习

① 坐于坐式下拉练习器，调整座椅位。膝关节屈曲，双脚支撑于地面，躯干紧靠椅背，手臂与躯干保持在同一平面，双手握紧两侧把手。

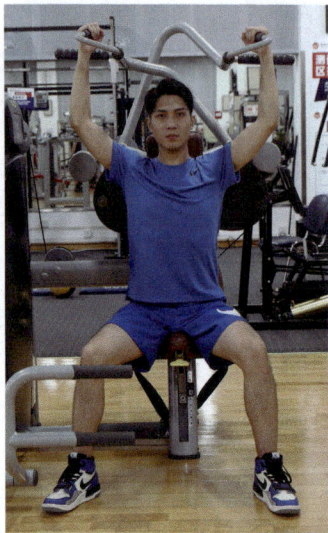

② 双臂同时对抗阻力下拉至手臂屈肘约90度。

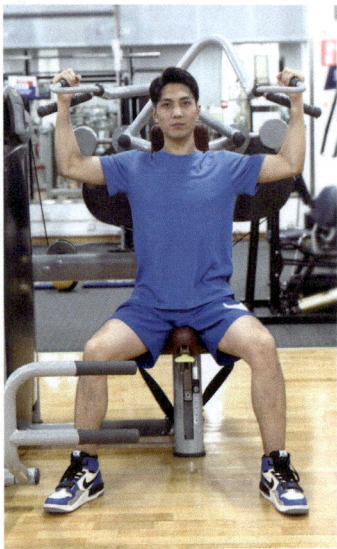

- **正确做法**

后背和臀部紧贴靠垫
手臂与躯干在同一平面

- **避免**

上身前倾
双脚移动位置

③ 双臂下拉屈肘至最大限度，完成规定次数。

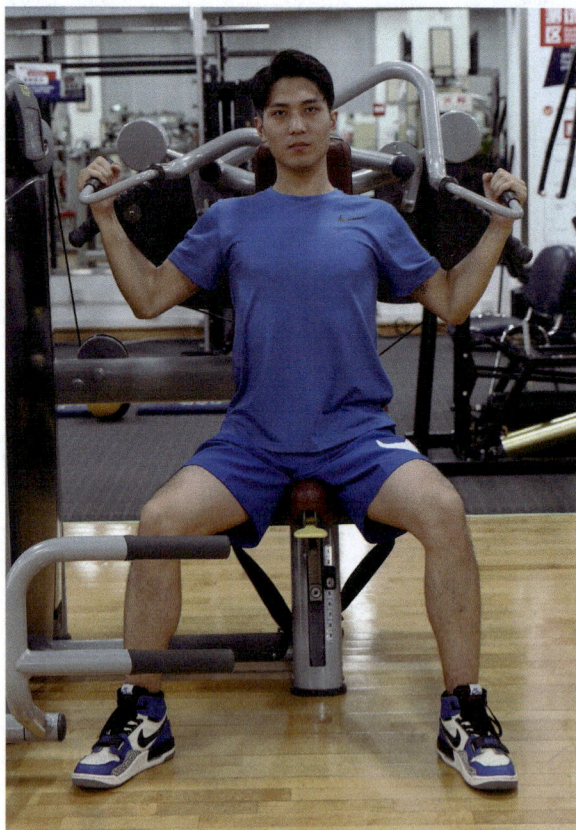

锻炼目标
- 手臂
- 背部
- 肩部

锻炼器械
- 坐式下拉练习器

级别
- 初级

呼吸提示
- 手臂下拉时呼气，还原时吸气

注意 ⚠
- 若出现肩部疼痛，则不建议进行此项训练

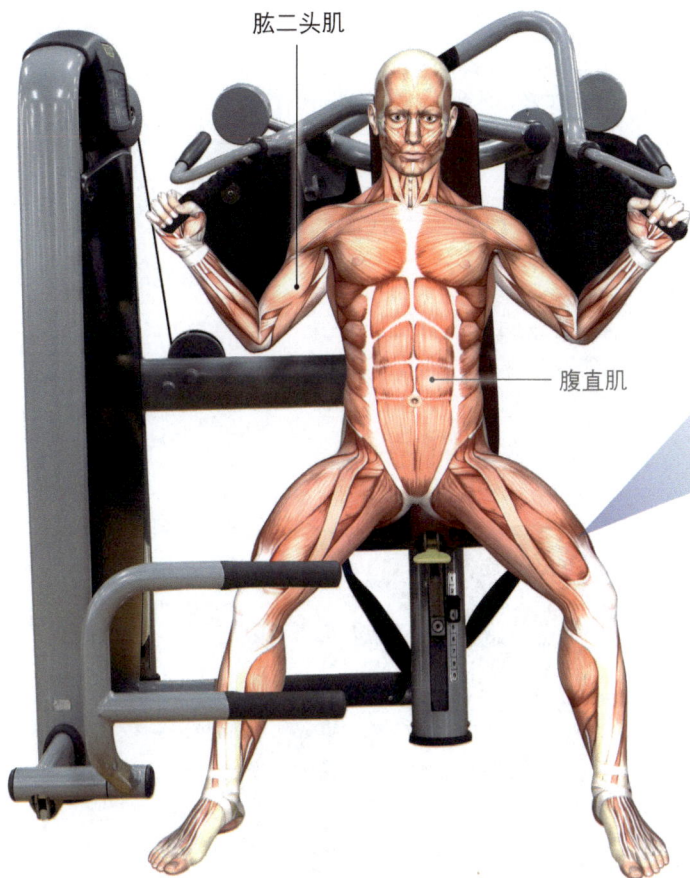

肱二头肌

腹直肌

变式练习

身体姿势保持不变，双手握把手呈横把位，重复下拉动作。

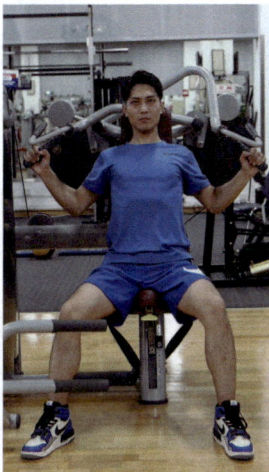

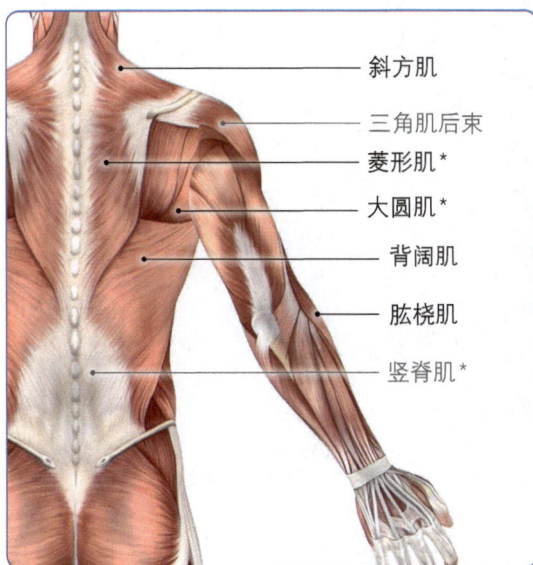

斜方肌

三角肌后束

菱形肌*

大圆肌*

背阔肌

肱桡肌

竖脊肌*

◆ **解析关键**

黑色字体为主要锻炼的肌肉

灰色字体为次要锻炼的肌肉

最佳锻炼部位

- 肱二头肌
- 背阔肌
- 斜方肌
- 肱桡肌
- 菱形肌*
- 大圆肌*

高拉力背肌练习

① 坐于高拉力背肌练习器，调整座椅位。膝关节屈曲，双脚支撑于地面，大腿位于横垫下。躯干挺直，手臂与躯干保持在同一平面，双手正握于拉力杆，间距与肩同宽。

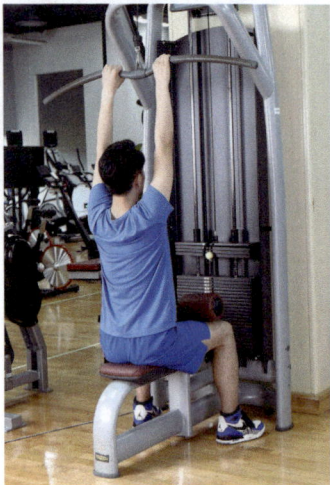

● 正确做法

躯干保持挺直

● 避免

背部过于弯曲、后仰

③ 双臂下拉杆子至锁骨上方，完成规定次数。

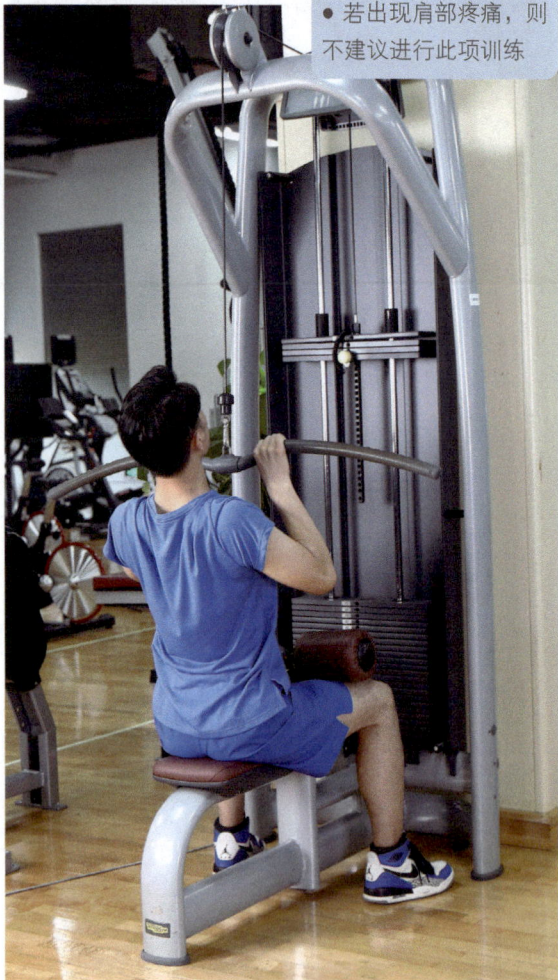

② 躯干保持挺直，双臂屈肘下拉杆子。

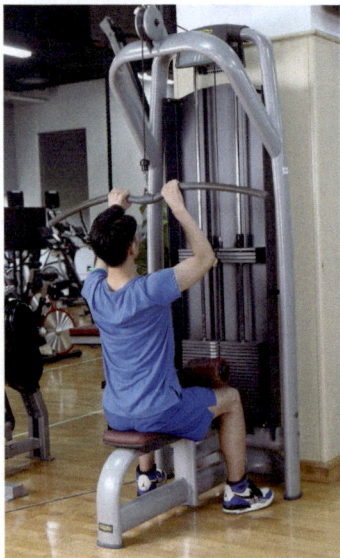

锻炼目标
● 手臂
● 背部

锻炼器械
● 高拉力背肌练习器

级别
● 初级

呼吸提示
● 双臂下拉时呼气，还原时吸气

注意 ⚠
● 若出现肩部疼痛，则不建议进行此项训练

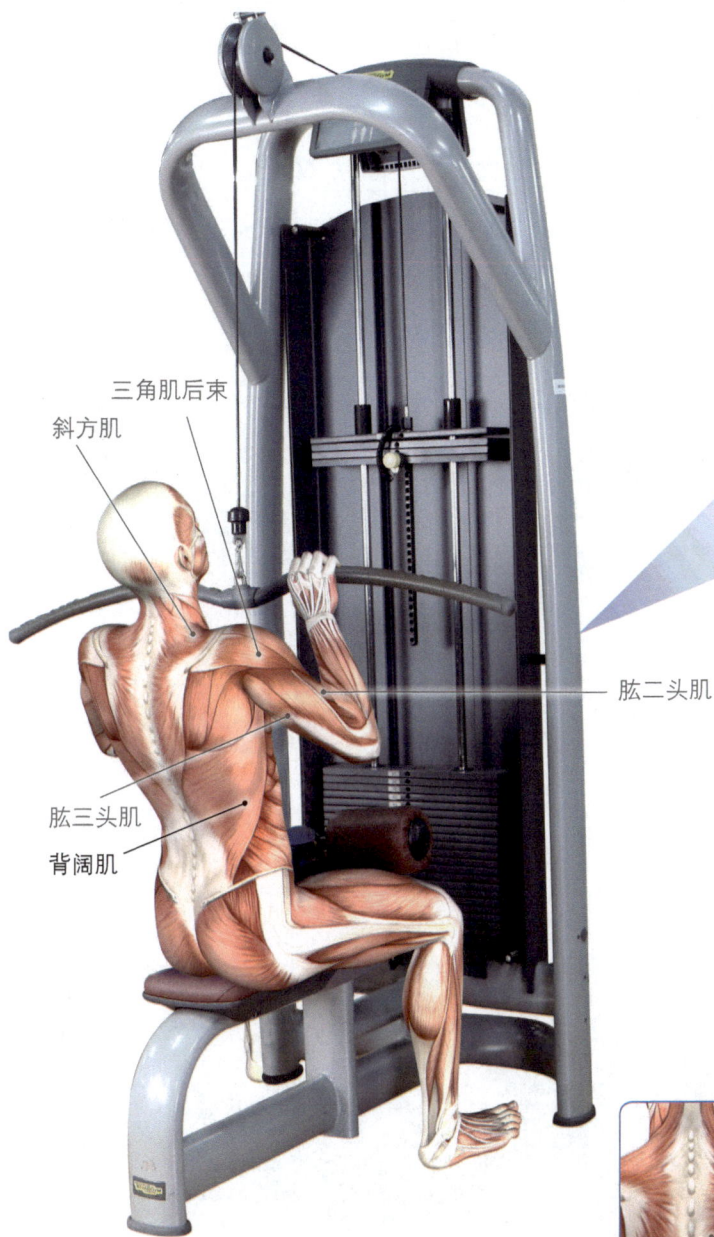

斜方肌

三角肌后束

肱三头肌

背阔肌

肱二头肌

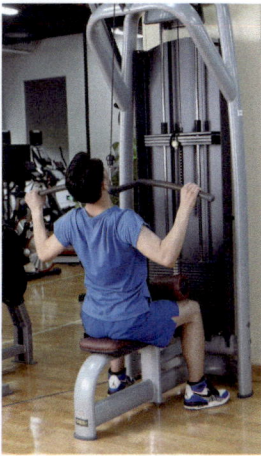

变式练习

保持身体姿势不变，双手间距略微比肩宽，进行下拉动作。

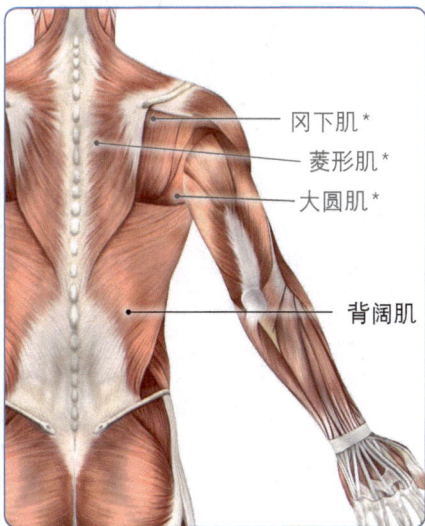

冈下肌*

菱形肌*

大圆肌*

背阔肌

◆ **解析关键**

黑色字体为主要锻炼的肌肉
灰色字体为次要锻炼的肌肉

最佳锻炼部位

● 背阔肌

第6章

背部训练

| 129

坐式高拉力练习

① 坐于坐式高拉力练习器，膝关节屈曲，双脚支撑于地面，大腿位于横垫下，手臂与躯干保持在同一平面，双手握紧两侧把手且掌心向前。

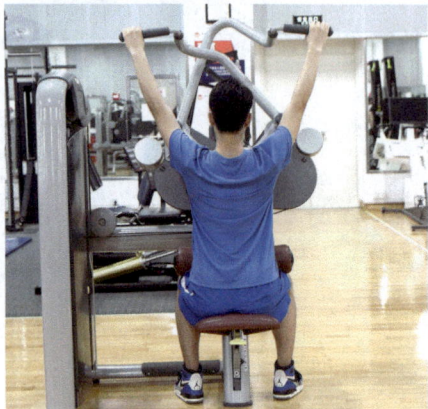

② 双臂同时对抗阻力尽可能下拉把手至手臂屈肘约90度。

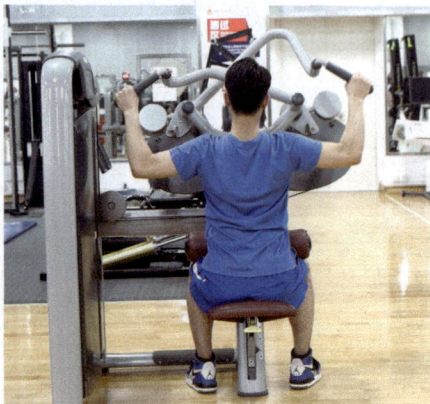

• 正确做法

大腿上沿紧贴横垫

• 避免

背部后仰
肩部上耸

③ 双臂继续下拉把手至最大限度，完成规定次数。

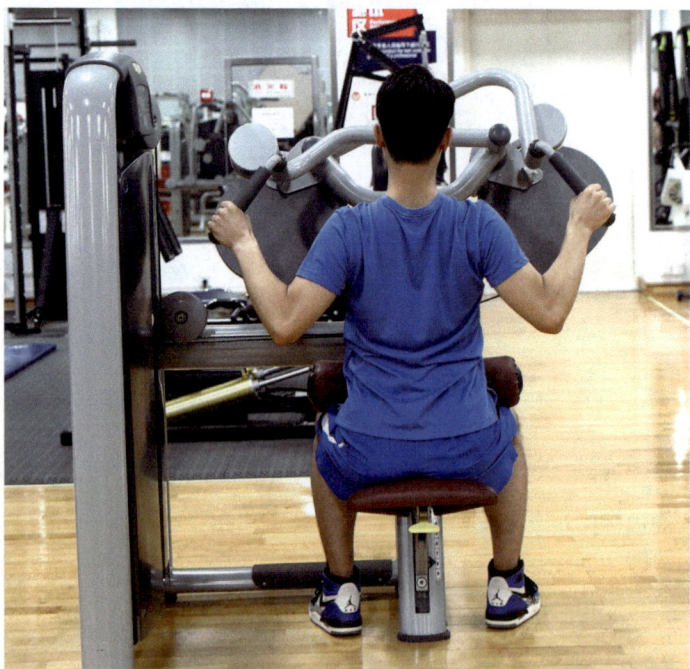

锻炼目标

• 背部
• 手臂

锻炼器械

• 坐式高拉力练习器

级别

• 初级

呼吸提示

• 手臂下拉时呼气，还原时吸气

注意 ⚠️

• 若出现肘关节疼痛，则不建议进行此项训练

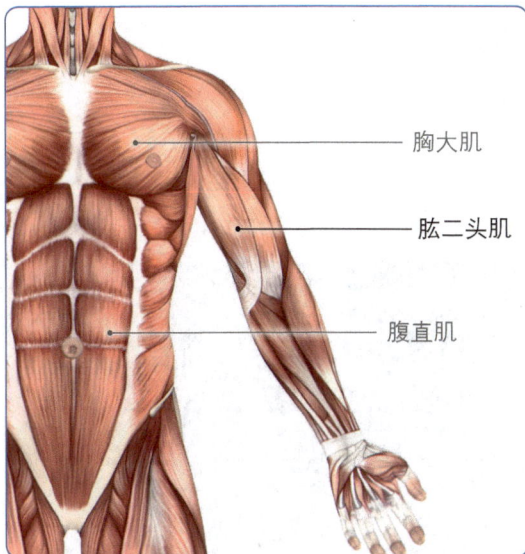

胸大肌

肱二头肌

腹直肌

◆ 解析关键

黑色字体为主要锻炼的
肌肉
灰色字体为次要锻炼的
肌肉

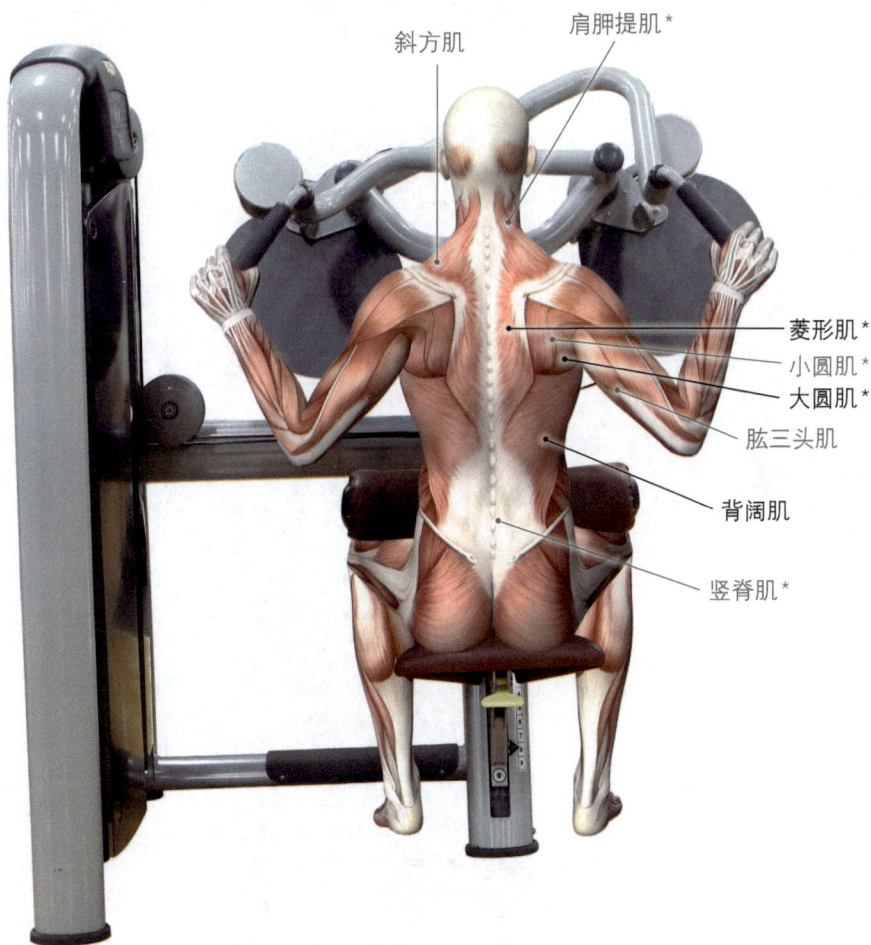

斜方肌

肩胛提肌*

菱形肌*

小圆肌*

大圆肌*

肱三头肌

背阔肌

竖脊肌*

多模式绳索攀爬练习

① 坐于多模式绳索攀爬练习器，调整座椅位。膝关节屈曲，双脚支撑于地面，躯干挺直，双手一上一下握紧绳索。

② 躯干保持挺直，上侧手臂对抗阻力下拉绳索。

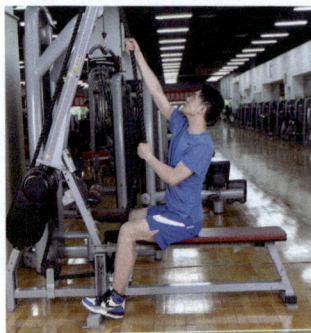

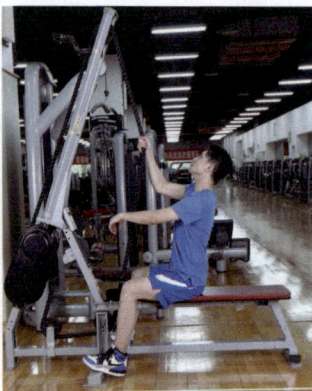

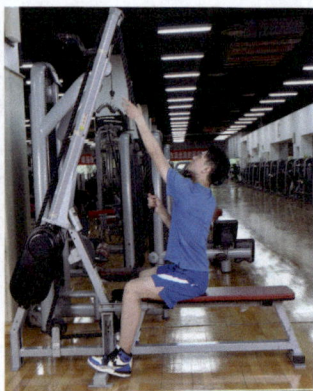

③ 双臂交替下拉绳索，完成规定次数。

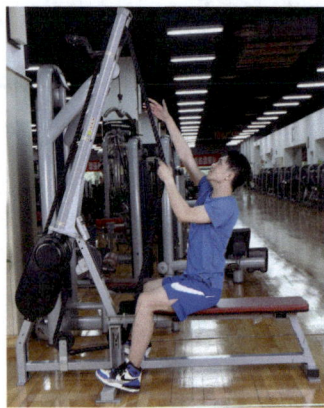

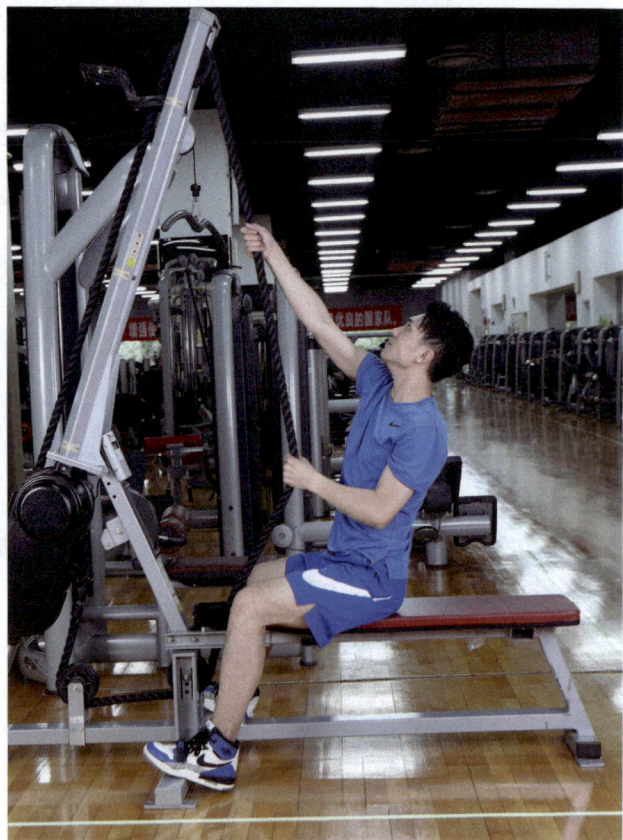

- **正确做法**

躯干保持挺直

- **避免**

肩部上耸

◆ **解析关键**

黑色字体为主要锻炼的肌肉

灰色字体为次要锻炼的肌肉

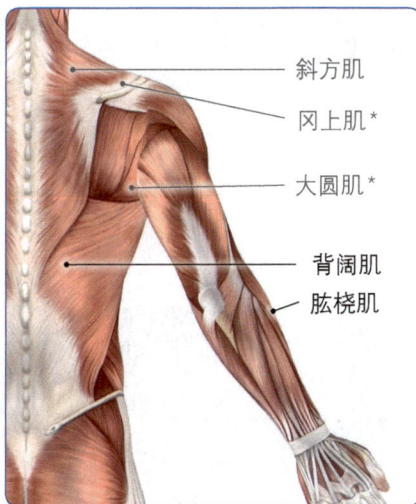

斜方肌

冈上肌*

大圆肌*

背阔肌

肱桡肌

👤 **最佳锻炼部位**

- 肱肌*
- 肱桡肌
- 背阔肌
- 前锯肌
- 肱二头肌

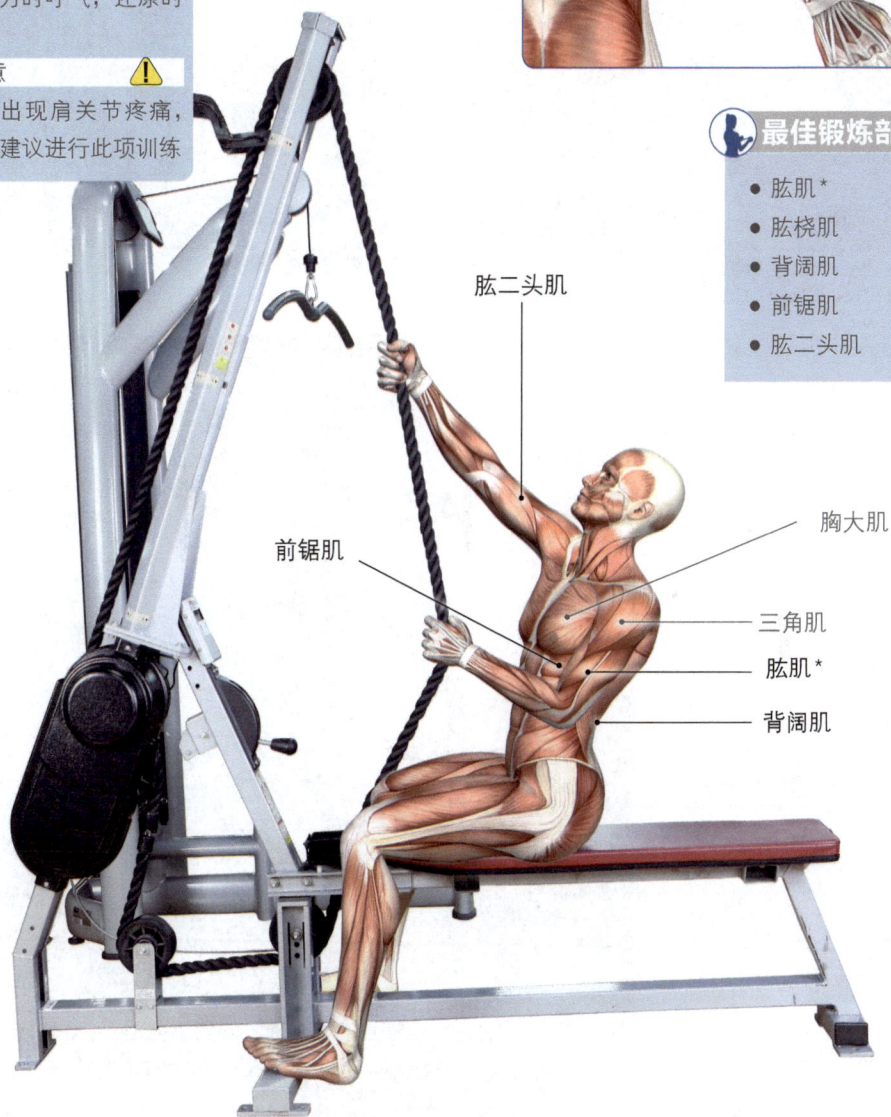

肱二头肌

前锯肌

胸大肌

三角肌

肱肌*

背阔肌

KEISER 下背部训练

① 坐于KEISER下背部训练机，调整座椅位。膝关节屈曲，双脚支撑于踏板。背部紧贴后侧支撑垫，双手握紧两侧可调节阻力手柄。

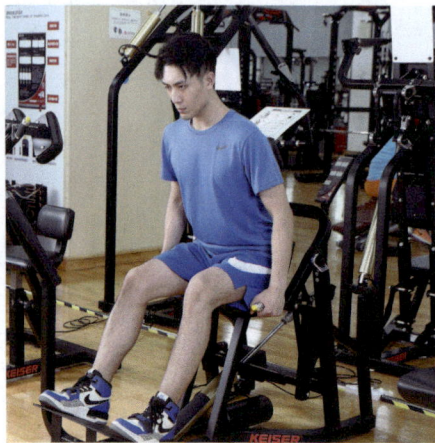

② 保持上身挺直，背部收缩，躯干对抗阻力向后仰。

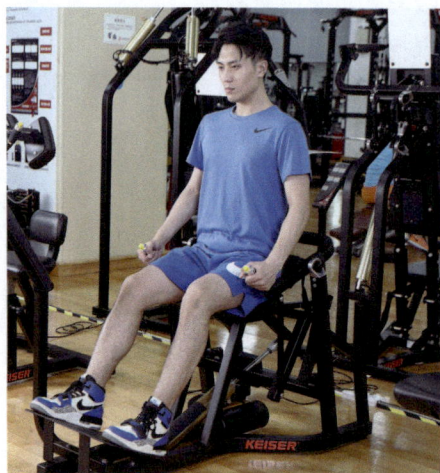

③ 保持核心收紧，身体后仰至最大限度。重复动作，完成规定次数。

• **正确做法**
保持背部挺直
保持核心收紧

• **避免**
髋部抬起
背部弯曲

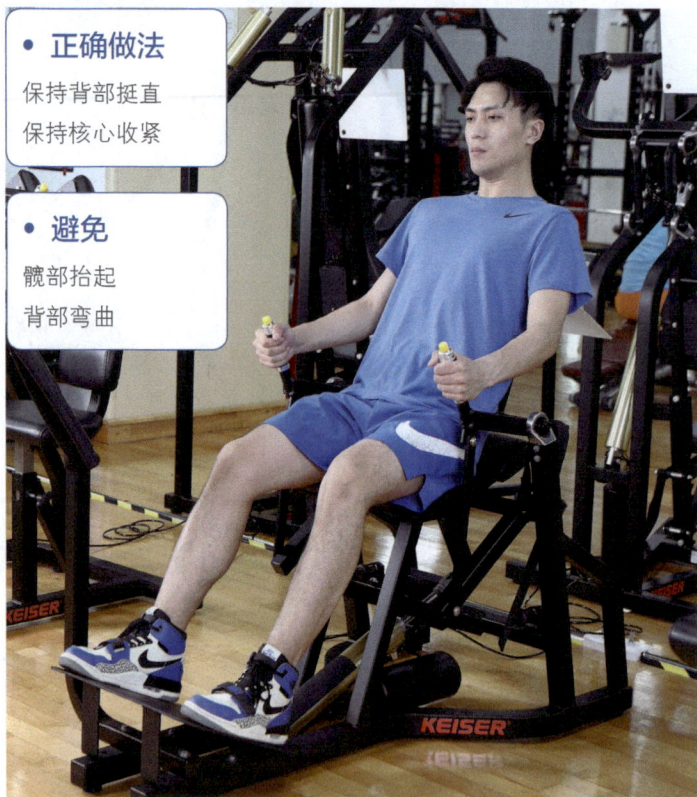

锻炼目标
• 背部
锻炼器械
• KEISER下背部训练机
级别
• 初级
呼吸提示　◐
• 躯干伸展时呼气，还原时吸气
注意　⚠
• 若出现下背部疼痛，则不建议进行此项训练

斜方肌 *

背阔肌

竖脊肌 *

腰方肌 *

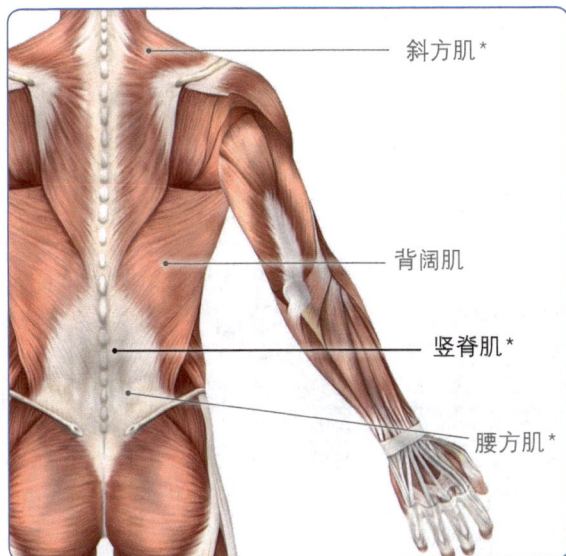

最佳锻炼部位
● 竖脊肌 *

◆ 解析关键

黑色字体为主要锻炼的
肌肉
灰色字体为次要锻炼的
肌肉

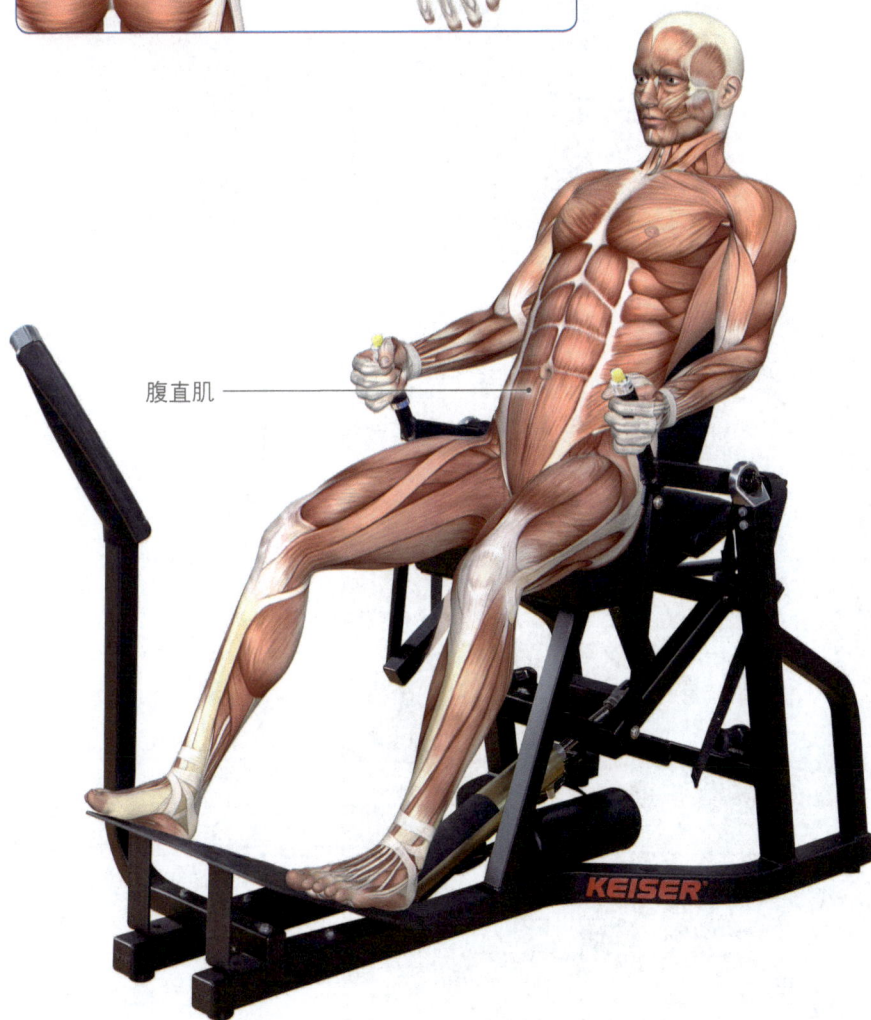

腹直肌

KEISER

KEISER双轴上背部训练

● 正确做法

背部保持挺直
胸部紧贴支撑垫
双臂同时发力

● 避免

背部弯曲
核心未收紧
双脚向上抬起

❶ 坐于KEISER双轴上背部训练机,调整座椅位。躯干直立,胸部贴于前侧支撑垫,双手伸直正握于前侧可调节阻力手柄。

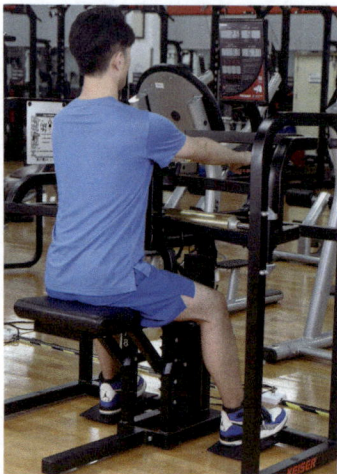

❷ 保持身体稳定,躯干保持直立,双臂同时对抗阻力后拉手柄。

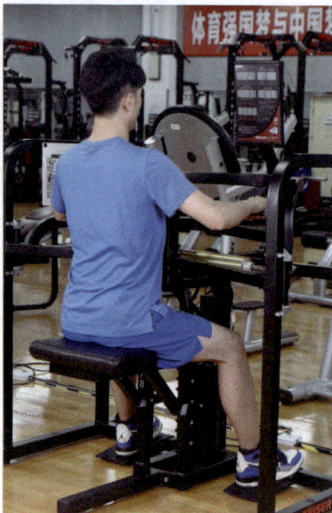

❸ 双手后拉手柄至胸部位置。完成规定次数。

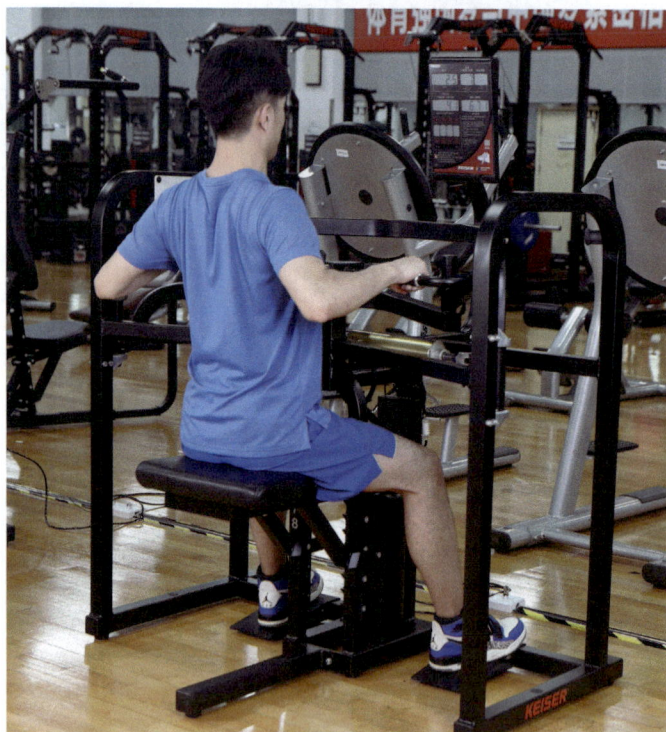

锻炼目标

● 手臂
● 背部
● 肩部

锻炼器械

● KEISER双轴上背部训练机

级别

● 初级

呼吸提示　◗

● 双臂后拉时呼气,还原时吸气

注意　⚠

● 若出现肩关节疼痛,则不建议进行此项训练

三角肌后束

斜方肌

菱形肌 *

小圆肌 *

大圆肌 *

背阔肌

竖脊肌 *

胸大肌

肱二头肌

腹直肌

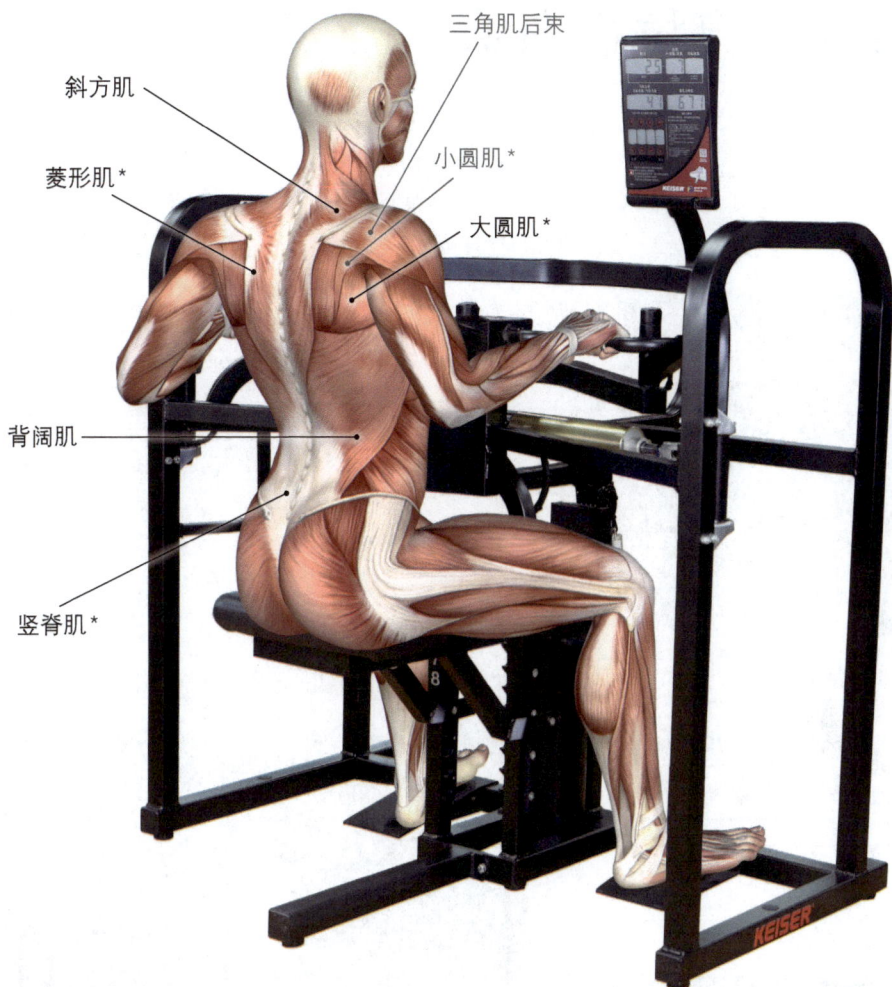

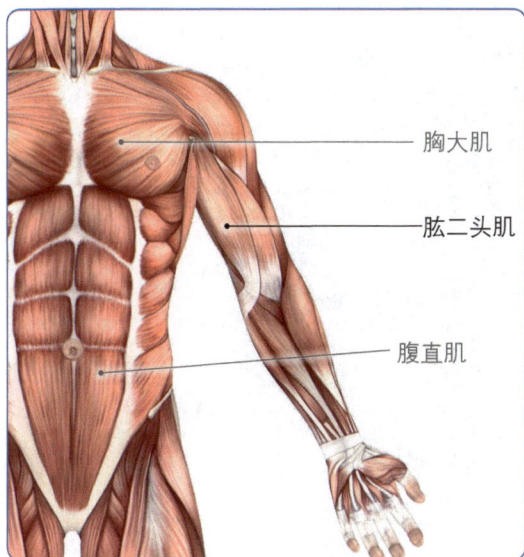

最佳锻炼部位

- 斜方肌
- 背阔肌
- 肱二头肌
- 竖脊肌 *
- 菱形肌 *
- 大圆肌 *

◆ **解析关键**

黑色字体为主要锻炼的肌肉

灰色字体为次要锻炼的肌肉

KEISER 高拉机训练

① 坐于KEISER高拉机训练机，调整座椅位。膝关节屈曲，双脚支撑于地面。躯干紧靠椅背，手臂伸直正握于阻力杆。

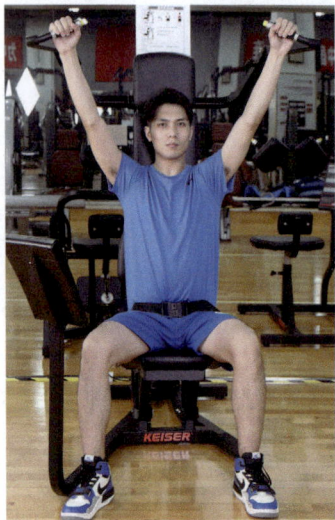

② 躯干保持直立姿势，双臂同时对抗阻力下拉杆子至手臂屈肘约90度。

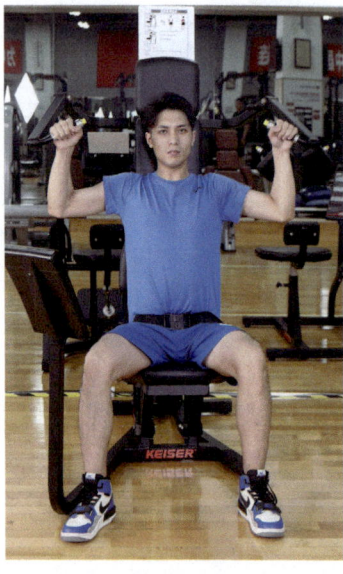

• **正确做法**

躯干紧贴椅背
双臂同时发力

• **避免**

上身前倾

③ 双臂继续下拉杆子至双手位于肩关节下方位置，完成规定次数。

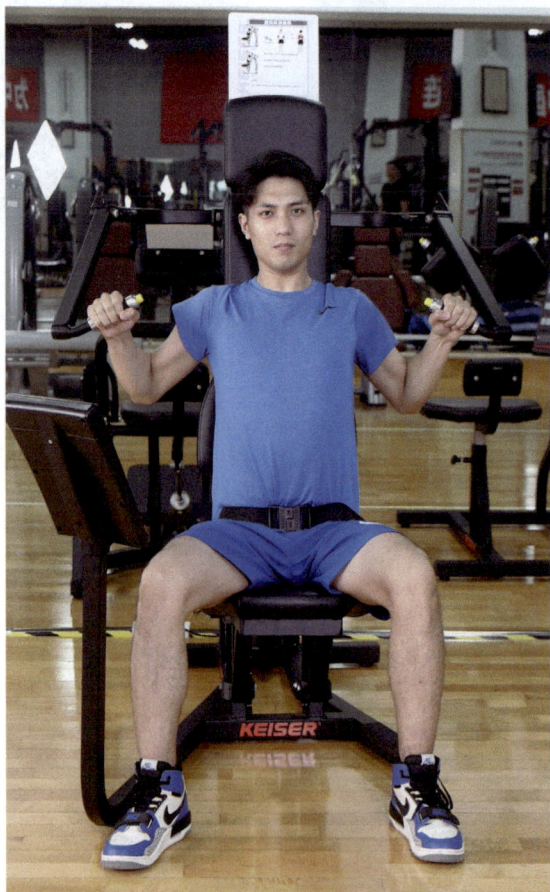

锻炼目标
• 背部
• 手臂

锻炼器械
• KEISER高拉机训练机

级别
• 初级

呼吸提示
• 双臂下拉时呼气，还原时吸气

注意 ⚠
• 若出现肩关节疼痛，则不建议进行此项训练

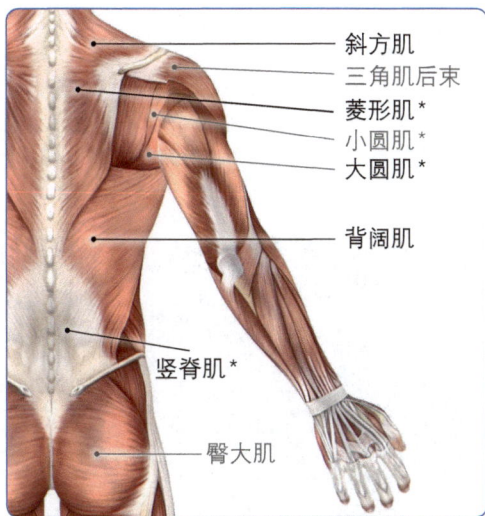

斜方肌
三角肌后束
菱形肌*
小圆肌*
大圆肌*
背阔肌
竖脊肌*
臀大肌

最佳锻炼部位

- 斜方肌
- 肱二头肌
- 背阔肌
- 竖脊肌*
- 菱形肌*
- 大圆肌*

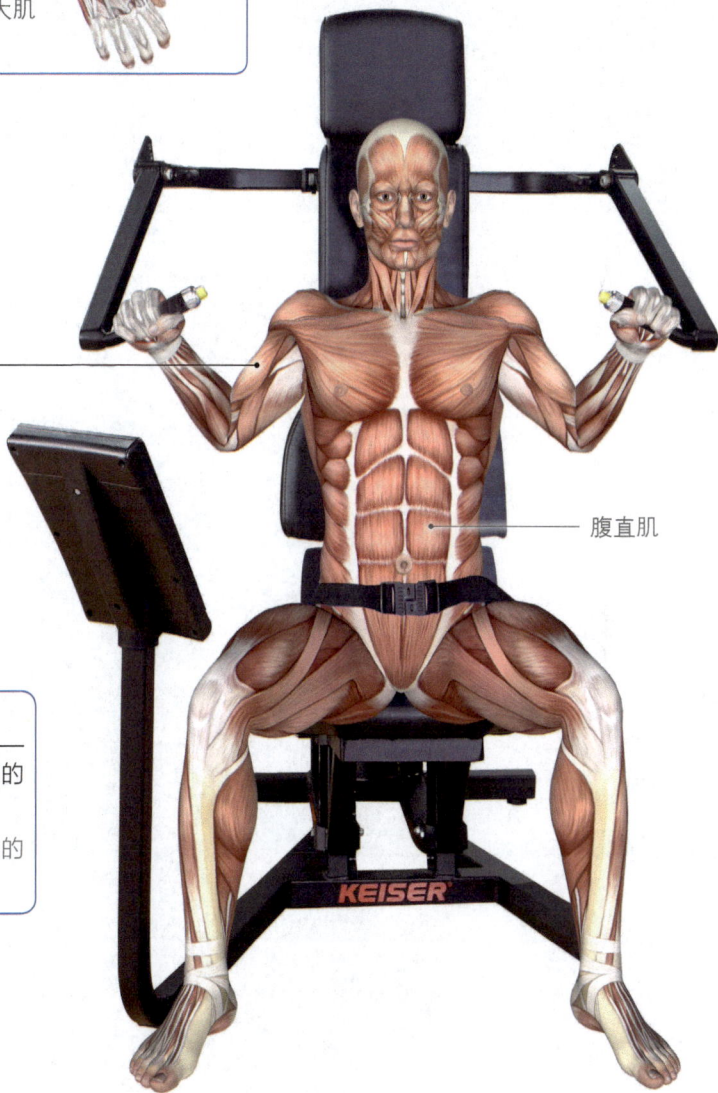

肱二头肌

腹直肌

◆ **解析关键**

黑色字体为主要锻炼的
肌肉

灰色字体为次要锻炼的
肌肉

第6章

背部训练

绳索面拉

❶ 面对器械站立，双手握把手，双臂伸直尽量与肩同高。

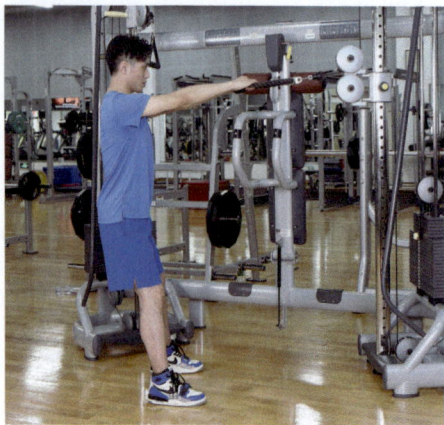

❷ 保持身体重心稳定，双臂屈肘后拉绳索。

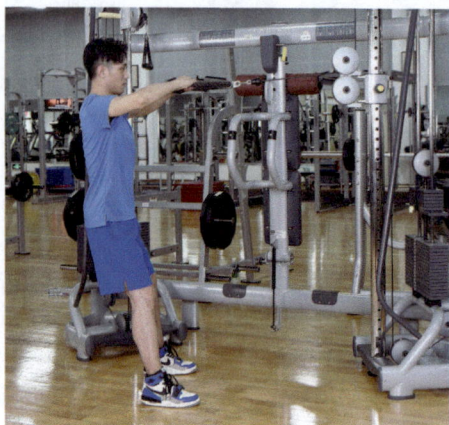

❸ 双臂后拉绳索至最大限度，直至双手于头部两侧。完成规定次数。

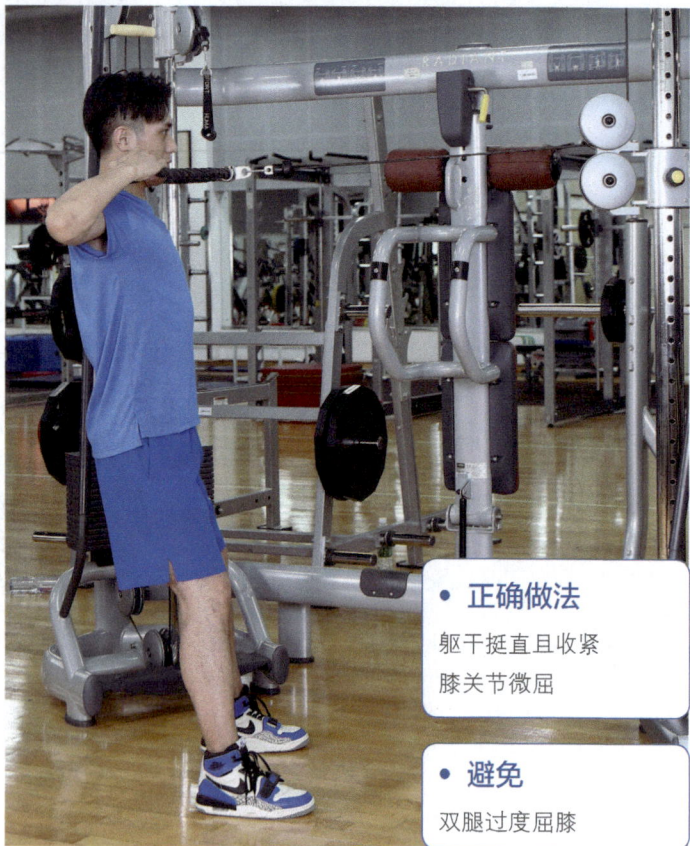

锻炼目标

● 手臂
● 背部

锻炼器械

● 绳索练习器

级别

● 初级

呼吸提示

● 手臂后拉时呼气，还原时吸气

注意 ⚠

● 若出现肩关节疼痛，则不建议进行此项训练

● **正确做法**

躯干挺直且收紧
膝关节微屈

● **避免**

双腿过度屈膝

斜方肌

三角肌后束

菱形肌*

大圆肌*

背阔肌

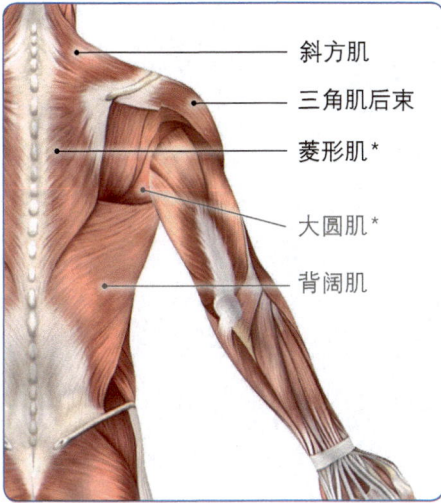

最佳锻炼部位

- 斜方肌
- 菱形肌*
- 肱二头肌
- 三角肌后束

◆ 解析关键

黑色字体为主要锻炼的
肌肉
灰色字体为次要锻炼的
肌肉

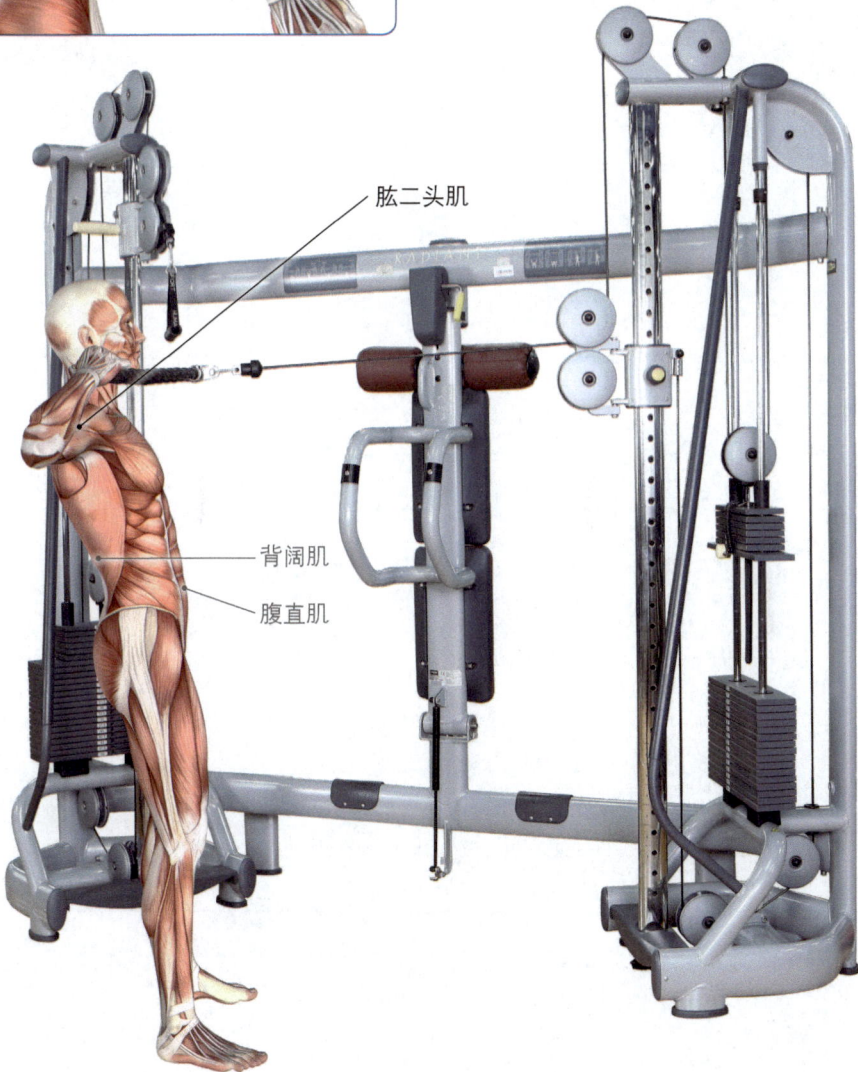

肱二头肌

背阔肌

腹直肌

第6章 背部训练

07

CHAPTER SEVEN

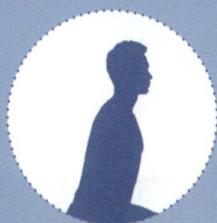

第7章
臀部训练

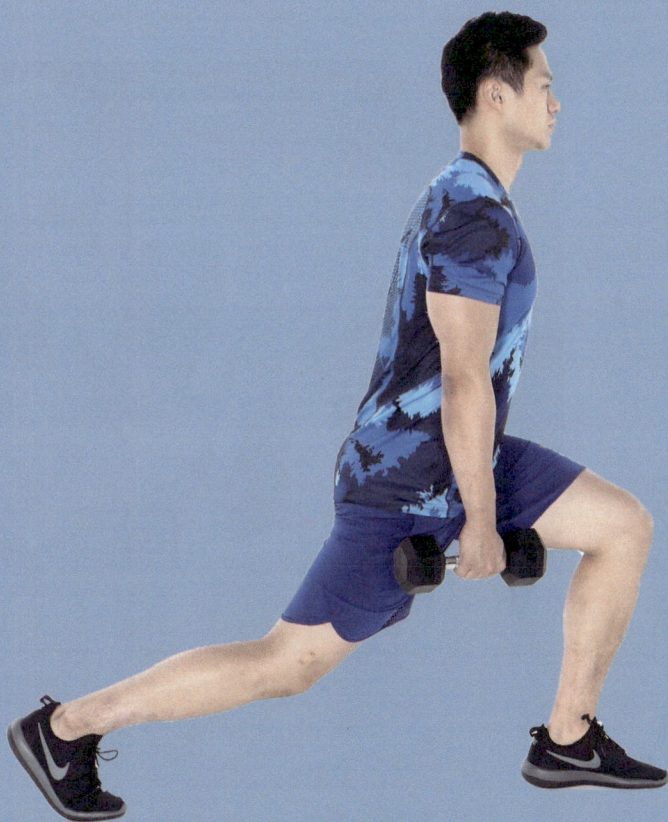

站式臀肌练习

❶ 站于站式臀肌练习器，一侧腿支撑于踏板，另一侧腿的大腿膝关节后侧紧贴横垫，双手握住前方把手。

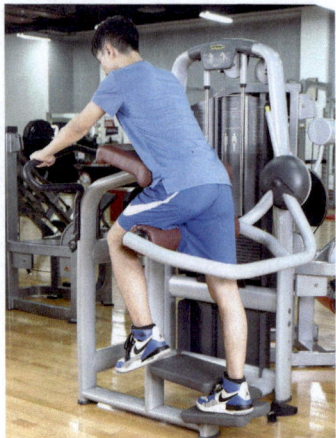

❷ 身体其他部位固定，非支撑腿下压器械。

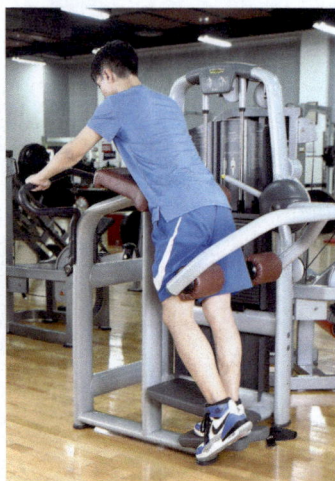

- **正确做法**

保持背部挺直
臀部肌肉收紧
髋关节固定

- **避免**

上身弯曲
支撑腿移动

❸ 非支撑腿继续后展至与身体成一条直线。完成规定次数，对侧亦然。

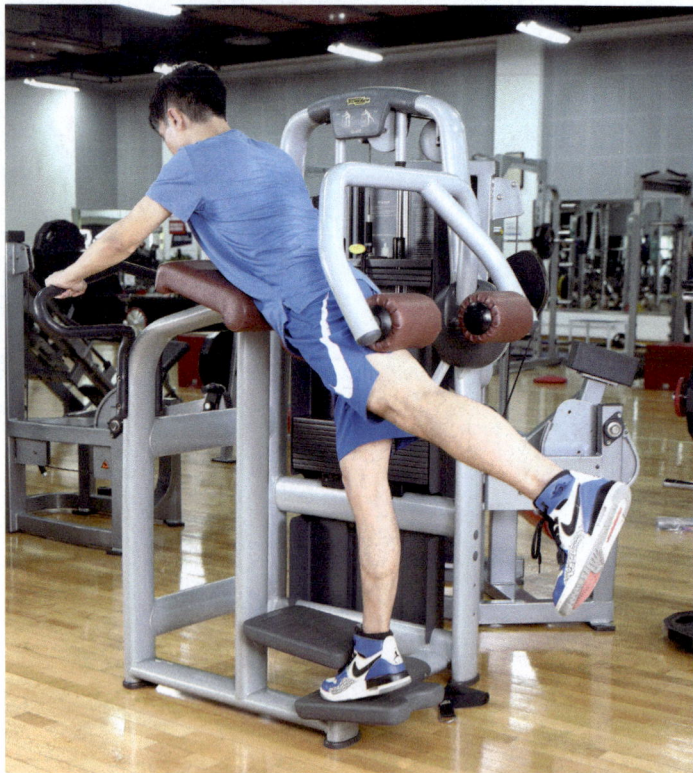

锻炼目标
- 臀部
- 大腿

锻炼器械
- 站式臀肌练习器

级别
- 初级

呼吸提示
- 腿后伸时呼气，还原时吸气

注意 ⚠
- 若出现髋关节疼痛，则不建议进行此项训练

背阔肌

臀大肌

腹外斜肌

股直肌

阔筋膜张肌

腓肠肌

股外侧肌

臀中肌 *
臀小肌 *

臀大肌

半腱肌

股二头肌

半膜肌

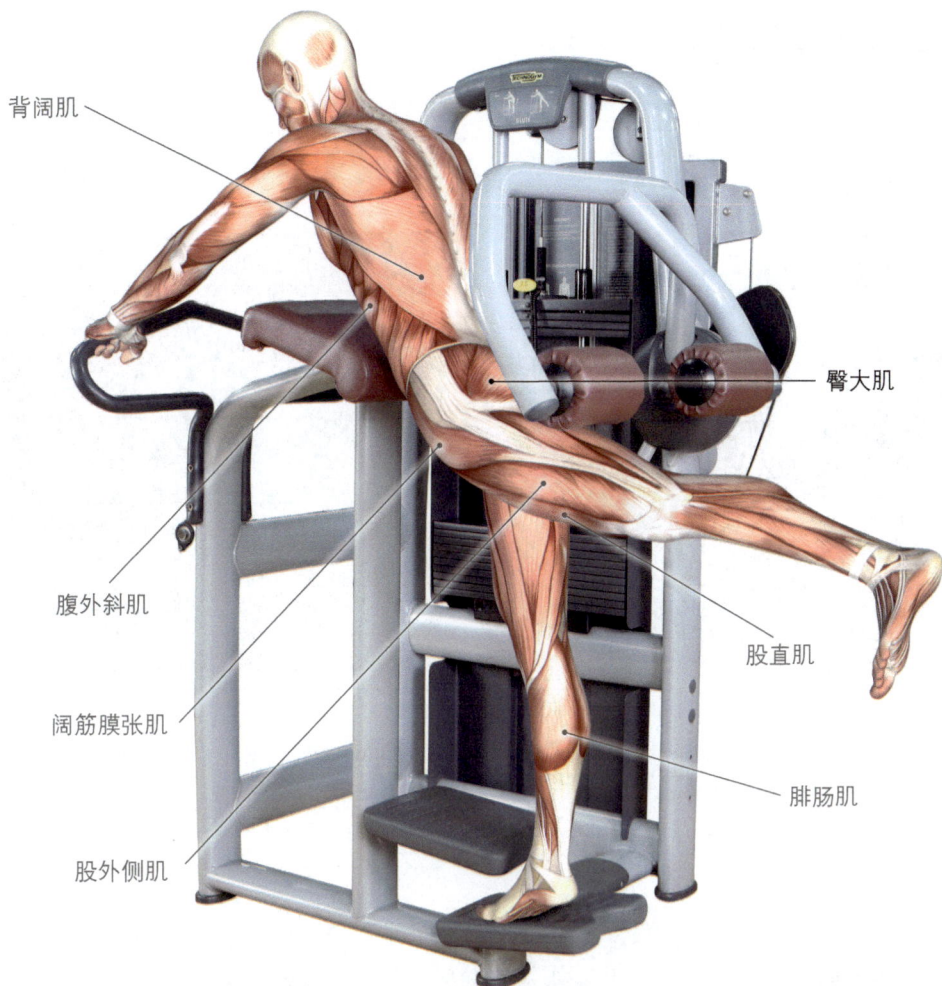

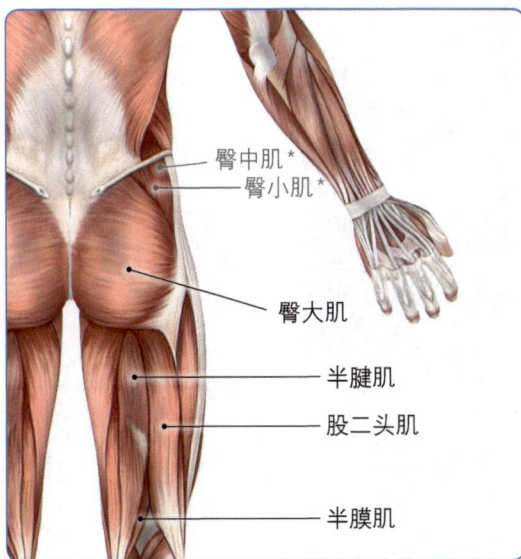

最佳锻炼部位

- 臀大肌
- 半腱肌
- 半膜肌
- 股二头肌

◆ **解析关键**

黑色字体为主要锻炼的
肌肉
灰色字体为次要锻炼的
肌肉

绳索腿后蹬

① 单腿半蹲位支撑于地面，躯干挺直且略向前俯身，双手扶于器械。另一侧腿屈膝屈髋约90度，阻力绳固定于脚后跟处。

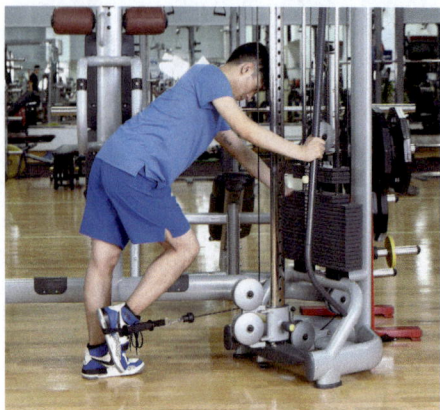

② 身体保持稳定，非支撑腿伸膝伸髋向后伸展。

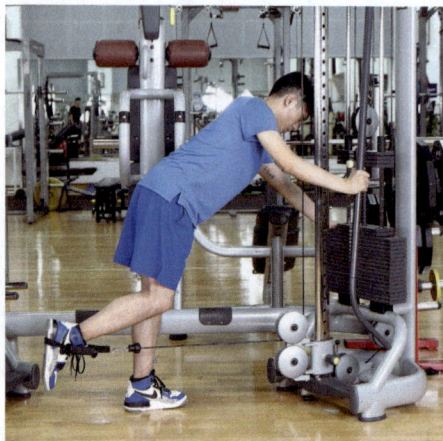

③ 非支撑腿向后伸展至大腿与身体尽可能成一条直线。稍做停顿，重复动作，完成规定次数。对侧亦然。

● 正确做法
背部保持挺直
支撑腿保持稳定

● 避免
背部弯曲
支撑腿移动位置

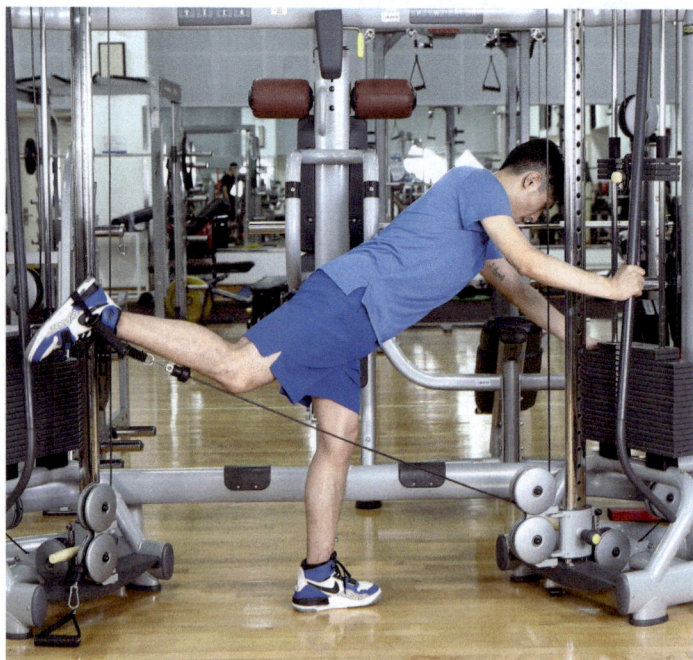

第7章

臀部训练

锻炼目标
- 臀部
- 大腿

锻炼器械
- 绳索练习器

级别
- 中级

呼吸提示
- 大腿后伸时呼气，还原时吸气

注意 ⚠
- 若出现髋关节疼痛，则不建议进行此项训练

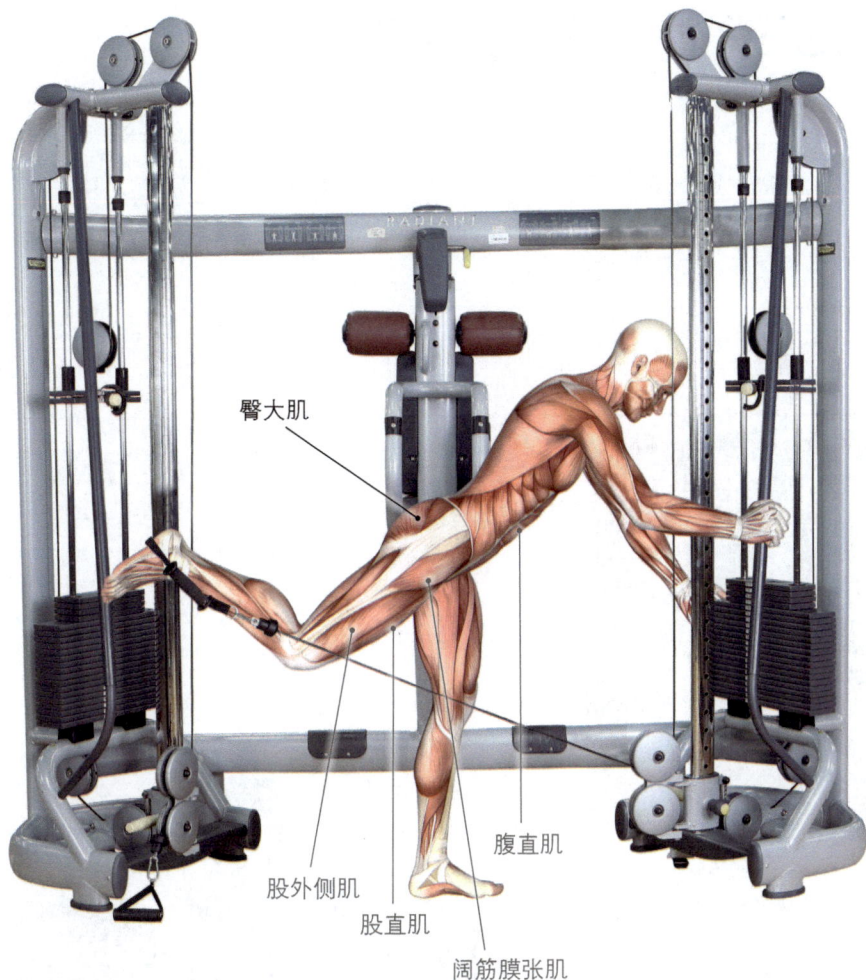

臀大肌

股外侧肌

股直肌

阔筋膜张肌

腹直肌

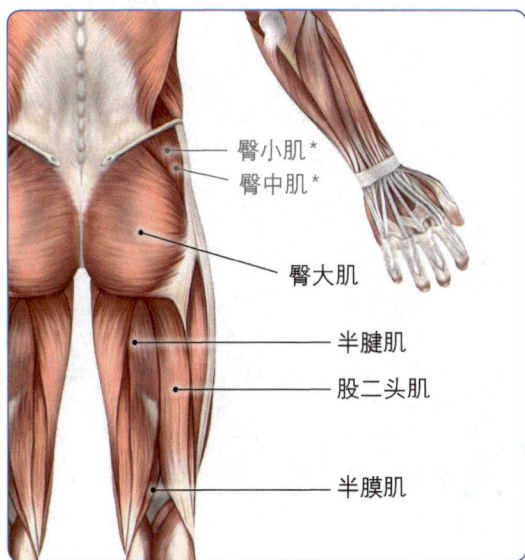

臀小肌 *
臀中肌 *

臀大肌

半腱肌

股二头肌

半膜肌

👤 最佳锻炼部位

- 臀大肌
- 半腱肌
- 半膜肌
- 股二头肌

◆ 解析关键

黑色字体为主要锻炼的肌肉
灰色字体为次要锻炼的肌肉

KEISER臀部复合训练

① 站于KEISER伸髋训练机，调整高度。一侧腿支撑于踏板，另一侧腿的大腿膝关节后侧紧贴横垫，双手握住前方可调节阻力手柄。

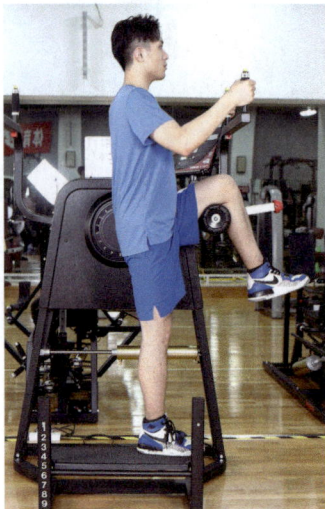

② 身体其他部位固定，非支撑腿下压器械。

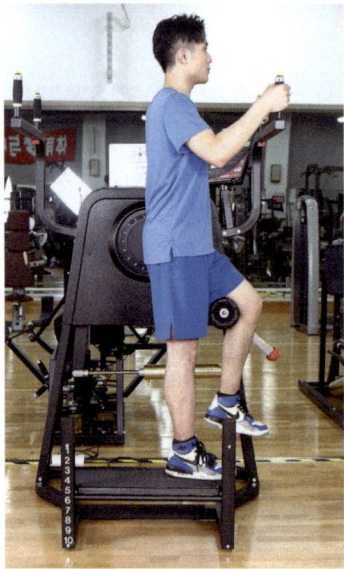

- **正确做法**

  支撑腿伸直
  髋关节保持固定

- **避免**

  背部弯曲
  上身前倾

③ 非支撑腿尽可能下压至最大限度。完成规定次数，对侧亦然。

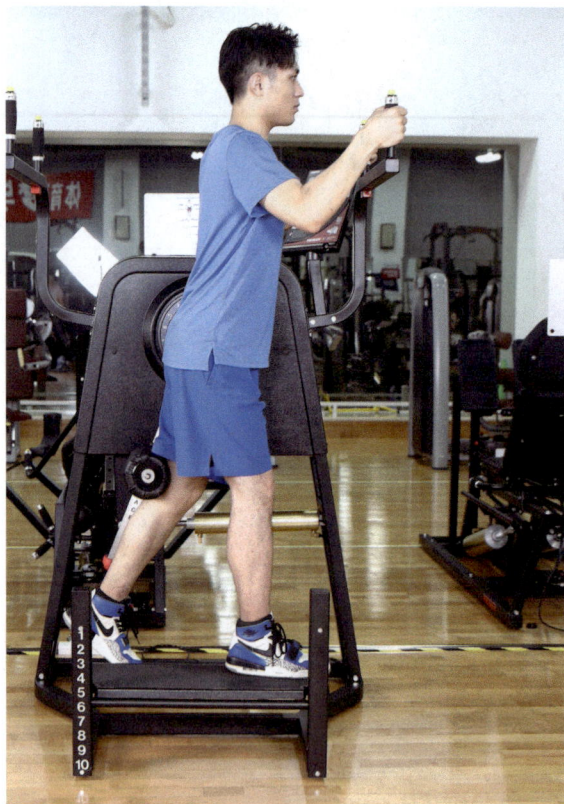

锻炼目标
● 臀部
● 大腿

锻炼器械
● KEISER伸髋训练机

级别
● 初级

呼吸提示
● 腿后伸时呼气，还原时吸气

注意
● 若出现膝关节疼痛，则不建议进行此项训练

臀小肌 *
臀中肌

臀大肌

半腱肌

股二头肌

半膜肌

背阔肌

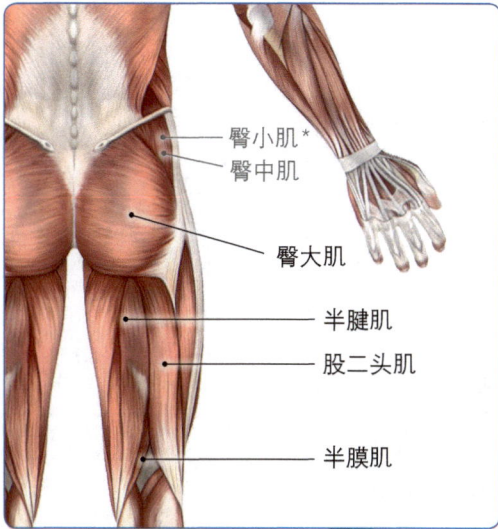

最佳锻炼部位

- 臀大肌
- 半腱肌
- 半膜肌
- 股二头肌

臀大肌

阔筋膜张肌

股二头肌

股外侧肌

◆ **解析关键**

黑色字体为主要锻炼的
肌肉
灰色字体为次要锻炼的
肌肉

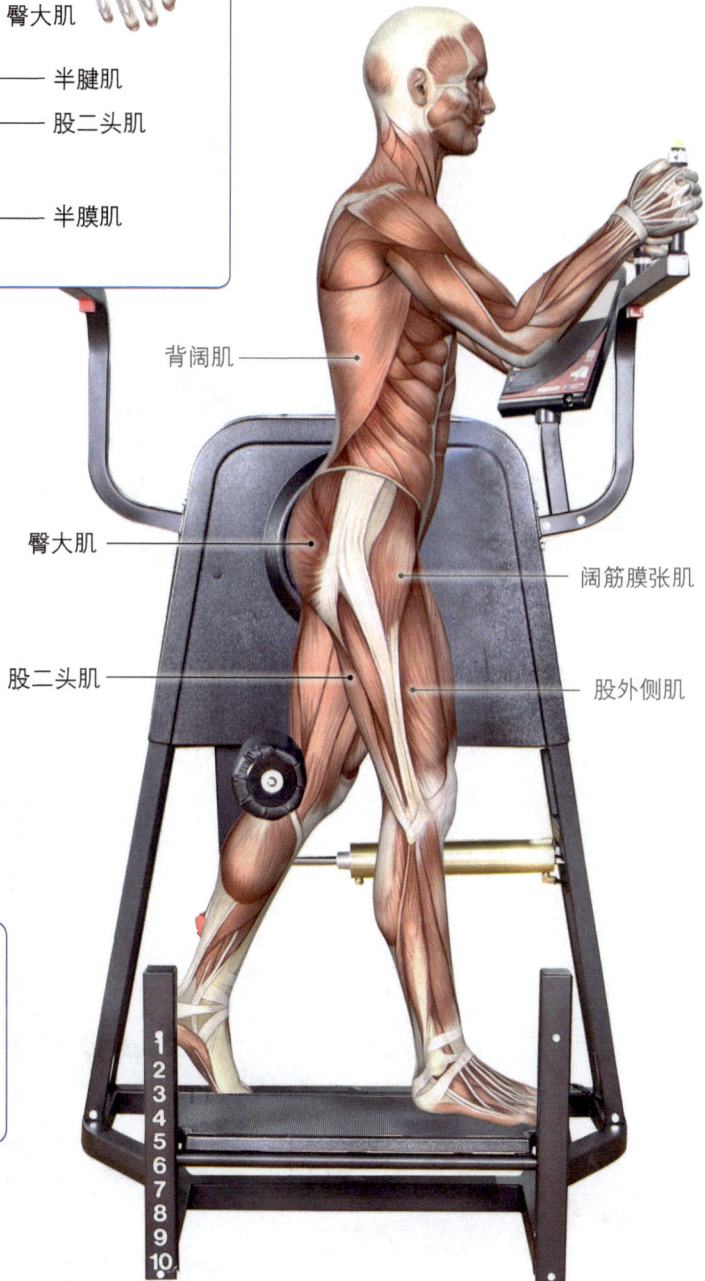

第7章

臀部训练

悬吊臀桥

- **正确做法**

保持核心收紧

背部挺直

臀部肌肉收紧

- **避免**

膝关节弯曲

髋部下塌

颈部压力过大

锻炼目标
• 臀部
• 核心
• 大腿

锻炼器械
• 悬挂训练器

级别
• 初级

呼吸提示
• 全程均匀呼吸

注意 ⚠
• 若出现颈部疼痛，则不建议进行此项训练

❶ 仰卧位，双腿伸直，双脚放在悬挂训练器把手上，双臂放在身体两侧。

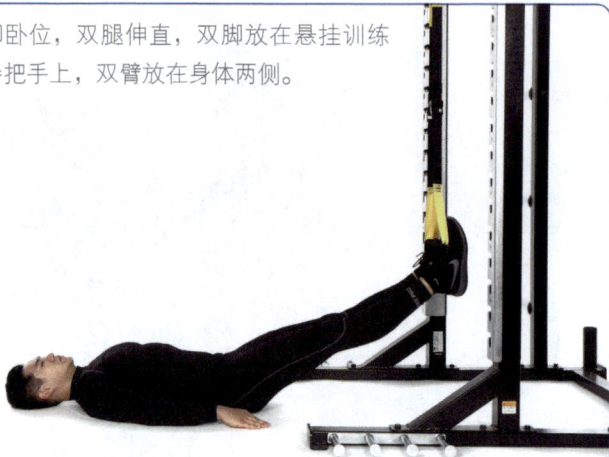

❷ 保持臀部收紧，向上顶髋，双腿膝关节伸直，保持姿势。完成规定次数。

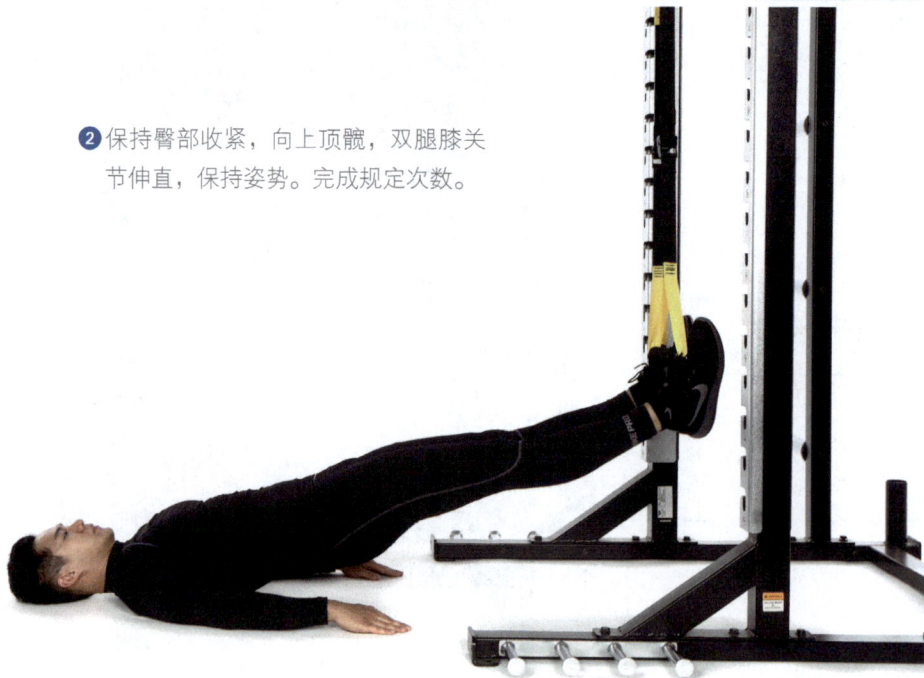

第 7 章

臀部训练

腹直肌　　腹横肌 *

腹外斜肌

腹内斜肌 *

背阔肌

阔筋膜张肌

背阔肌

臀小肌 *

臀中肌 *

臀大肌

半腱肌

股二头肌

半膜肌

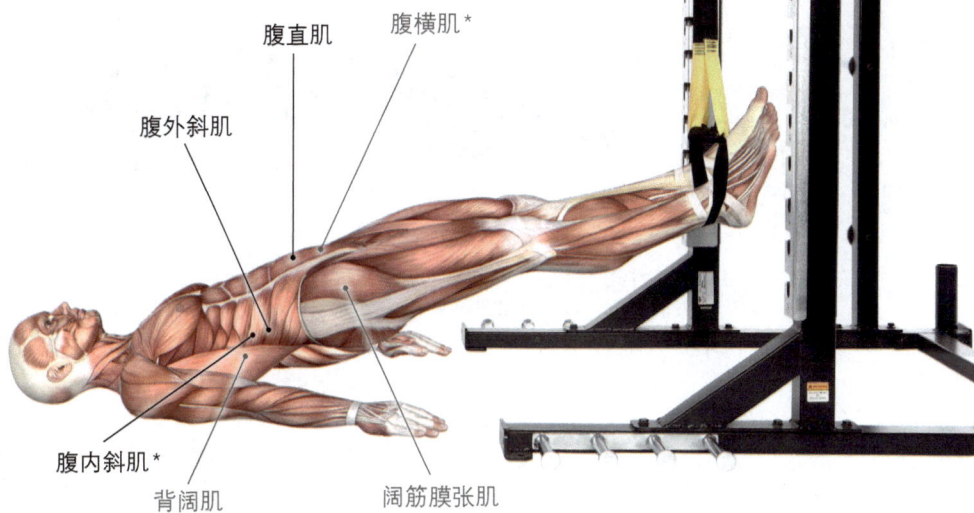

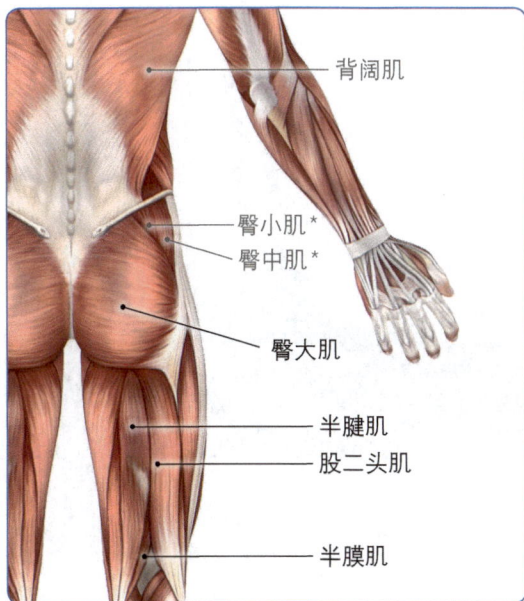

🏋 最佳锻炼部位

- 臀大肌
- 腹直肌
- 股二头肌
- 半腱肌
- 半膜肌
- 腹内斜肌 *
- 腹外斜肌

悬吊髋关节外展

锻炼目标
- 臀部
- 大腿

锻炼器械
- 悬挂训练器

级别
- 高级

呼吸提示
- 全程均匀呼吸

注意 ⚠️
- 若出现髋关节疼痛，则不建议进行此项训练

❶ 仰卧位，双脚固定在悬挂训练器把手上，双膝伸直。向上顶髋，使躯干和下肢尽可能成一条直线。

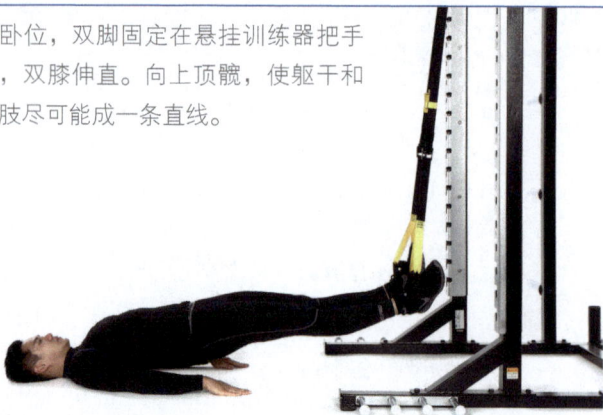

- **正确做法**
  双腿伸直，核心收紧
  双脚保持稳定

- **避免**
  双腿膝关节弯曲
  身体晃动

❷ 保持身体姿势不变，双腿伸直，髋关节同时向两侧外展。完成规定次数。

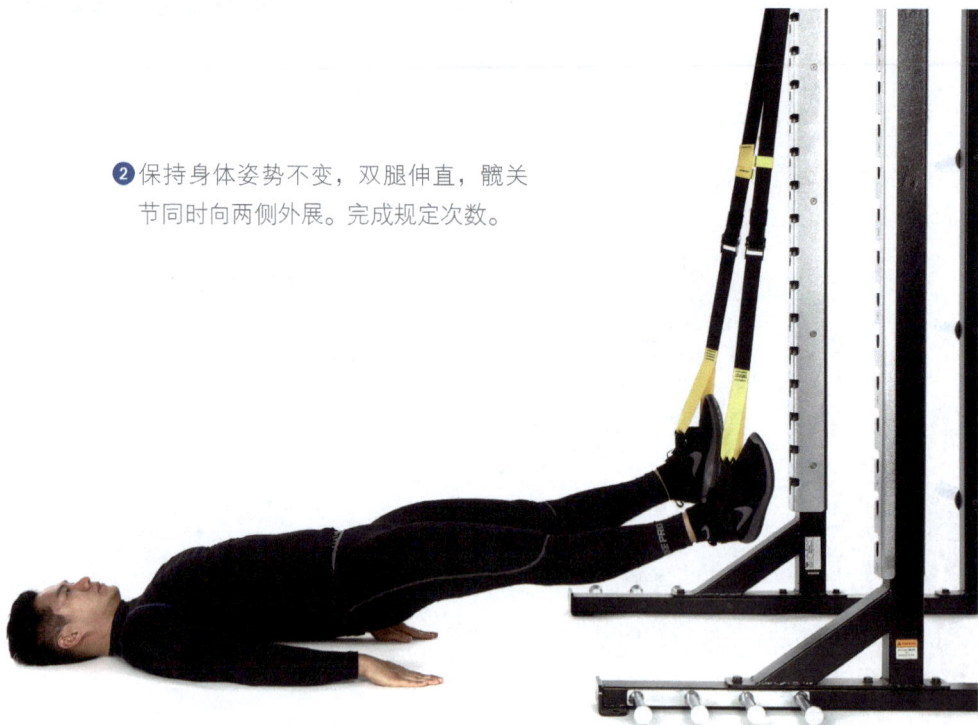

第 7 章

臀部训练

背阔肌

臀小肌 *
臀中肌 *

臀大肌

半腱肌

股二头肌

半膜肌

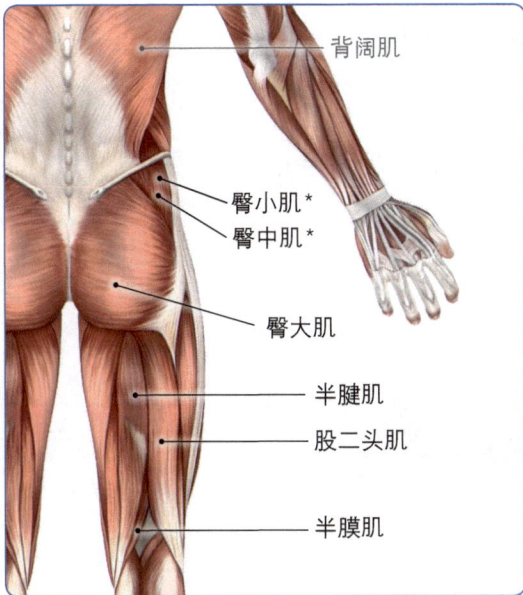

最佳锻炼部位

- 股二头肌
- 半腱肌
- 半膜肌
- 臀大肌
- 臀中肌 *
- 臀小肌 *

◆ **解析关键**

黑色字体为主要锻炼的
肌肉
灰色字体为次要锻炼的
肌肉

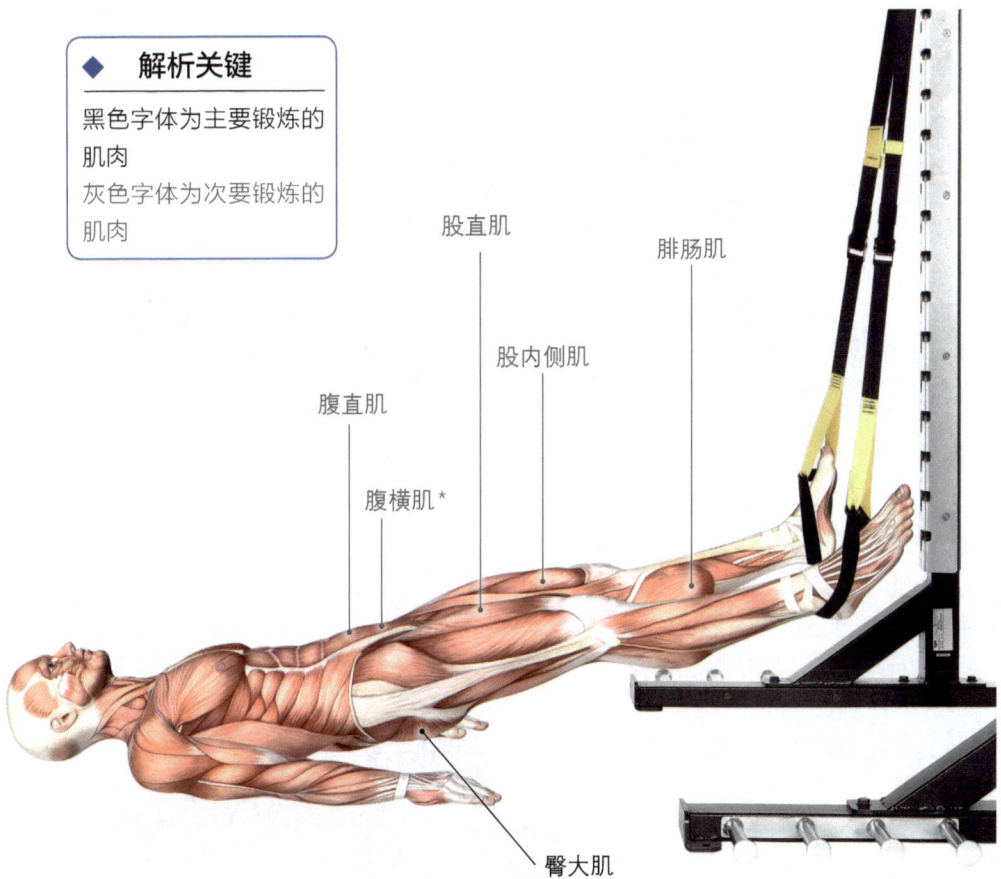

股直肌

腓肠肌

股内侧肌

腹直肌

腹横肌 *

臀大肌

哑铃负重动态双腿臀桥

❶ 仰卧在瑜伽垫上，双手握哑铃放在身上，双膝弯曲，双脚放在垫上。

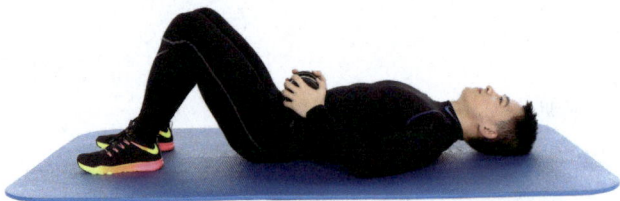

❷ 向上顶髋，使躯干和大腿成一条直线，保持动作。

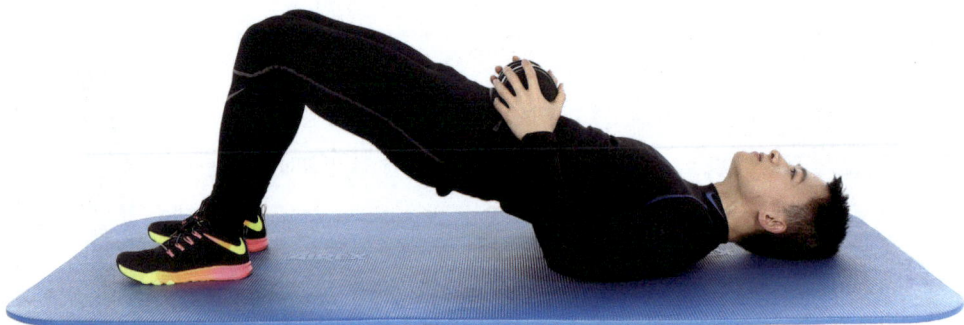

❸ 恢复准备姿势，完成规定次数。

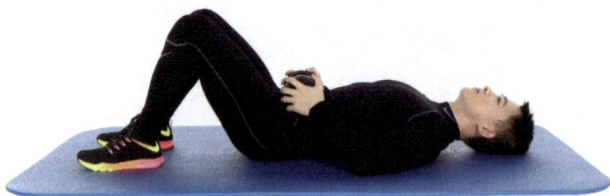

锻炼目标
● 臀部

锻炼器械
● 哑铃

级别
● 中级

呼吸提示
● 挺髋时呼气，还原时吸气

注意 ⚠
● 若出现下背部疼痛，则不建议进行此项训练

● **正确做法**

膝盖和脚尖方向一致
髋部伸展时膝、髋和肩成一条直线

● **避免**

背部弯曲，髋部下沉
颈部压力过大

最佳锻炼部位

● 臀大肌

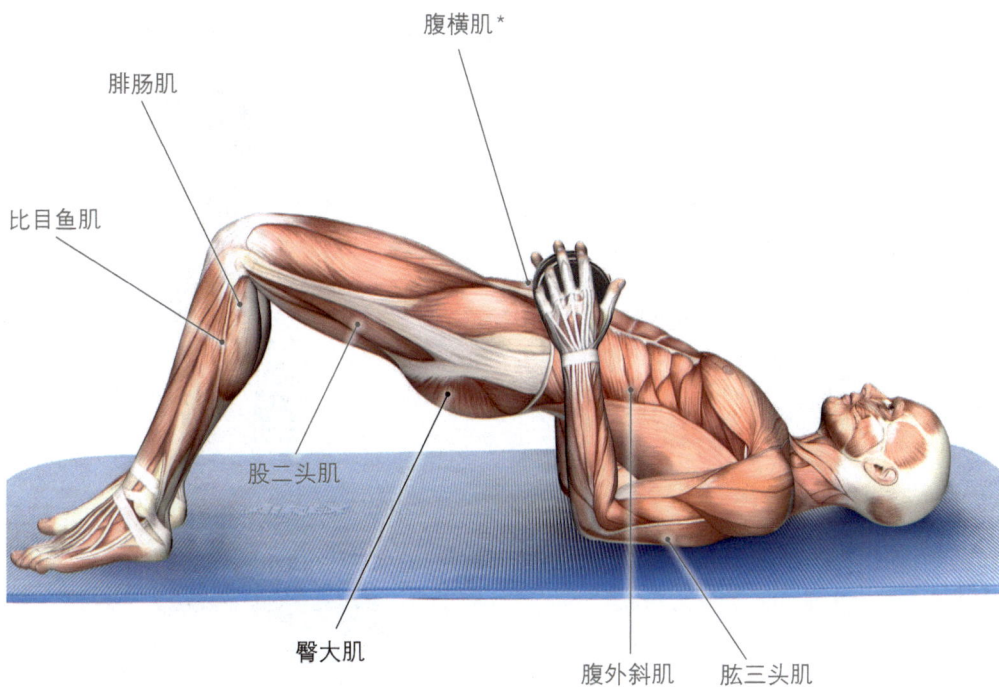

腹横肌*

腓肠肌

比目鱼肌

股二头肌

臀大肌

腹外斜肌　肱三头肌

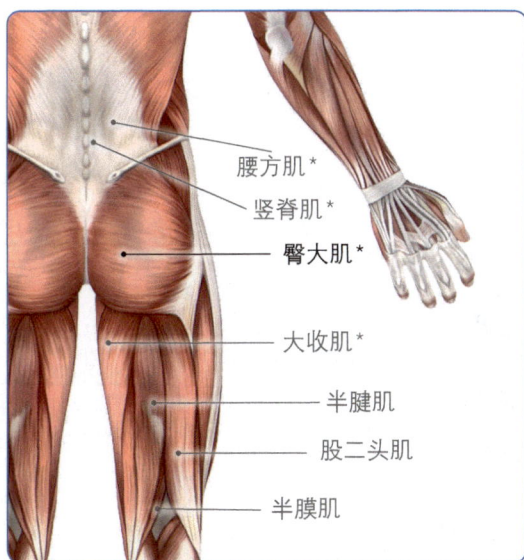

腰方肌*

竖脊肌*

臀大肌*

大收肌*

半腱肌

股二头肌

半膜肌

小提示

训练过程中臀部收紧，保持骨盆中立位。

弓步下蹲

锻炼目标

- 臀部
- 大腿
- 小腿

锻炼器械

- 哑铃

级别

- 中级

呼吸提示 ◐

- 下蹲时呼气，还原时吸气

注意 ⚠

- 若出现髋关节疼痛，则不建议进行此项训练

● 正确做法

膝盖和脚尖一致向前
躯干保持挺直

● 避免

身体向一侧倾斜
膝关节超过脚尖

❶ 基本站姿，双手各握一只哑铃，自然下垂于身体两侧。

❷ 左脚向前迈步呈左弓步。

❸ 恢复直立姿势。

❹ 右脚向前迈步，右腿屈膝呈右弓步。

❺ 恢复直立姿势。

❻ 保持身体稳定，双腿屈膝向下深蹲。

❼ 动作完成，恢复准备姿势，重复动作。完成规定次数。

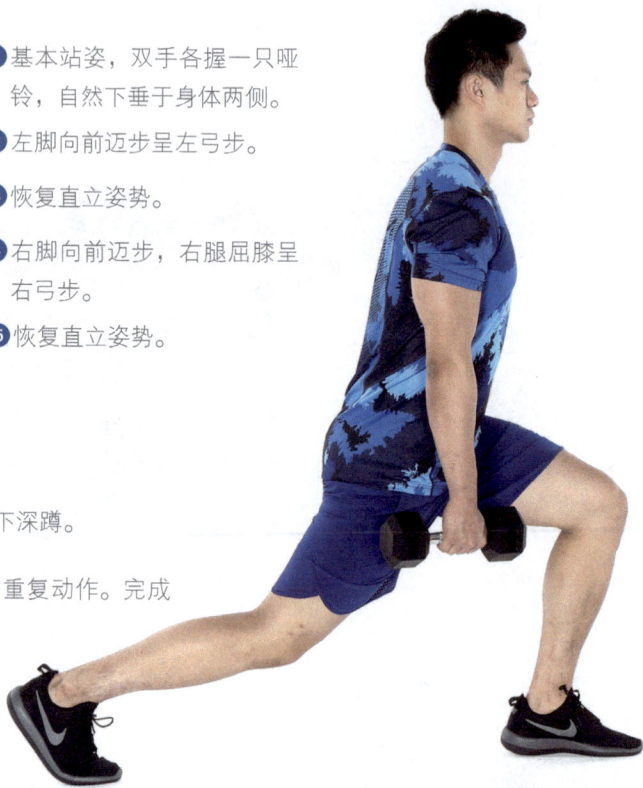

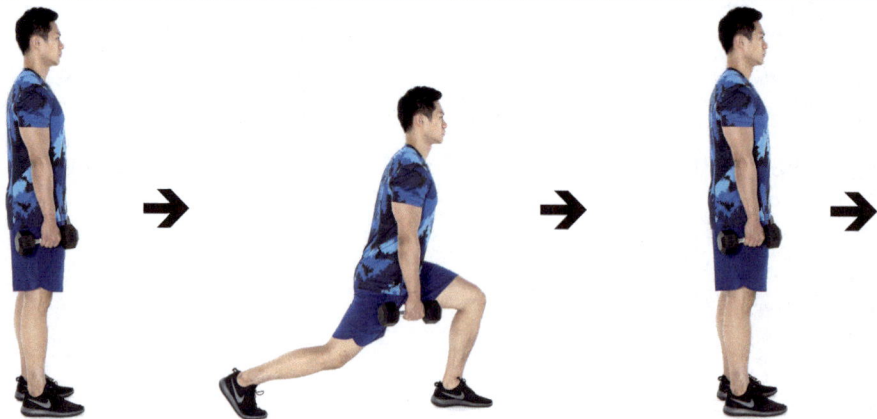

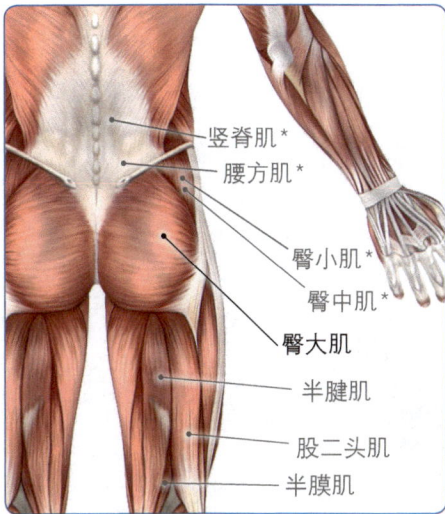

◆ **解析关键**

黑色字体为主要锻炼的肌肉
灰色字体为次要锻炼的肌肉

👤 **最佳锻炼部位**

- 臀大肌
- 股直肌
- 股外侧肌
- 股中间肌 *
- 股内侧肌
- 腓肠肌

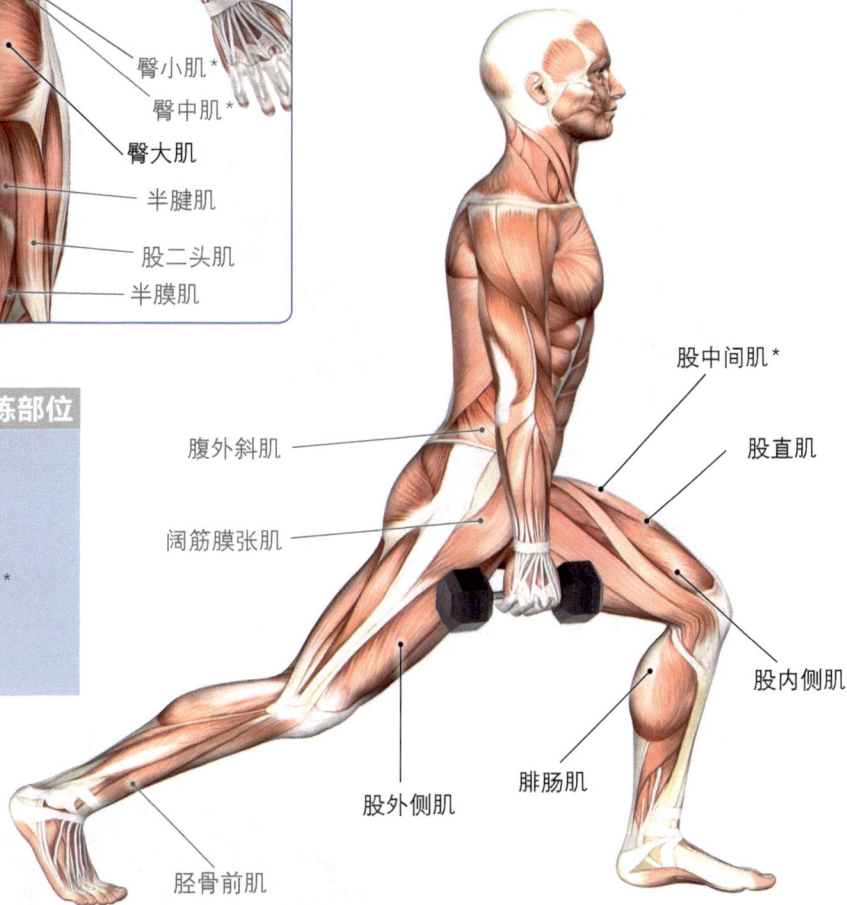

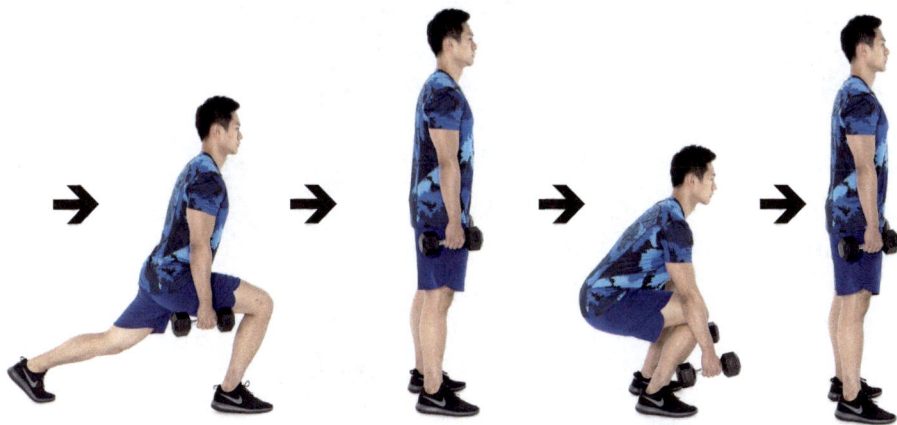

股中间肌 *
股直肌
腹外斜肌
阔筋膜张肌
股内侧肌
腓肠肌
股外侧肌
胫骨前肌

单腿罗马尼亚硬拉

① 双手握哑铃，双臂自然下垂于身体两侧，单脚站立。

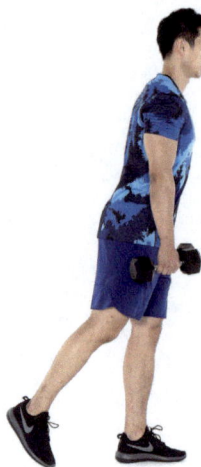

② 保持身体稳定，背部挺直，向下俯身。

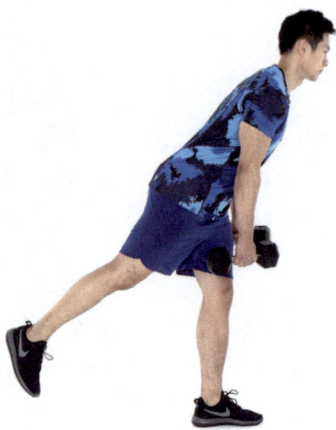

锻炼目标	
● 大腿	
● 臀部	
锻炼器械	
● 哑铃	
级别	
● 高级	
呼吸提示	
● 俯身时呼气，恢复时吸气	
注意	⚠
● 若出现髋关节疼痛，则不建议进行此项训练	

● **正确做法**

核心收紧，背部挺直
骨盆保持中立位

● **避免**

支撑腿屈膝
背部弯曲

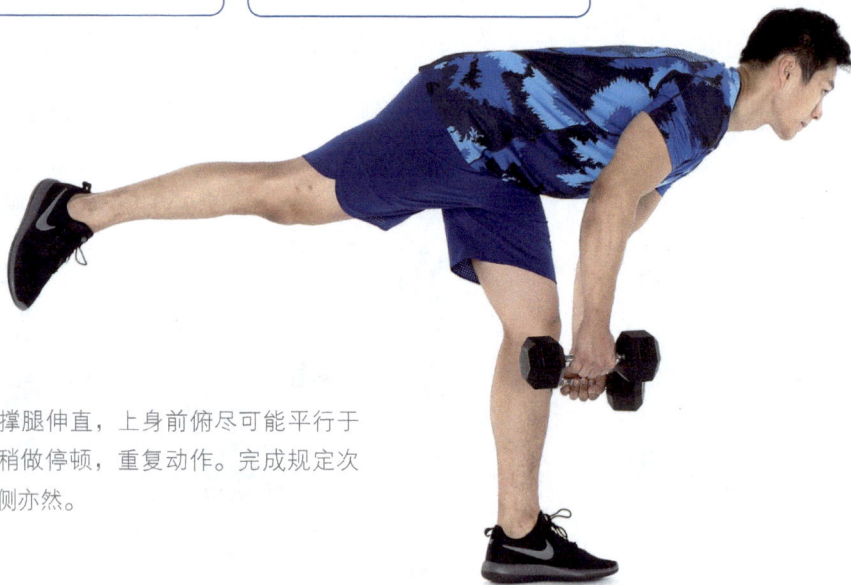

③ 保持支撑腿伸直，上身前俯尽可能平行于地面，稍做停顿，重复动作。完成规定次数，对侧亦然。

最佳锻炼部位

- 臀大肌
- 半腱肌
- 半膜肌
- 股二头肌
- 股直肌
- 腓肠肌

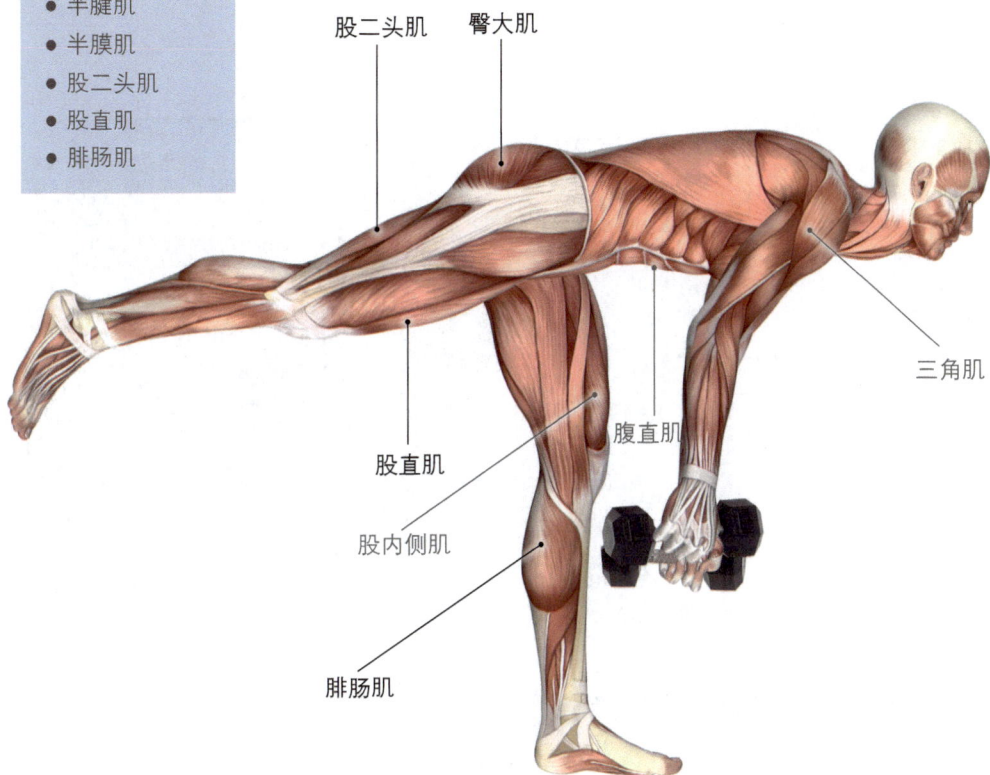

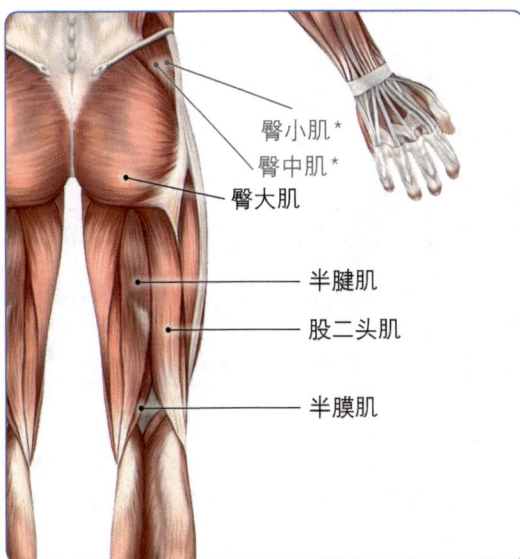

股二头肌

臀大肌

三角肌

股直肌

腹直肌

股内侧肌

腓肠肌

臀小肌 *
臀中肌 *
臀大肌

半腱肌

股二头肌

半膜肌

◆ 解析关键

黑色字体为主要锻炼的肌肉

灰色字体为次要锻炼的肌肉

☀ 小提示

训练过程中注意支撑腿位置保持固定，不可左右晃动。

绳索腿外展

- **正确做法**

上身保持挺直
核心收紧
控制骨盆位置

- **避免**

骨盆过度侧向倾斜
支撑腿移动

❶ 侧向站于绳索练习器前，身体保持直立位。外侧脚固定阻力绳。

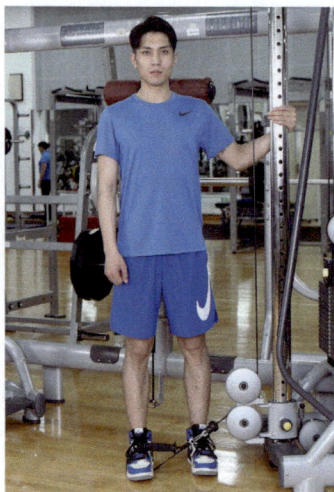

❷ 外侧手扶腰，内侧手扶住器械，内侧腿支撑，保持身体稳定。外侧腿对抗阻力外展。

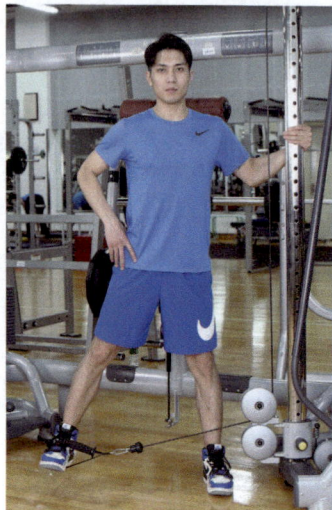

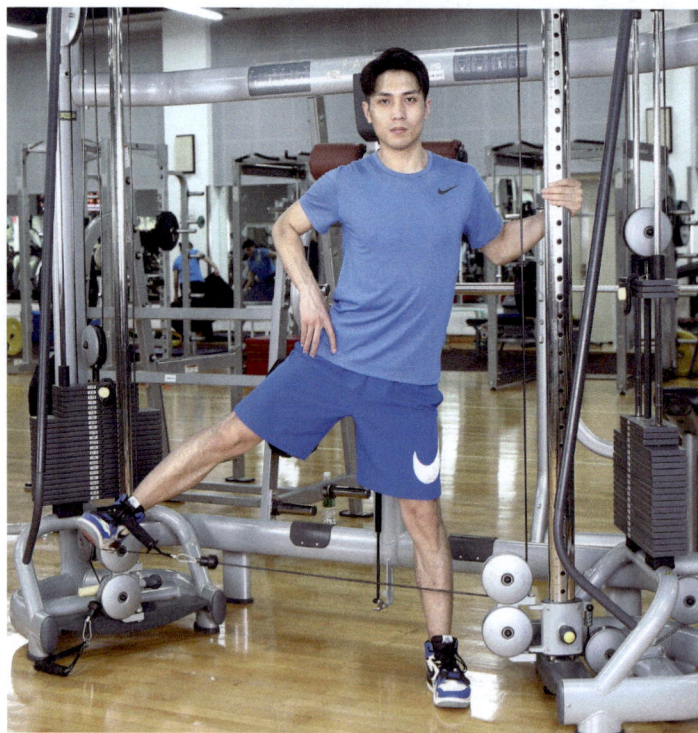

❸ 外侧腿外展至最大限度，保持身体稳定，完成规定次数，对侧亦然。

锻炼目标

- 臀部
- 髋部

锻炼器械

- 绳索练习器

级别

- 中级

呼吸提示

- 髋外展时呼气，还原时吸气

注意 ⚠

- 若出现髋关节疼痛，则不建议进行此项训练

阔筋膜张肌

股直肌

缝匠肌

长收肌

臀中肌 *

臀大肌

梨状肌 *

髂胫束 *

大收肌 *

半腱肌

股二头肌

半膜肌

腓肠肌

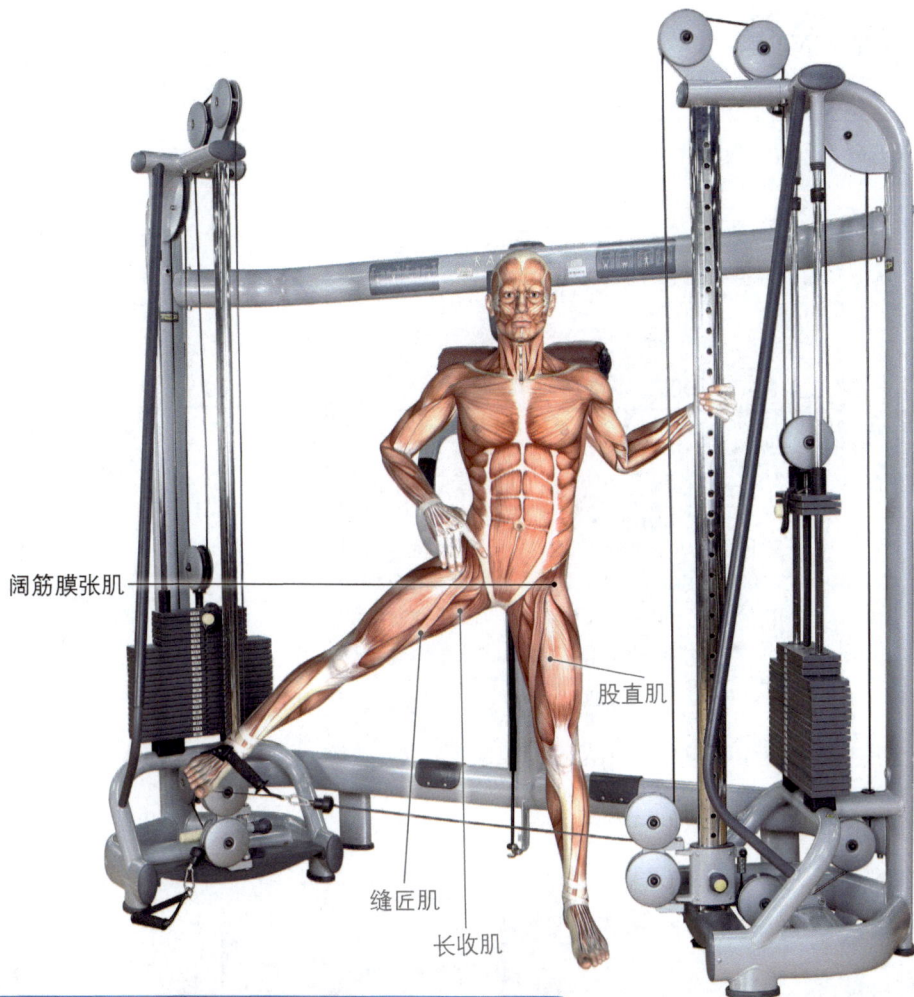

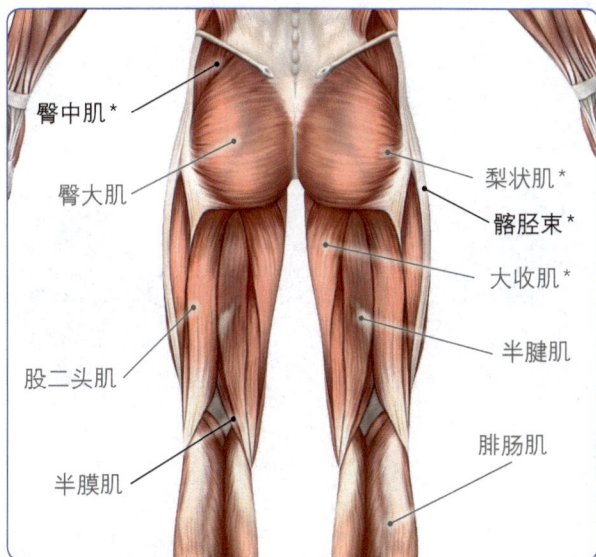

最佳锻炼部位

- 臀中肌 *
- 阔筋膜张肌
- 髂胫束 *

◆ 解析关键

黑色字体为主要锻炼的肌肉

灰色字体为次要锻炼的肌肉

杠铃深蹲

① 双脚开立，与肩同宽或略宽于肩，脚尖向前。负重杠铃杆置于肩后部斜方肌处，双手固定于杆两侧。

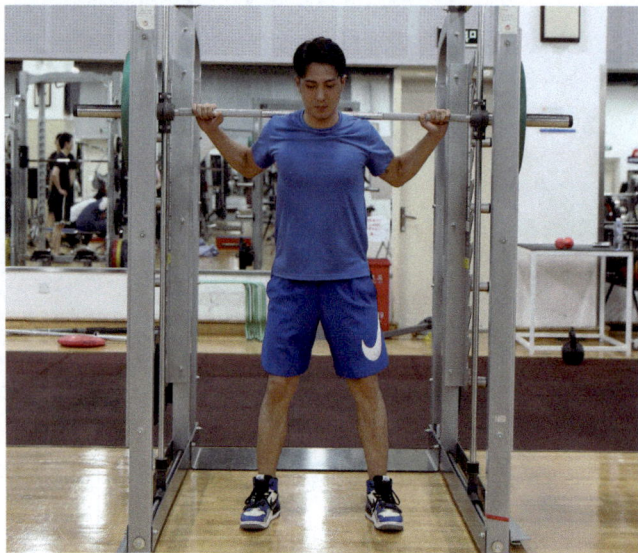

锻炼目标

- 臀部
- 大腿

锻炼器械

- 史密斯机

级别

- 中级

呼吸提示

- 站起时呼气，下蹲时吸气

注意 ⚠

- 若出现膝关节疼痛，则不建议进行此项训练

② 核心收紧，臀部下坐至大腿尽可能与地面平行。稍做停顿，重复动作。完成规定次数。

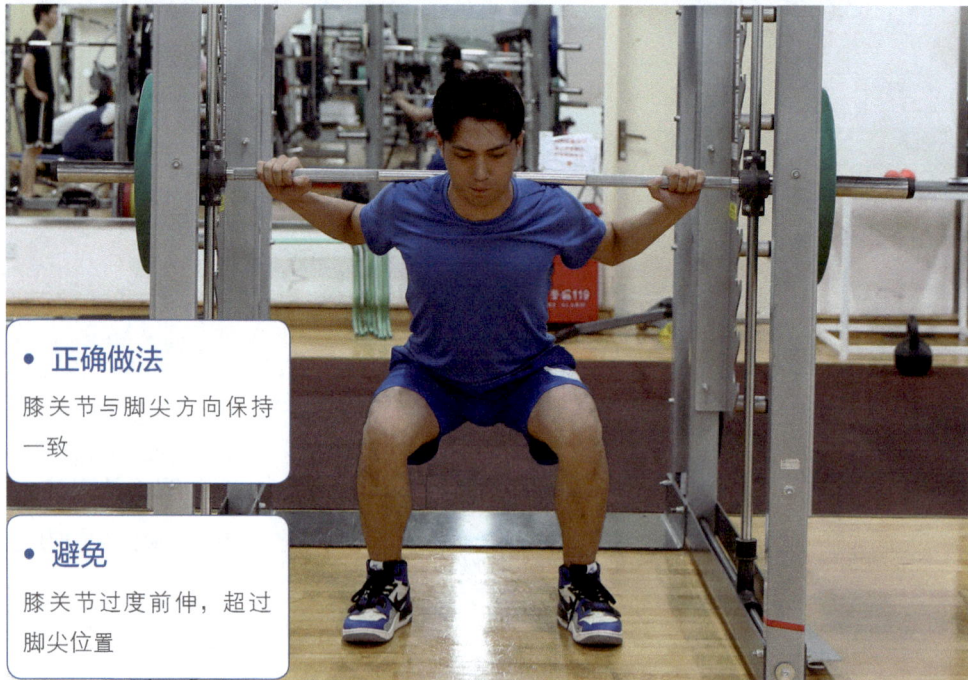

- **正确做法**

  膝关节与脚尖方向保持一致

- **避免**

  膝关节过度前伸，超过脚尖位置

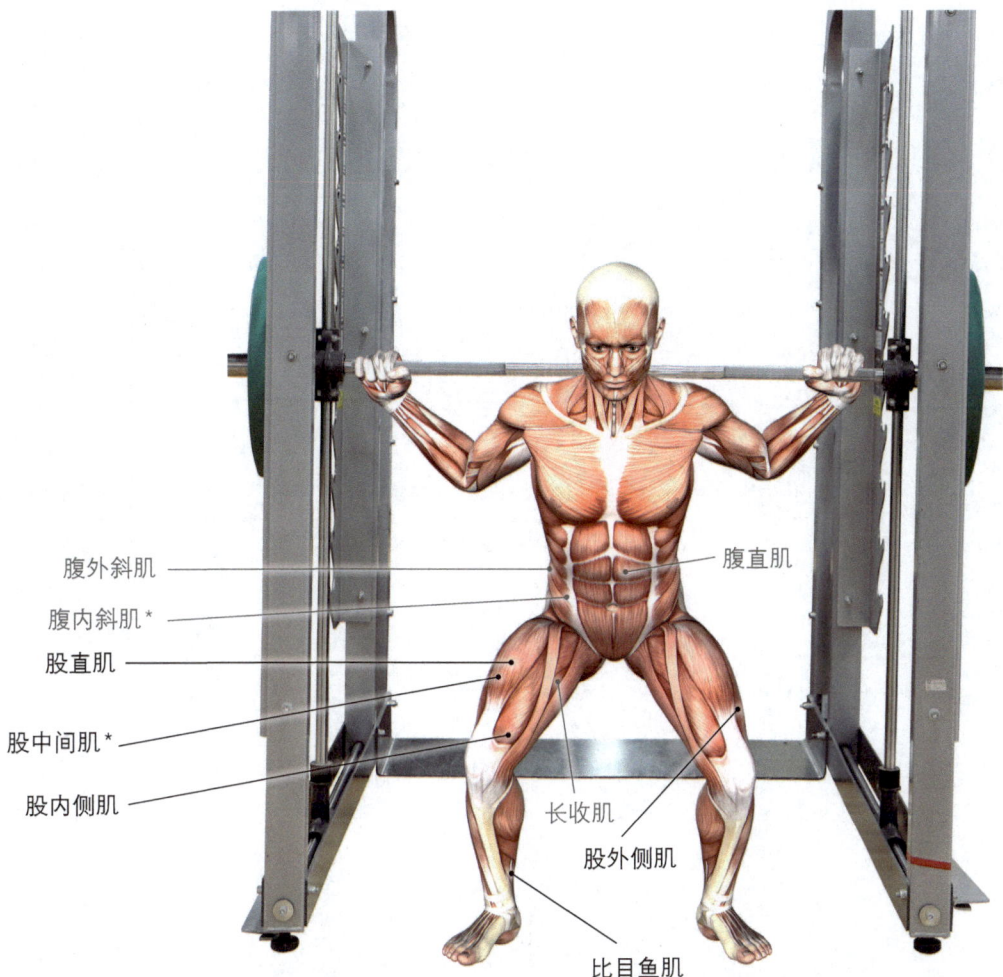

腹外斜肌

腹内斜肌*

股直肌

股中间肌*

股内侧肌

腹直肌

长收肌

股外侧肌

比目鱼肌

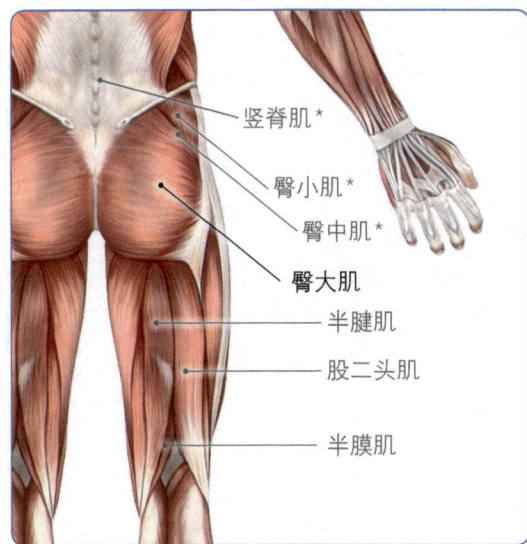

竖脊肌*

臀小肌*

臀中肌*

臀大肌

半腱肌

股二头肌

半膜肌

🏋 最佳锻炼部位

- 臀大肌
- 股直肌
- 股中间肌*
- 股内侧肌
- 股外侧肌
- 比目鱼肌

◆ 解析关键

黑色字体为主要锻炼的肌肉

灰色字体为次要锻炼的肌肉

08

CHAPTER EIGHT

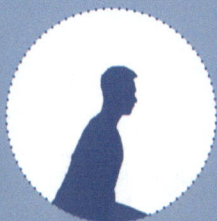

第8章
腿部训练

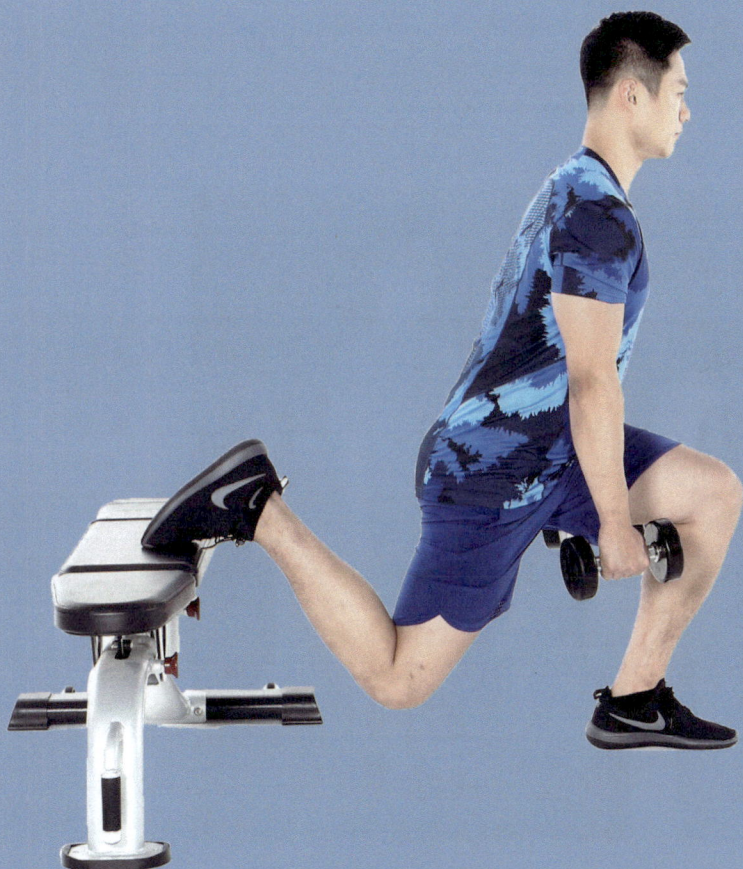

大腿外侧肌练习

① 坐于大腿外侧肌练习器，调整座椅位。脚放于合适高度的踏板上，膝关节屈曲约90度，且膝外侧紧贴支撑垫。

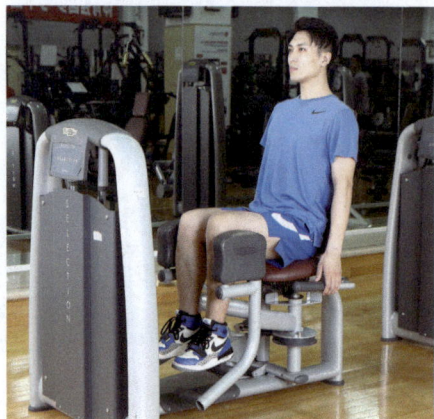

② 躯干紧靠椅背，双手握住两侧把手。髋关节外展，膝外侧对抗支撑垫。

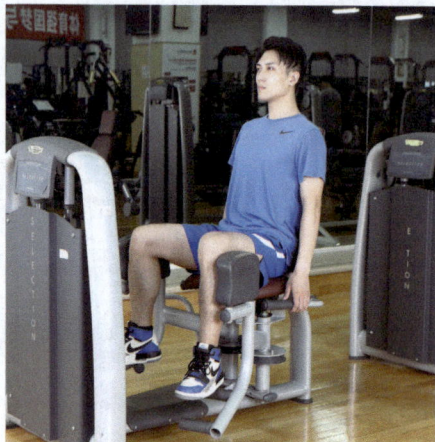

- **正确做法**

  后背和臀部紧贴靠垫

- **避免**

  上身前倾，背部弯曲
  膝关节压力过大

③ 双腿外展至最大限度，稍做停顿，恢复准备姿势。完成规定次数。

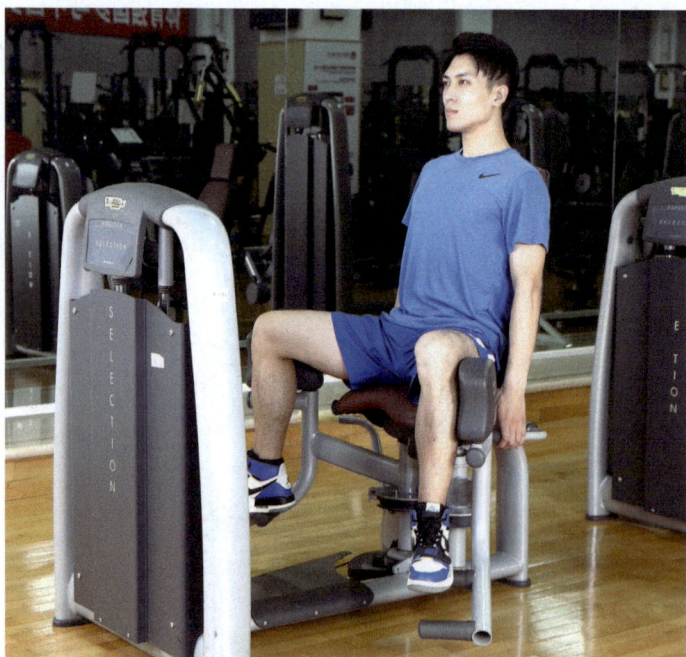

锻炼目标
- 髋部
- 大腿
- 臀部

锻炼器械
- 大腿外侧肌练习器

级别
- 初级

呼吸提示
- 髋关节外展时呼气，还原时吸气

注意 ⚠
- 若出现髋关节疼痛，则不建议进行此项训练

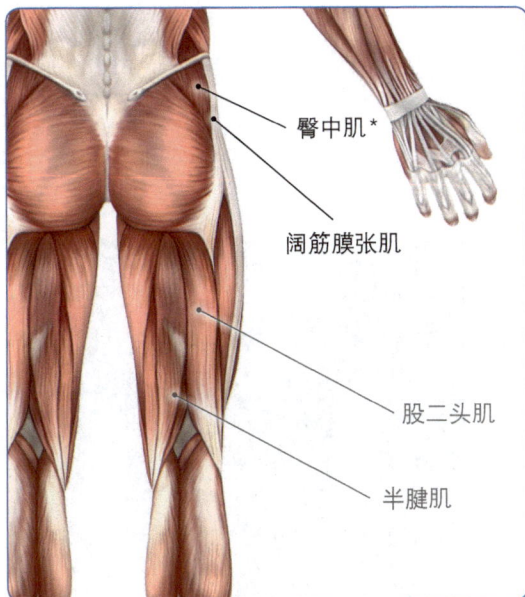

臀中肌 *

阔筋膜张肌

股二头肌

半腱肌

◆ 解析关键

黑色字体为主要锻炼的
肌肉
灰色字体为次要锻炼的
肌肉

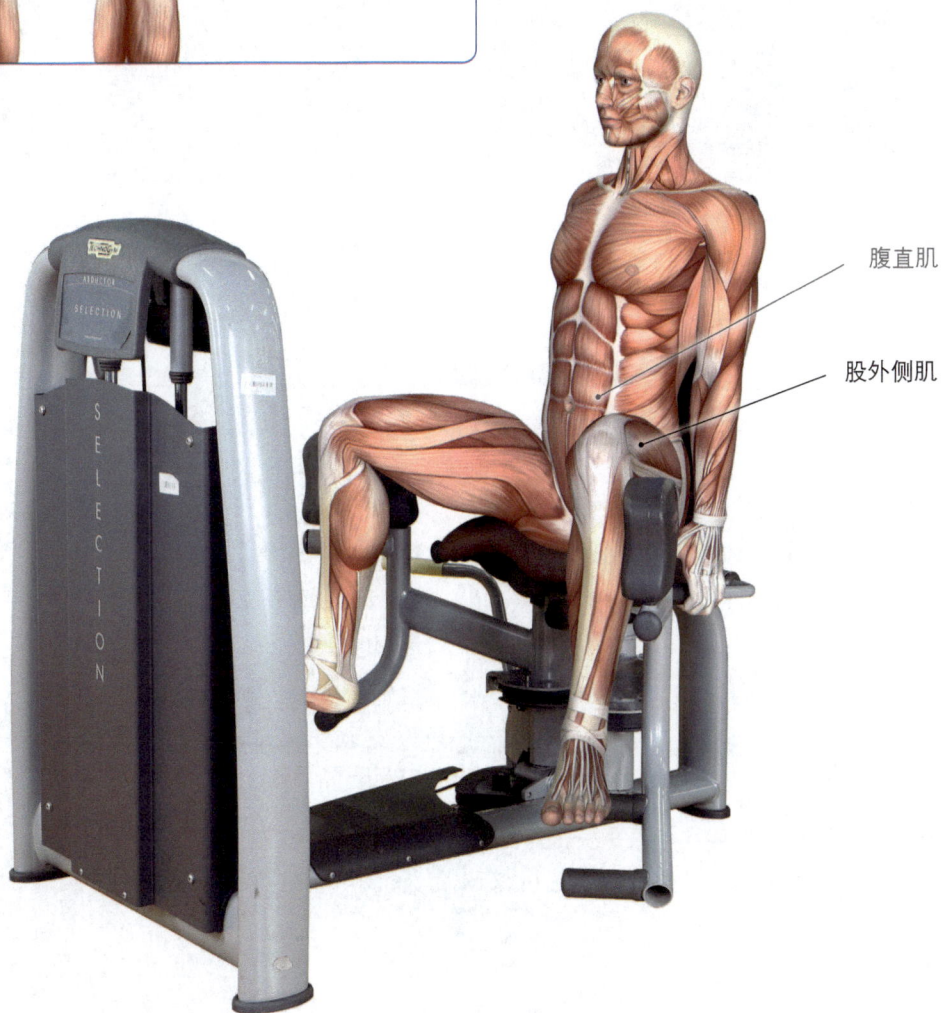

腹直肌

股外侧肌

第8章

腿部训练

大腿内侧肌练习

❶ 坐于大腿内侧肌练习器，调整座位。膝关节屈曲约90度，且膝内侧顶住支撑垫。

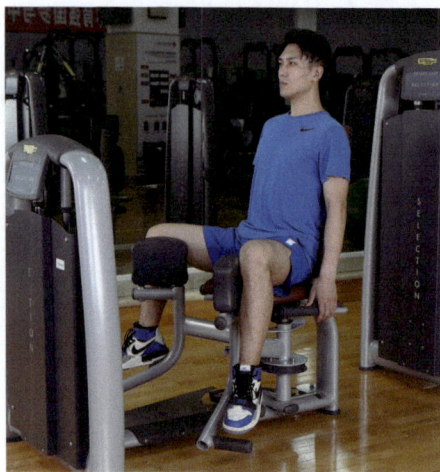

❷ 躯干紧靠椅背，双手握于两侧把手上，双腿向内侧靠近。

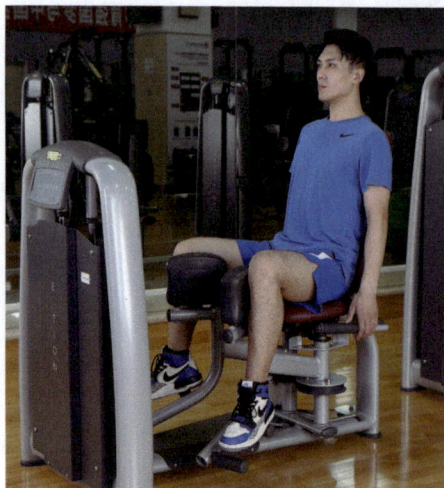

❸ 双腿向内侧靠近至最大限度。恢复准备姿势，重复动作。完成规定次数。

● **正确做法**

后背和臀部紧贴靠垫

● **避免**

上身弯曲、前倾
速度过快

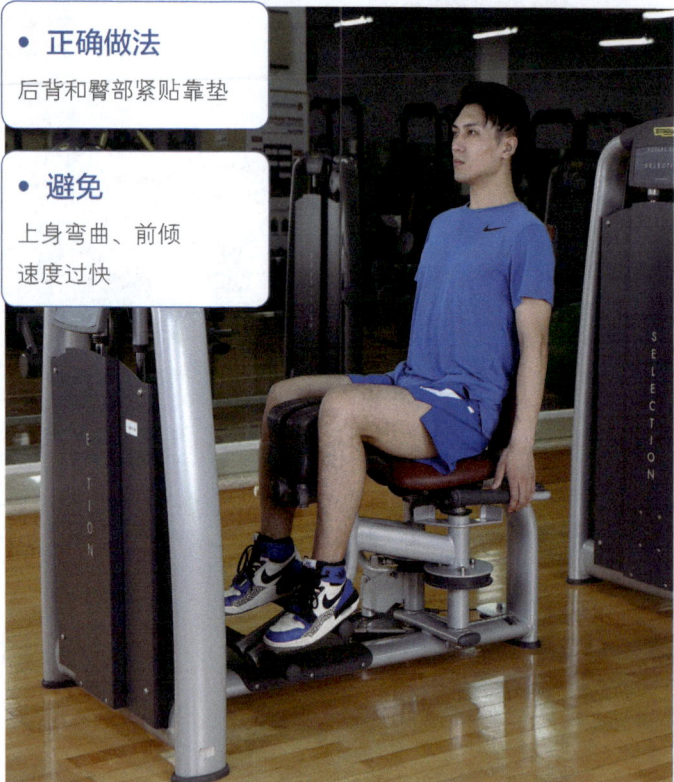

锻炼目标

● 髋部
● 大腿

锻炼器械

● 大腿内侧肌练习器

级别

● 初级

呼吸提示 ◗

● 髋关节内收时呼气，还原时吸气

注意 ⚠

● 若出现髋关节疼痛，则不建议进行此项训练

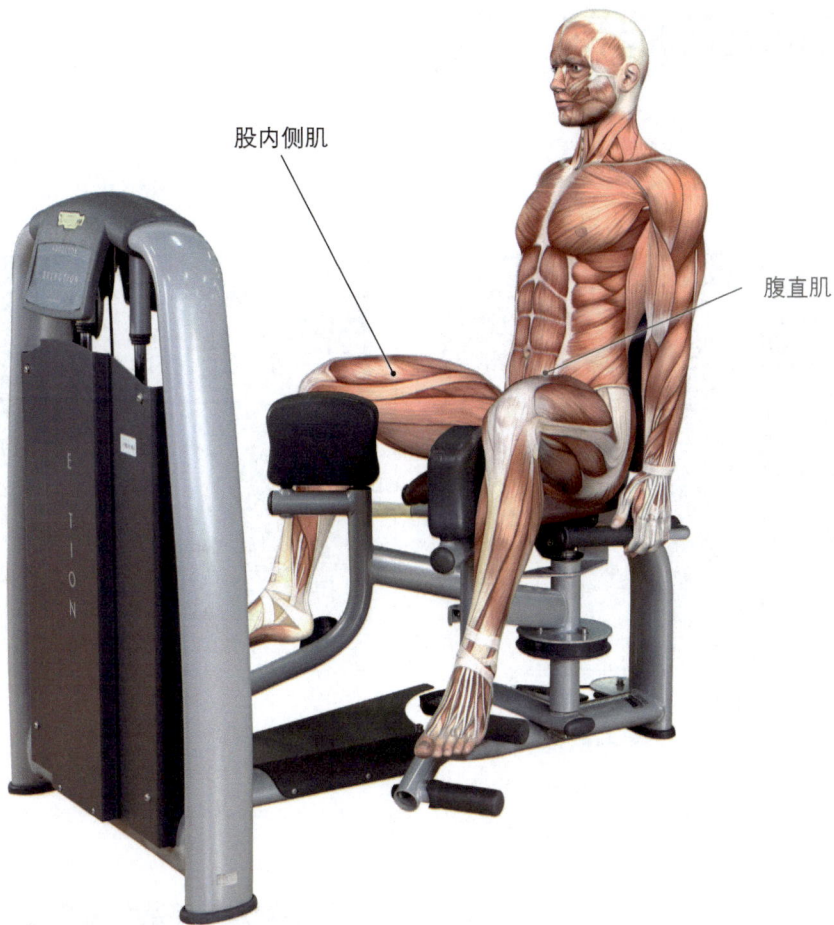

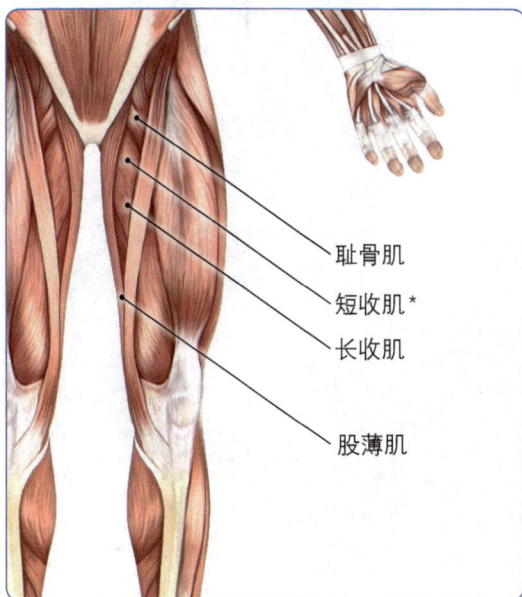

股内侧肌

腹直肌

耻骨肌

短收肌 *

长收肌

股薄肌

- 耻骨肌
- 长收肌
- 短收肌 *
- 股薄肌
- 股内侧肌

◆ 解析关键

黑色字体为主要锻炼的
肌肉
灰色字体为次要锻炼的
肌肉

第8章

腿部训练

KEISER腿部内弯

① 坐于KEISER腿部内弯机，调整座椅位。双腿放于支撑垫上，躯干紧靠椅背，双手握住两侧可调节阻力手柄。

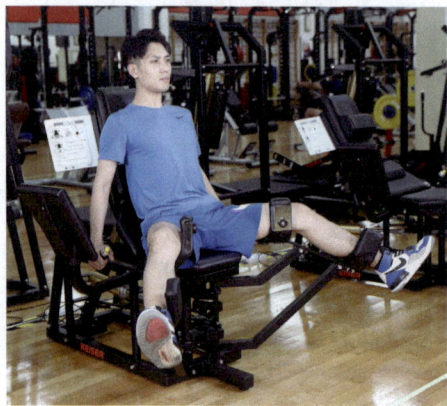

② 保持身体姿势不变，髋关节内收，膝内侧对抗支撑垫，双腿内收。

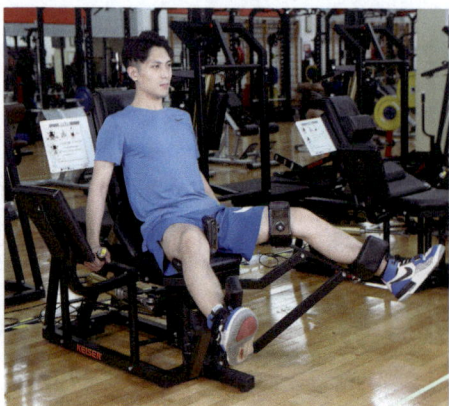

- **正确做法**

  后背和臀部紧贴靠垫

- **避免**

  背部弯曲，上身前倾
  膝关节压力过大

③ 双腿内收至身体中线位置，完成规定次数。

锻炼目标

- 大腿

锻炼器械

- KEISER腿部内弯机

级别

- 初级

呼吸提示

- 髋关节内收时呼气，还原时吸气

注意 ⚠

- 若出现髋关节疼痛，则不建议进行此项训练

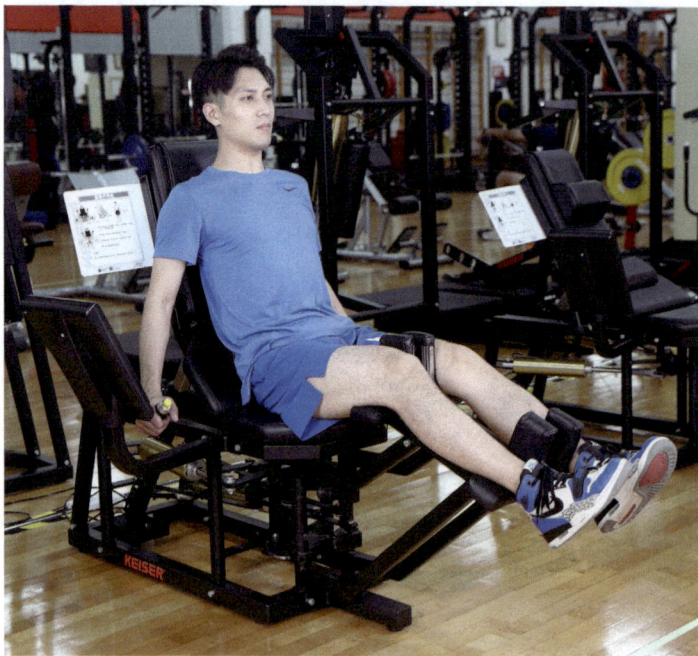

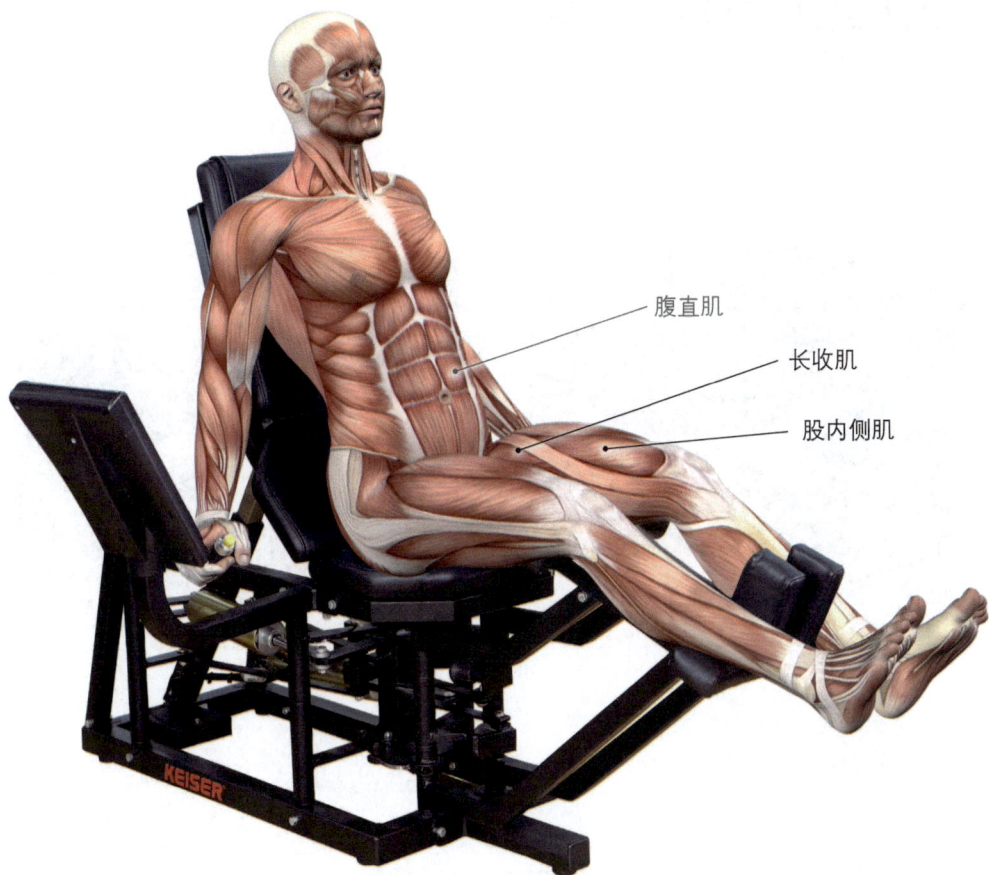

腹直肌

长收肌

股内侧肌

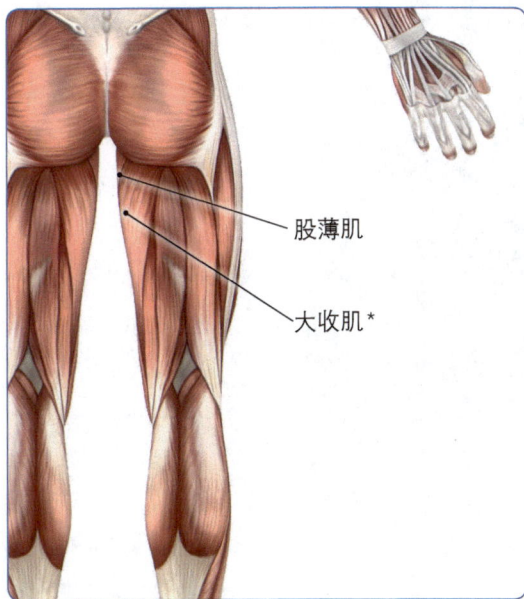

股薄肌

大收肌*

◆ 解析关键

黑色字体为主要锻炼的肌肉
灰色字体为次要锻炼的肌肉

第8章 腿部训练

KEISER 腿部外弯

① 坐于KEISER腿部外弯机，调整座椅位。双腿放于支撑垫上，躯干紧靠椅背，双手握住两侧可调节阻力手柄。

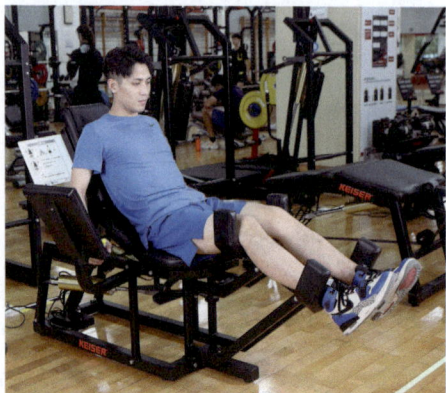

② 保持身体姿势不变，髋关节外展，膝外侧对抗支撑垫向两侧打开。

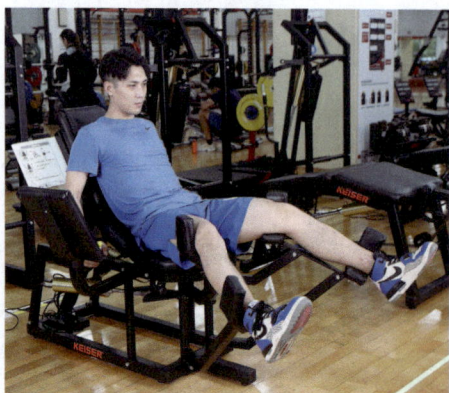

③ 双腿外展至最大限度，缓慢恢复准备姿势，重复动作。完成规定次数。

• 正确做法

后背和臀部紧贴靠垫

• 避免

背部弯曲、抬起
膝关节压力过大

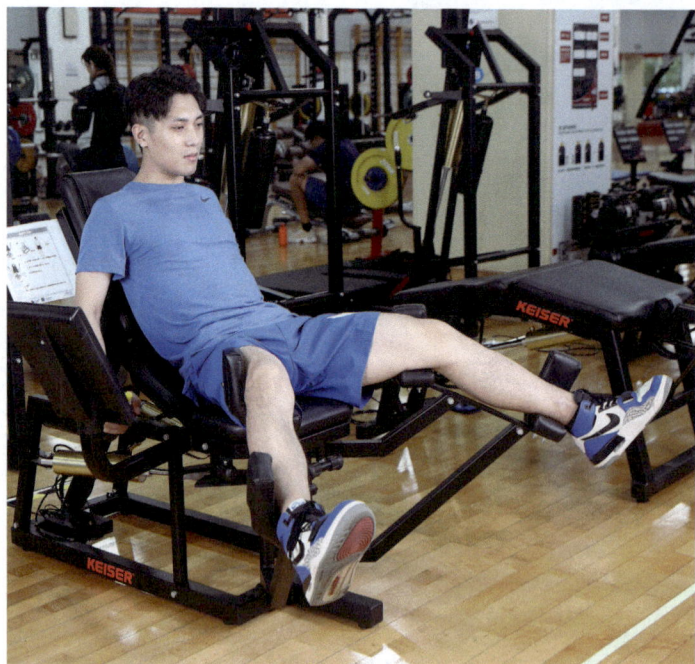

锻炼目标
● 髋部
● 大腿

锻炼器械
● KEISER腿部外弯机

级别
● 初级

呼吸提示 ◑
● 髋关节外展时呼气，还原时吸气

注意 ⚠
● 若出现髋关节疼痛，则不建议进行此项训练

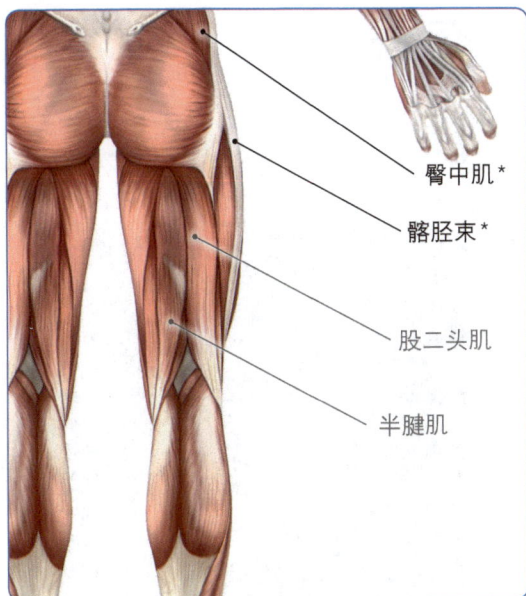

臀中肌*

髂胫束*

股二头肌

半腱肌

🏋 最佳锻炼部位

- 臀中肌*
- 阔筋膜张肌
- 髂胫束*
- 股外侧肌

◆ 解析关键

黑色字体为主要锻炼的肌肉
灰色字体为次要锻炼的肌肉

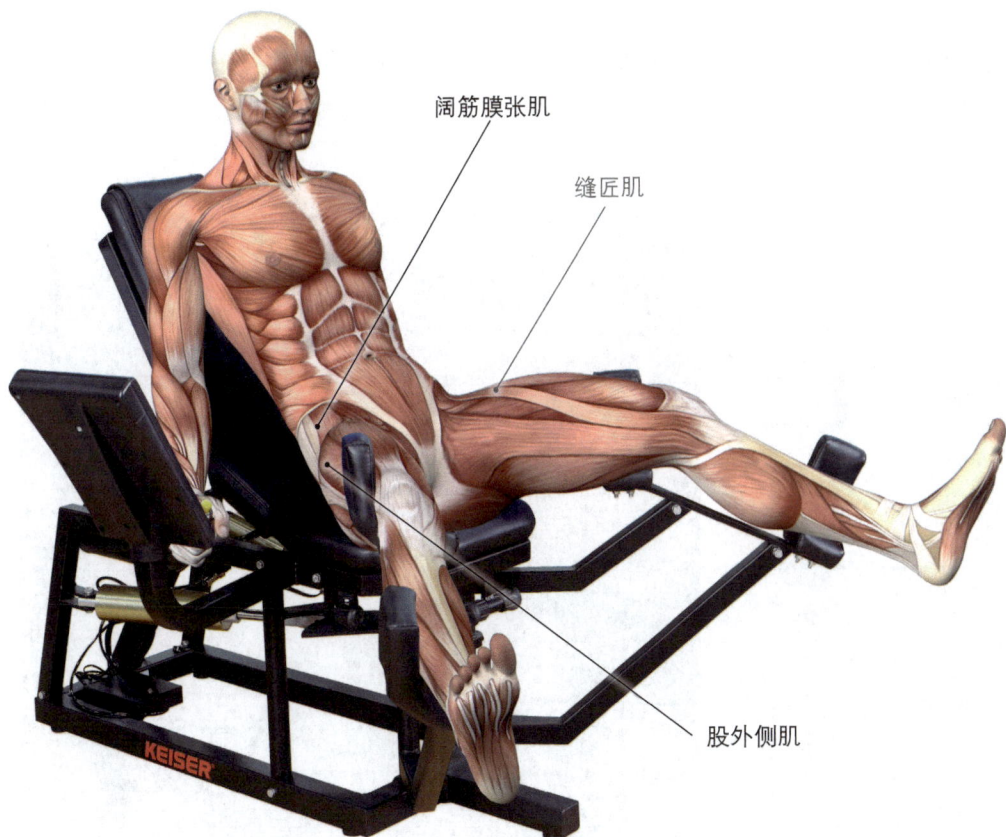

阔筋膜张肌

缝匠肌

股外侧肌

第8章 腿部训练

KEISER腿部推蹬－交替

❶ 坐于KEISER腿部推蹬机，调整座椅位。双腿屈膝约90度，且均踩在蹬踏板上。后背紧贴靠椅，双手握住两侧可调节阻力手柄。

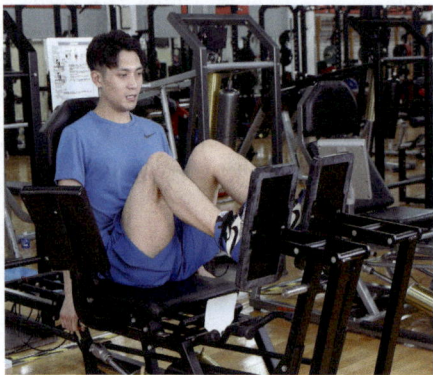

❷ 保持身体姿势不变，一侧腿伸髋伸膝向前推蹬至腿伸直。

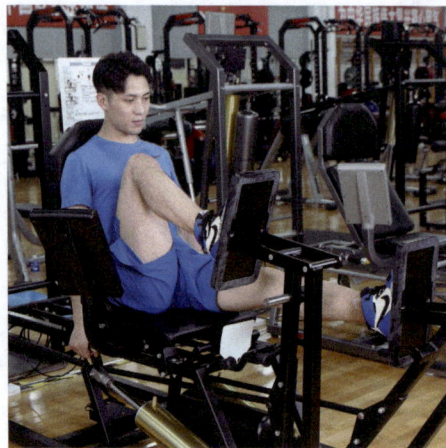

- **正确做法**

推蹬时膝盖和脚尖方向一致
后背和臀部紧贴靠垫

- **避免**

背部弯曲、前俯
膝关节锁死

❸ 身体收紧，屈膝腿快速向前蹬伸，同时另一侧腿快速屈膝约90度，反复交替进行。完成规定次数。

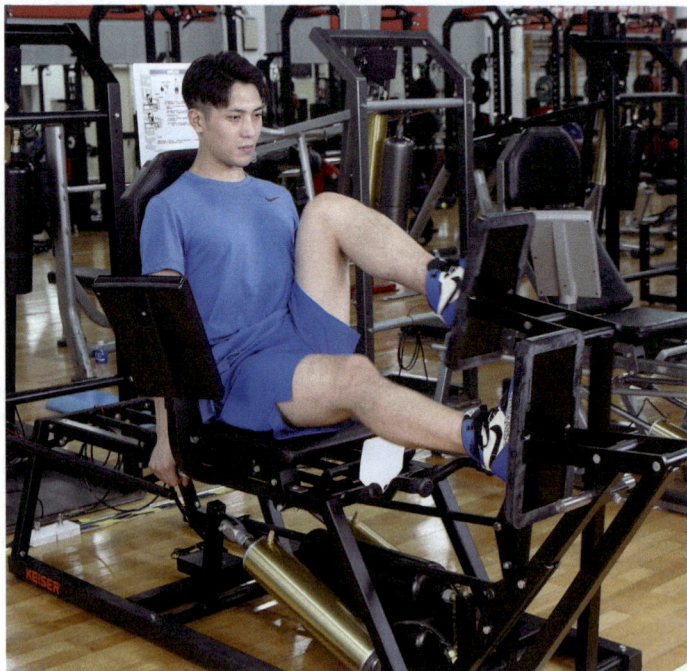

锻炼目标
- 大腿
- 小腿

锻炼器械
- KEISER腿部推蹬机

级别
- 初级

呼吸提示 ◐
- 蹬腿时呼气，还原时吸气

注意 ⚠️
- 若出现膝关节、髋关节疼痛，则不建议进行此项训练

股内侧肌

股直肌

腓肠肌

腹外斜肌

股外侧肌

股中间肌*

半腱肌

股二头肌

半膜肌

腓肠肌

比目鱼肌

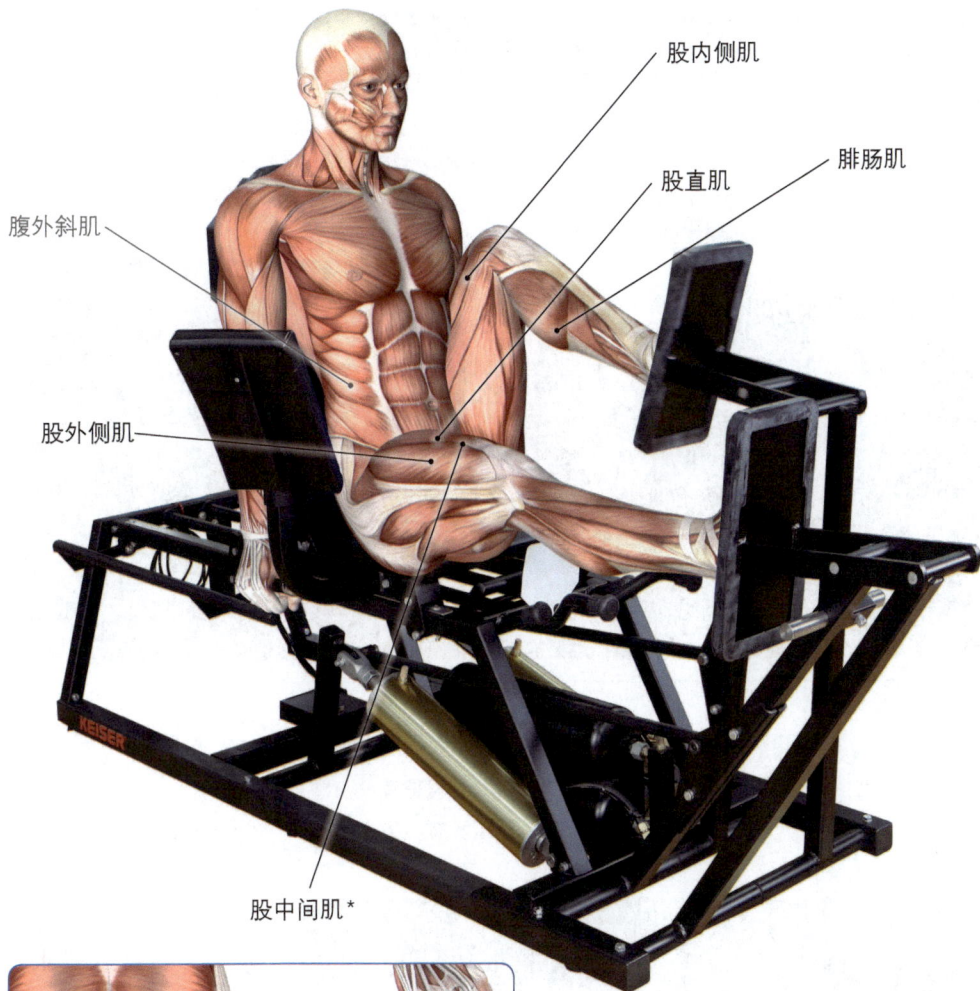

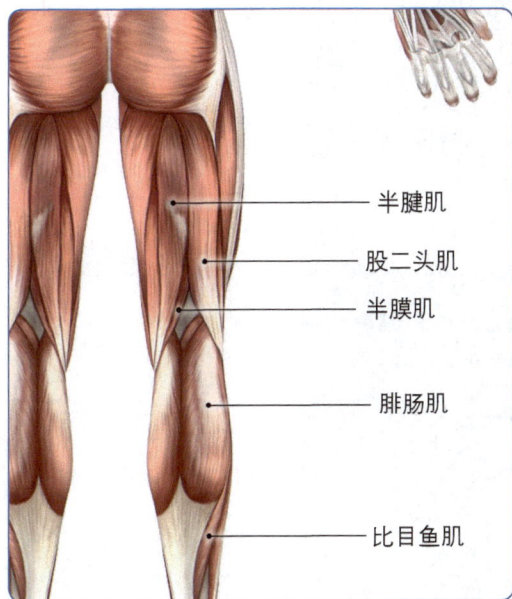

🧍 最佳锻炼部位

- 股直肌
- 股外侧肌
- 股内侧肌
- 腓肠肌
- 比目鱼肌
- 股中间肌*
- 半腱肌
- 半膜肌
- 股二头肌

◆ 解析关键

黑色字体为主要锻炼的肌肉
灰色字体为次要锻炼的肌肉

KEISER 腿部推蹬–双腿

① 坐于KEISER腿部推蹬机，调整座椅位。双腿屈膝约90度，且均踩在蹬踏板上。后背紧贴靠椅，双手握住两侧可调节阻力手柄。

② 身体挺直，保持核心收紧，双腿同时发力快速向前蹬伸。

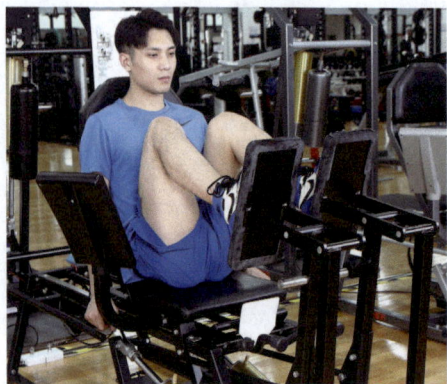

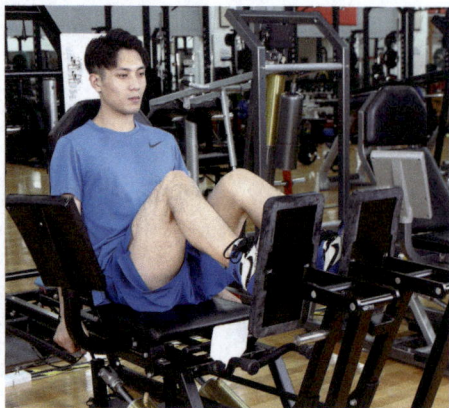

③ 双腿前蹬至双腿伸直，稍做停顿，恢复准备姿势，重复动作。完成规定次数。

• 正确做法

后背和臀部紧贴靠垫
膝盖和脚尖方向一致

• 避免

膝关节外展
背部弯曲、前倾

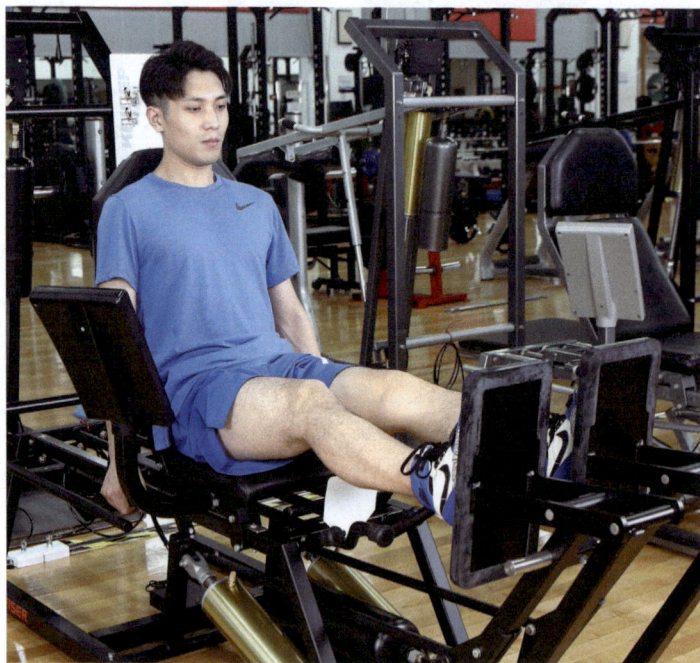

锻炼目标
● 大腿
锻炼器械
● KEISER腿部推蹬机
级别
● 初级
呼吸提示
● 蹬腿时呼气，还原时吸气
注意 ⚠
● 若出现膝关节疼痛，则不建议进行此项训练

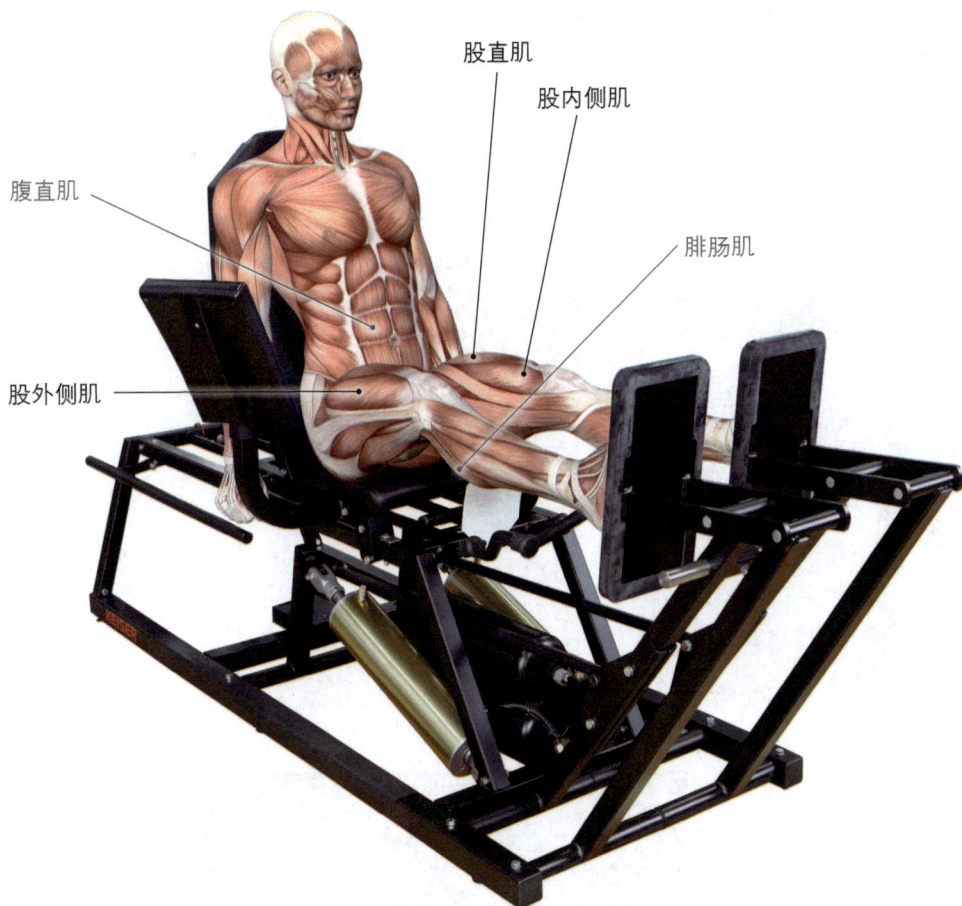

股直肌

股内侧肌

腓肠肌

腹直肌

股外侧肌

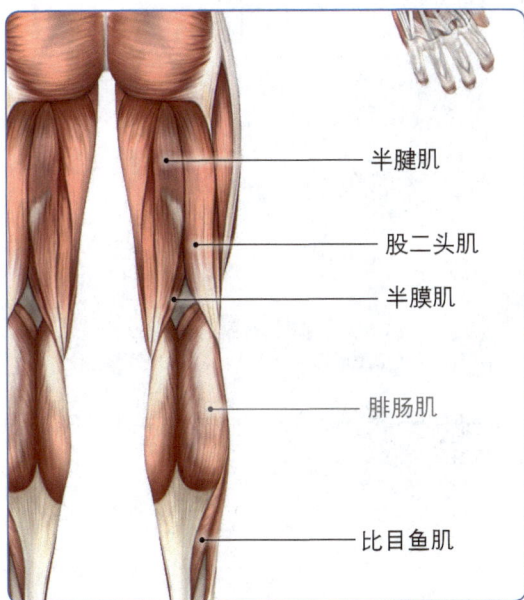

半腱肌

股二头肌

半膜肌

腓肠肌

比目鱼肌

最佳锻炼部位

- 半腱肌
- 半膜肌
- 股二头肌
- 股内侧肌
- 股外侧肌
- 股直肌
- 比目鱼肌

◆ 解析关键

黑色字体为主要锻炼的肌肉
灰色字体为次要锻炼的肌肉

第8章 腿部训练

坐式大腿伸展练习

① 坐于坐式大腿伸展练习器，调整座椅位和踝部支撑垫，膝关节后部紧贴椅子边缘。

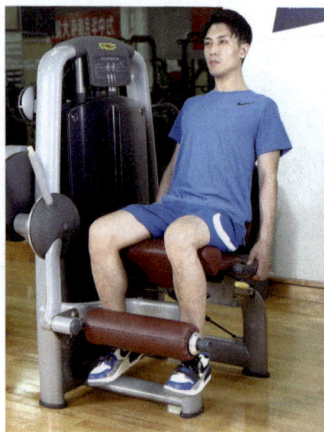

② 躯干紧靠椅背，双手握紧两侧把手。膝关节对抗阻力尽量向上提起。

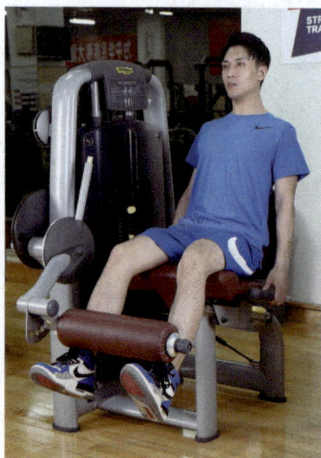

- **正确做法**

  后背和臀部紧贴靠垫
  大腿发力

- **避免**

  背部弯曲、前倾
  膝关节压力过大

③ 双腿向上抬起至基本伸直，稍做停顿，恢复准备姿势。完成规定次数。

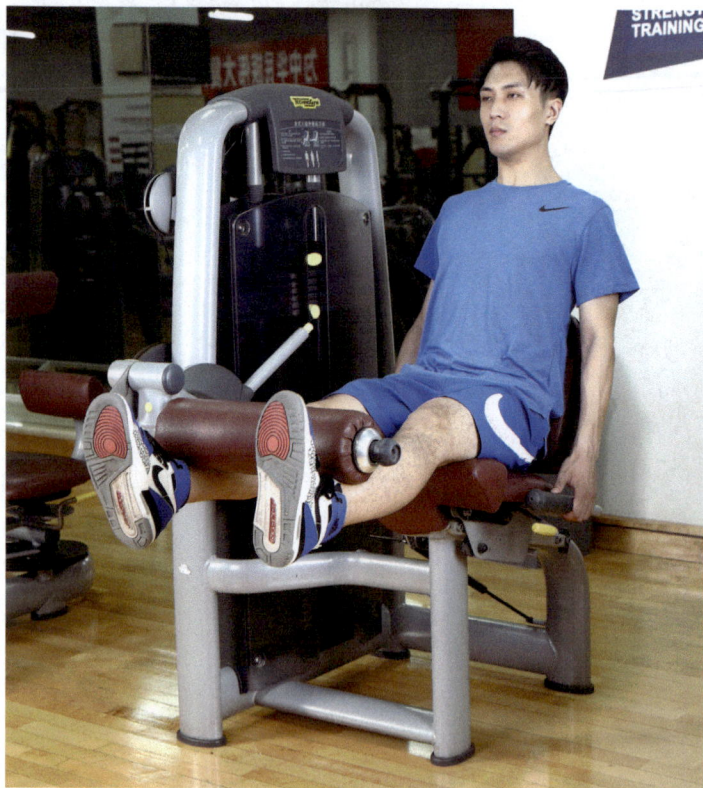

锻炼目标
- 大腿

锻炼器械
- 坐式大腿伸展练习器

级别
- 初级

呼吸提示 ◔
- 膝关节伸展时呼气，还原时吸气

注意 ⚠
- 若出现膝关节疼痛，则不建议进行此项训练

股中间肌*

股直肌

股内侧肌

胫骨前肌

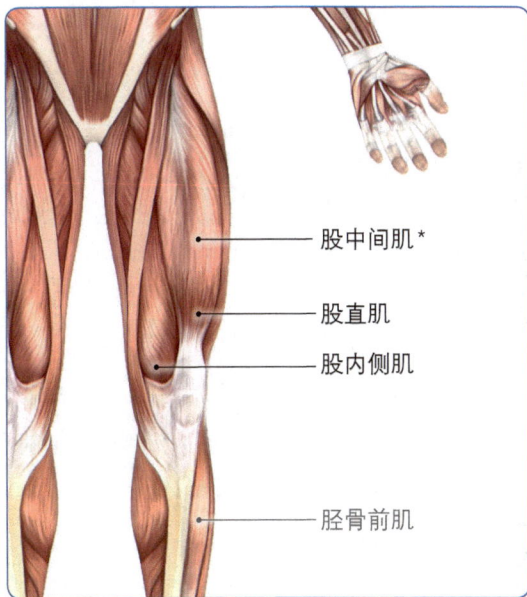

最佳锻炼部位

- 股直肌
- 股中间肌*
- 股内侧肌
- 股外侧肌

◆ 解析关键

黑色字体为主要锻炼的
肌肉
灰色字体为次要锻炼的
肌肉

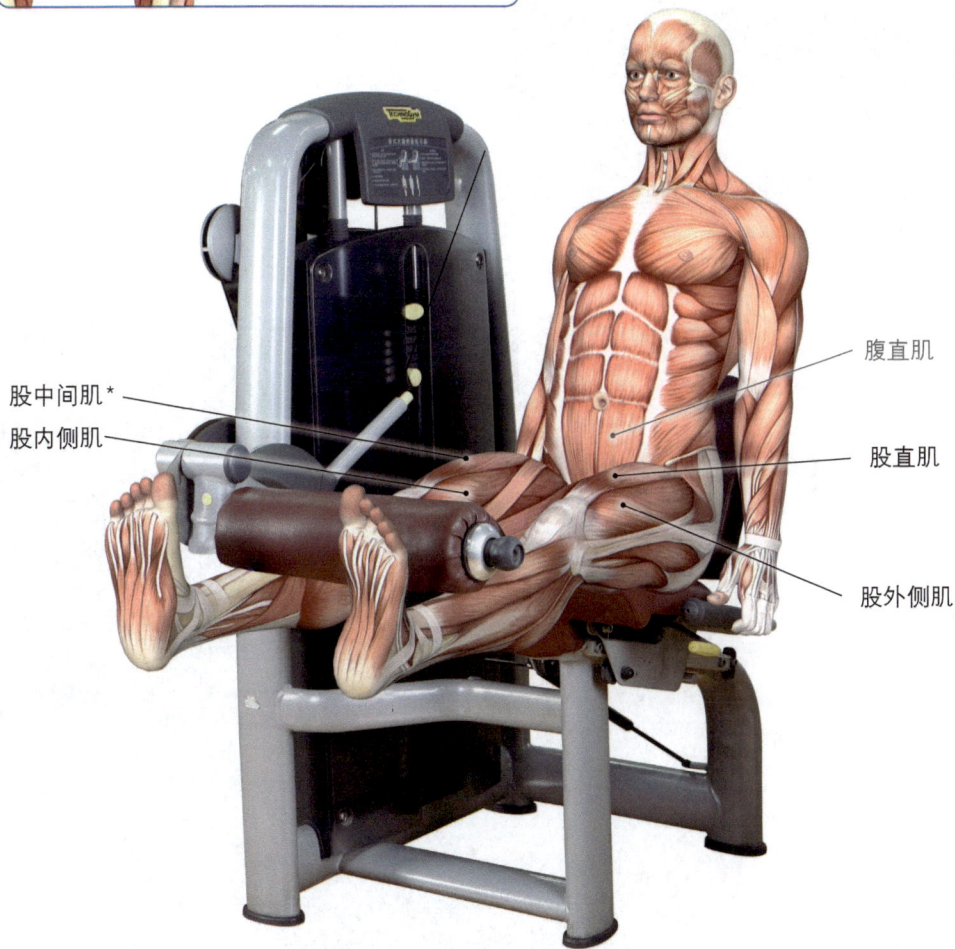

股中间肌*
股内侧肌

腹直肌

股直肌

股外侧肌

第8章

腿部训练

倒蹬

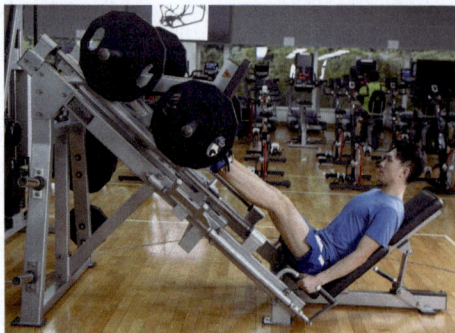

❶ 坐于倒蹬器，后背紧贴靠垫，双手抓握两侧制动杆。

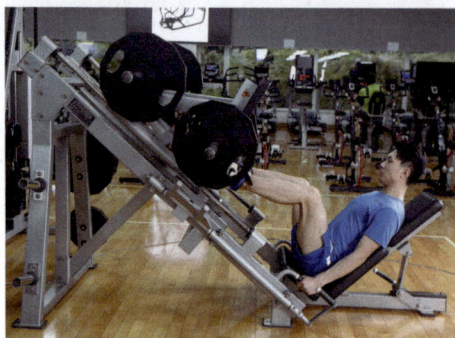

❷ 打开制动杆，屈膝屈髋，杠铃向下。

锻炼目标
● 大腿

锻炼器械
● 倒蹬器

级别
● 初级

呼吸提示
● 蹬腿时呼气，还原时吸气

注意 ⚠
● 若出现膝关节疼痛，则不建议进行此项训练

● **正确做法**

膝关节和脚尖方向一致向上

● **避免**

膝关节外展
膝关节压力过大

❸ 屈髋屈膝至最大限度，直至小腿尽可能与地面平行。恢复准备姿势，完成规定次数。

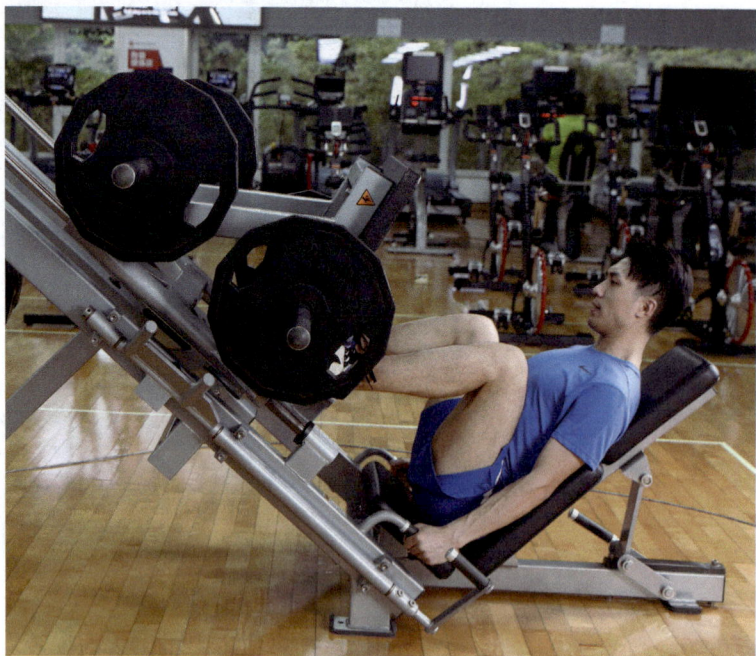

长收肌
缝匠肌
股中间肌*
股外侧肌
股直肌
股内侧肌

腓肠肌

股二头肌

股外侧肌

阔筋膜张肌

臀大肌

大收肌*

半腱肌

股二头肌

半膜肌

腓肠肌

比目鱼肌

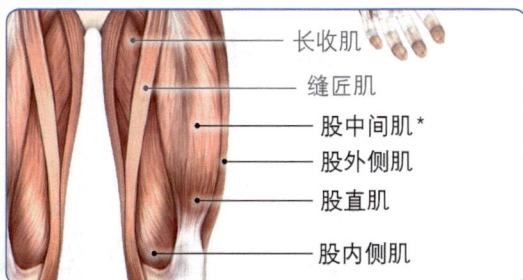

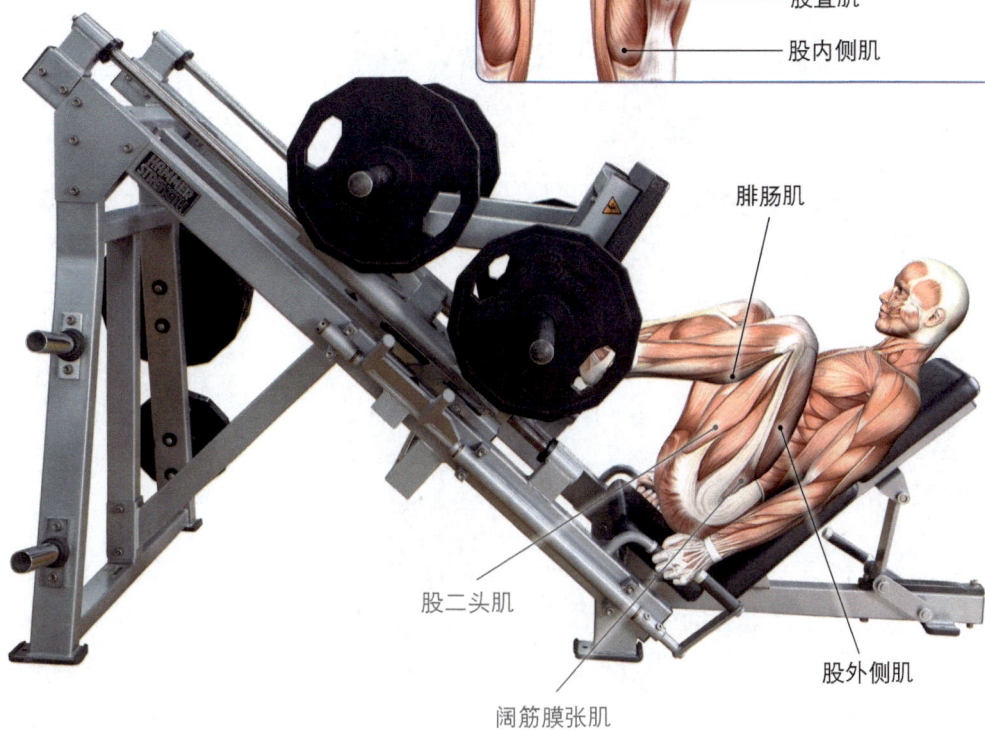

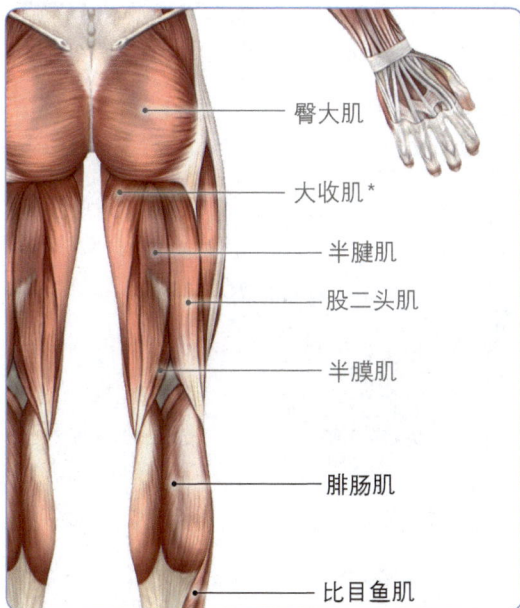

最佳锻炼部位

- 股直肌
- 股中间肌*
- 股内侧肌
- 股外侧肌
- 腓肠肌
- 比目鱼肌

◆ 解析关键

黑色字体为主要锻炼的肌肉

灰色字体为次要锻炼的肌肉

勾腿式练习

① 俯卧于勾腿式练习器，小腿后部与横垫接触，髋部放于垫子凸出处，躯干贴于垫子，双手抓住两侧把手。

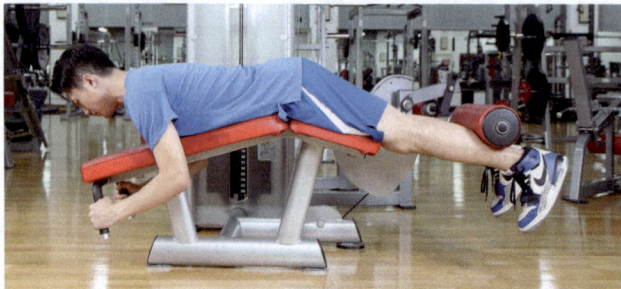

② 髋关节固定，大腿后侧对抗阻力尽可能屈曲膝关节。

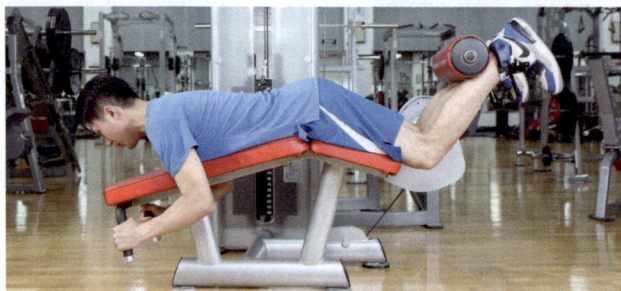

③ 双腿屈膝至最大限度，恢复准备姿势。完成规定次数。

● **正确做法**
上身保持固定
背部挺直

● **避免**
上身向上抬起
髋部向上抬起

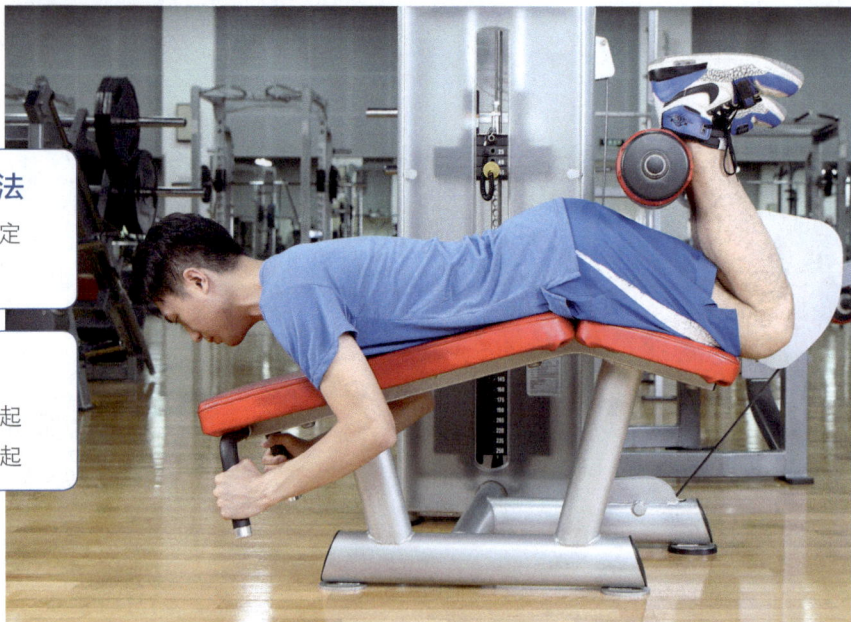

大收肌 *

半腱肌

股二头肌

半膜肌

长收肌

股中间肌 *
股外侧肌
股直肌
股内侧肌

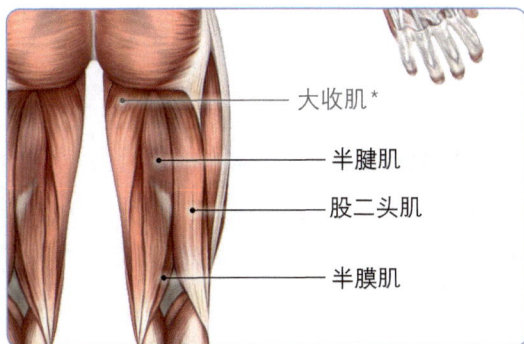

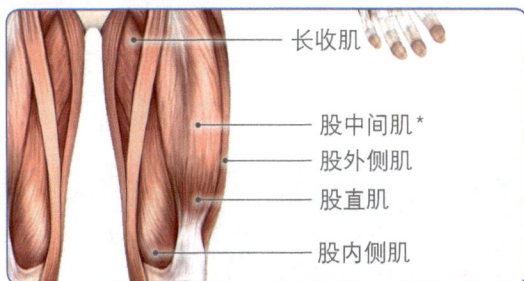

最佳锻炼部位

- 半腱肌
- 股二头肌
- 半膜肌

◆ 解析关键

黑色字体为主要锻炼的
肌肉
灰色字体为次要锻炼的
肌肉

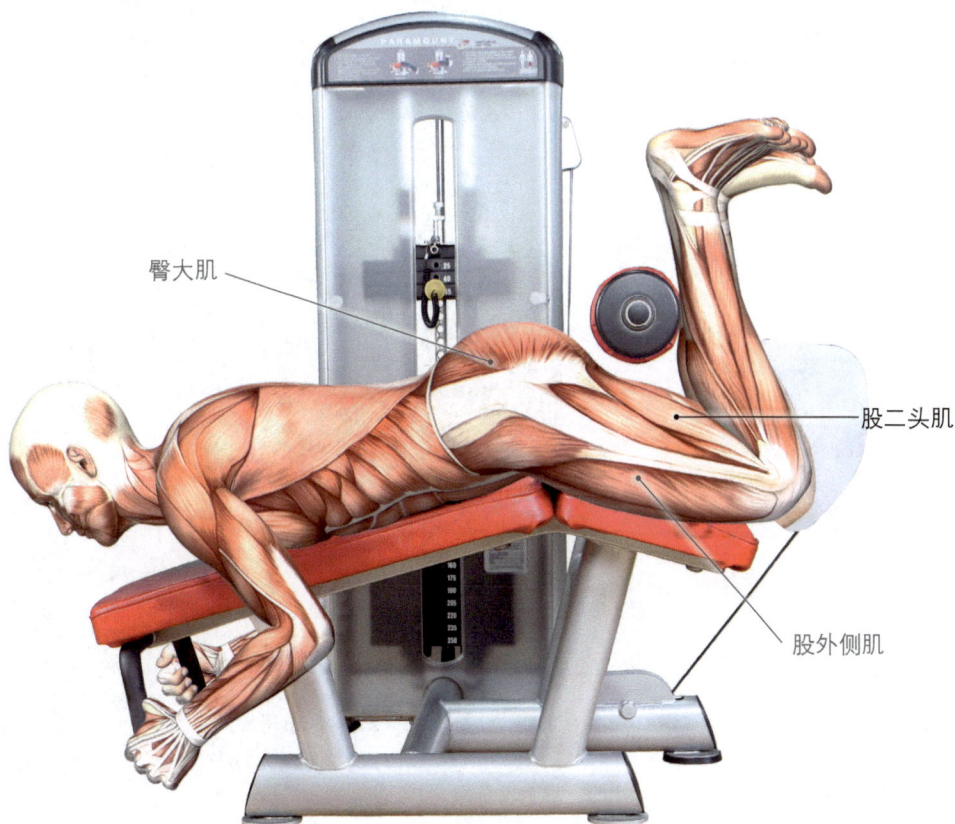

臀大肌

股二头肌

股外侧肌

绳索提踵

❶ 站姿，双脚并拢，双手各持相同阻力把手于身体两侧。

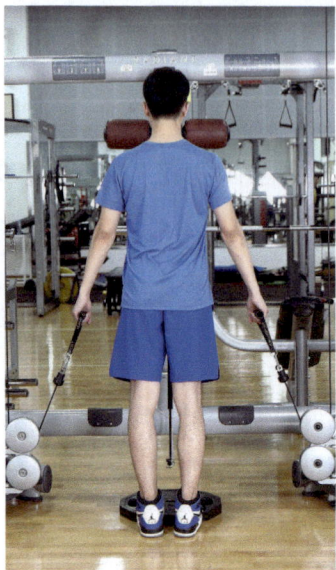

- **正确做法**

双腿保持伸直
背部保持挺直
身体保持稳定

- **避免**

膝关节弯曲
背部弯曲，重心不稳

❷ 控制身体稳定，双脚对抗手臂阻力同时向上提踵至最大限度，然后恢复准备姿势。完成规定次数。

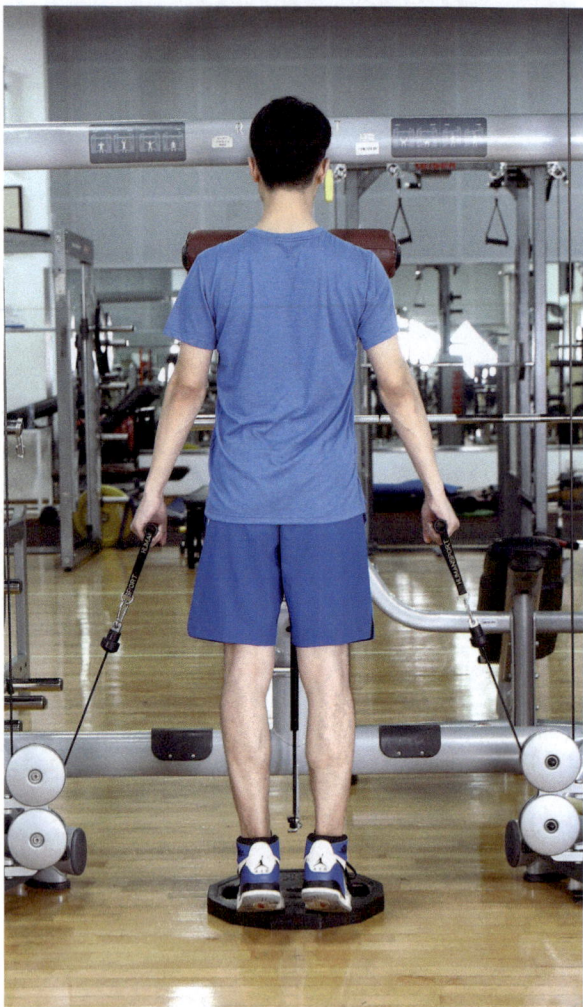

锻炼目标
- 大腿

锻炼器械
- 绳索练习器

级别
- 初级

呼吸提示
- 提踵时呼气，还原时吸气

注意 ⚠️
- 若出现踝关节疼痛，则不建议进行此项训练

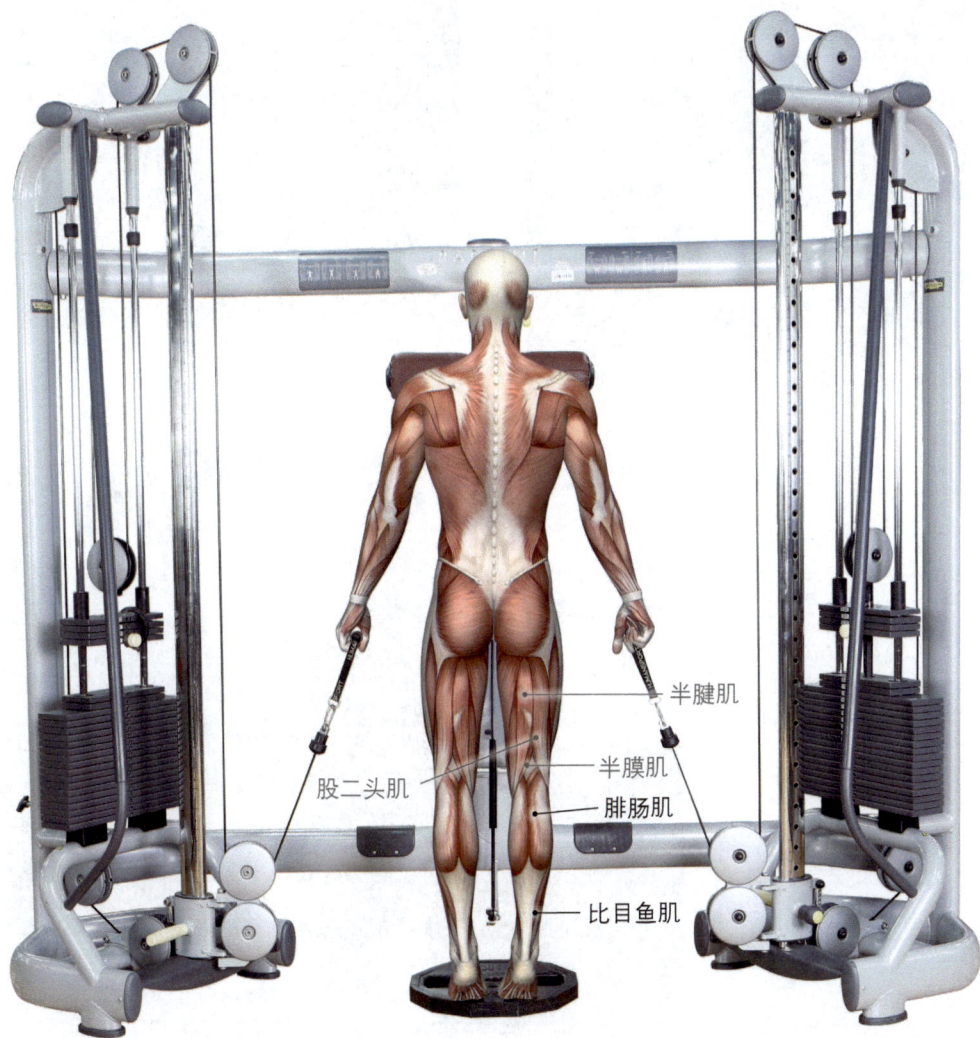

半腱肌

半膜肌

股二头肌

腓肠肌

比目鱼肌

坐式后腿屈伸练习

❶ 坐于坐式后腿屈伸练习器，踝关节后部支撑于横垫，小腿近膝端前部位于横垫下，膝关节后部紧贴椅子边缘，躯干紧靠椅背，双手握紧两侧把手。

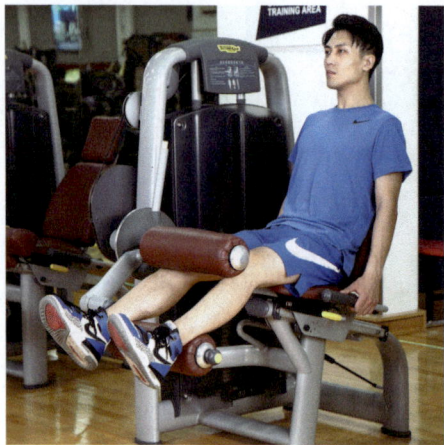

❷ 小腿向后，逐渐靠近座椅。膝关节对抗阻力屈曲。

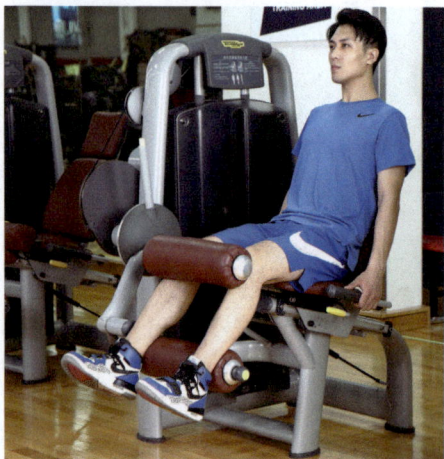

❸ 膝关节对抗阻力尽可能屈曲至最大限度，然后恢复准备姿势。完成规定次数。

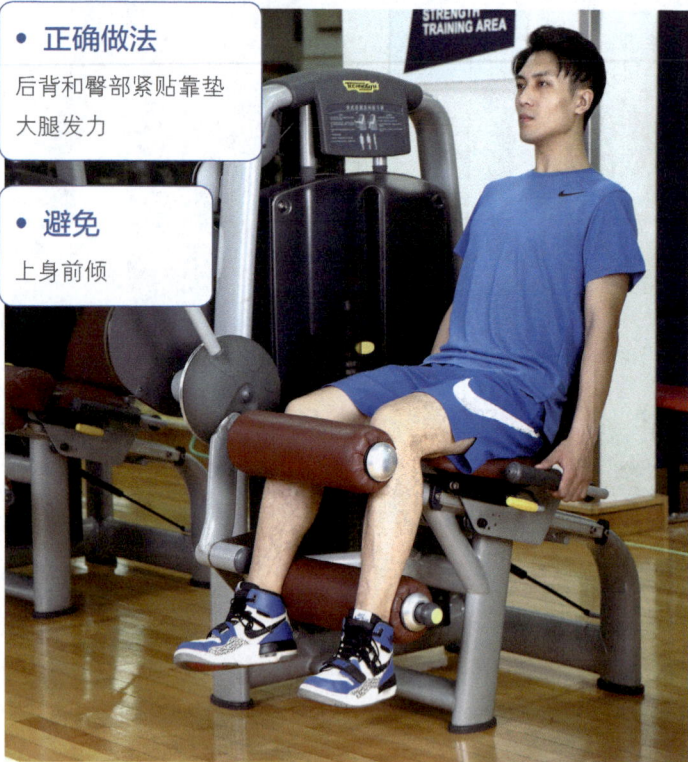

● 正确做法

后背和臀部紧贴靠垫
大腿发力

● 避免

上身前倾

锻炼目标

● 大腿

锻炼器械

● 坐式后腿屈伸练习器

级别

● 初级

呼吸提示

● 膝关节屈曲时呼气，还原时吸气

注意 ⚠

● 若出现膝关节疼痛，则不建议进行此项训练

腹直肌

臀大肌

半腱肌

股二头肌

半膜肌

腓肠肌

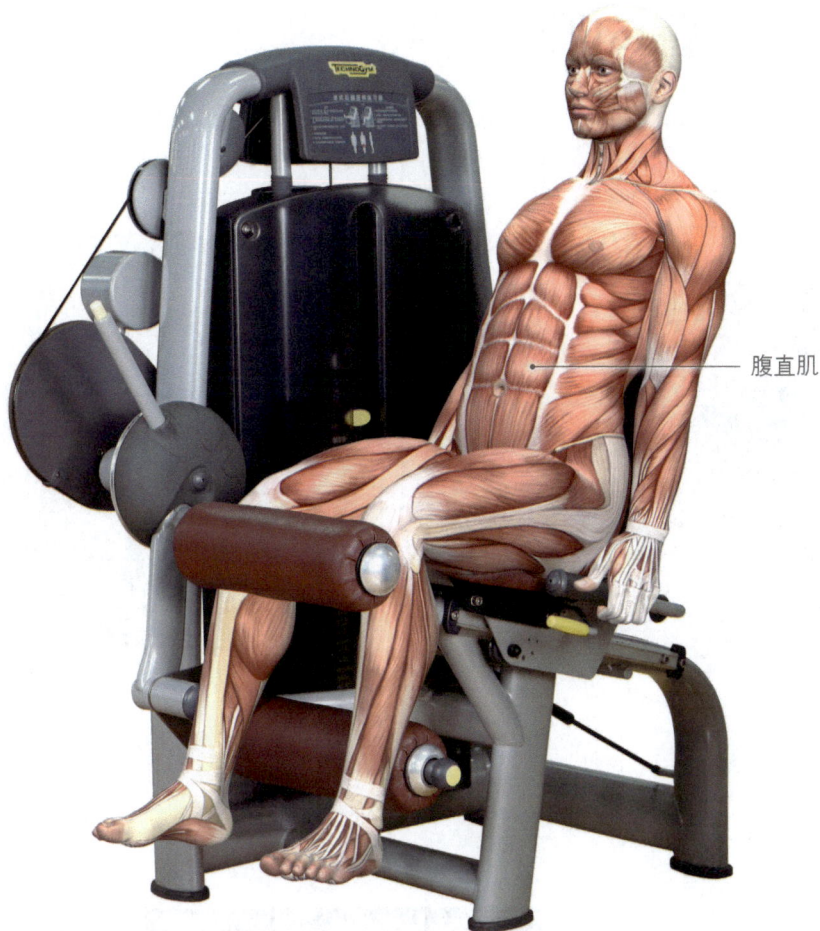

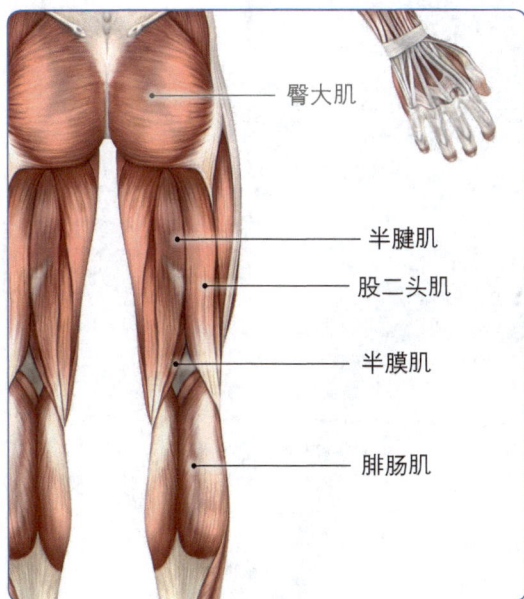

最佳锻炼部位

- 半腱肌
- 股二头肌
- 半膜肌
- 腓肠肌

◆ 解析关键

黑色字体为主要锻炼的肌肉

灰色字体为次要锻炼的肌肉

俯卧交替勾腿

① 俯卧于KEISER勾腿机，小腿后部与横垫接触，髋部放于垫子凸出处，躯干贴于垫子，双手抓住两侧可调节阻力手柄。

② 髋关节固定，一侧大腿后侧对抗阻力尽可能屈曲膝关节。

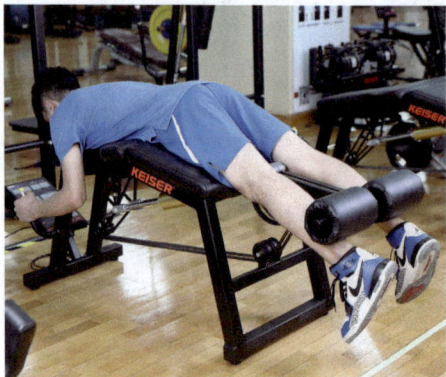

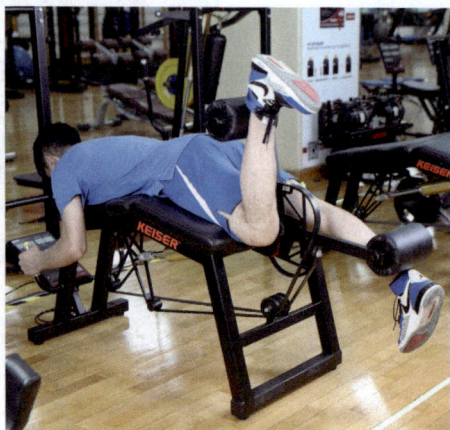

● 正确做法
速度放慢

腿部收紧，避免借力

● 避免
双腿同时弯曲或伸直

髋部抬起

③ 动作完成，恢复准备姿势。换对侧腿屈膝，双腿交替进行，完成规定次数。

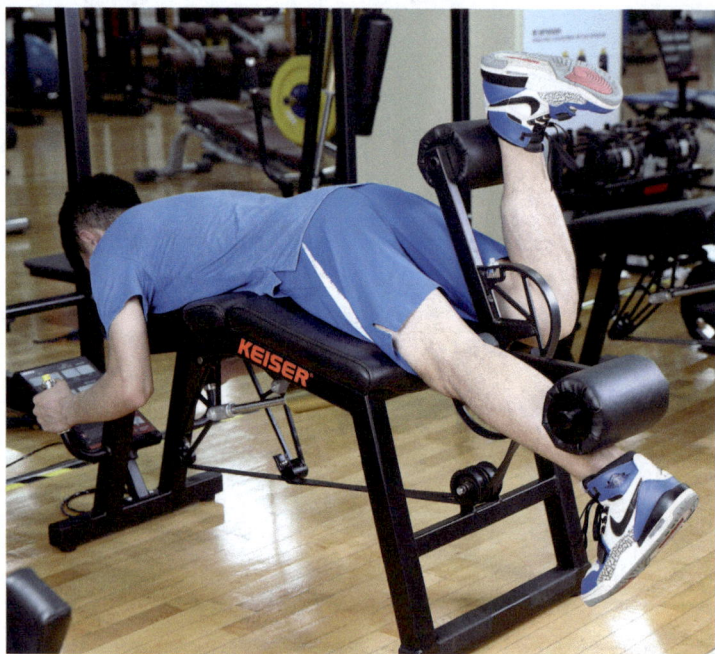

第8章

腿部训练

锻炼目标

● 大腿

锻炼器械

● KEISER勾腿机

级别

● 初级

呼吸提示

● 屈曲膝关节时呼气，还原时吸气

注意 ⚠

● 若出现膝关节疼痛，则不建议进行此项训练

- 半膜肌
- 股二头肌
- 半腱肌

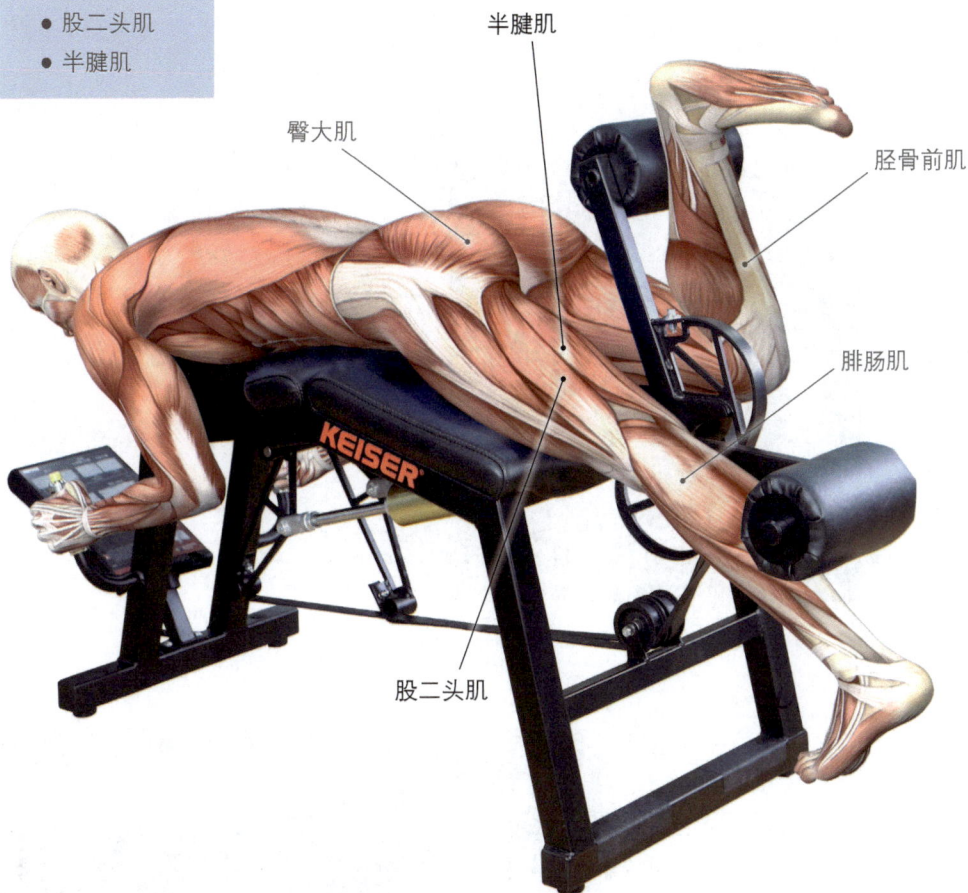

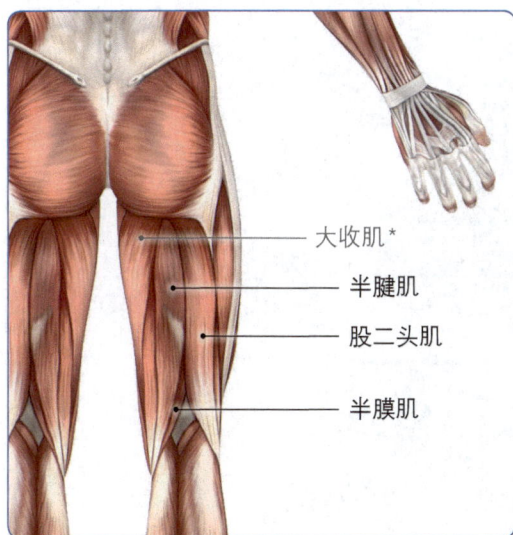

半腱肌

臀大肌

胫骨前肌

腓肠肌

股二头肌

大收肌 *

半腱肌

股二头肌

半膜肌

◆ **解析关键**

黑色字体为主要锻炼的肌肉

灰色字体为次要锻炼的肌肉

第8章 腿部训练

坐式交替伸腿

① 坐于KEISER腿部伸展机，踝关节上部位于横垫下，膝关节后部紧贴椅子边缘，躯干紧靠椅背，双手握紧两侧可调节阻力手柄。

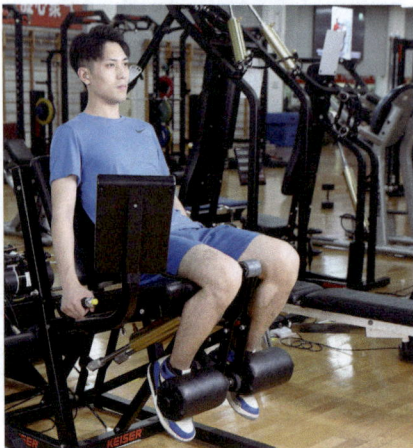

锻炼目标
● 大腿

锻炼器械
● KEISER腿部伸展机

级别
● 初级

呼吸提示 ◑
● 膝关节伸展时呼气，还原时吸气

注意 ⚠
● 若出现膝关节疼痛，则不建议进行此项训练

② 一侧小腿向前伸展至该侧腿伸直。屈膝恢复准备姿势，换对侧伸展，双腿交替进行，完成规定次数。

● **正确做法**
后背和臀部紧贴靠垫
大腿发力

● **避免**
上身前倾，背部弯曲

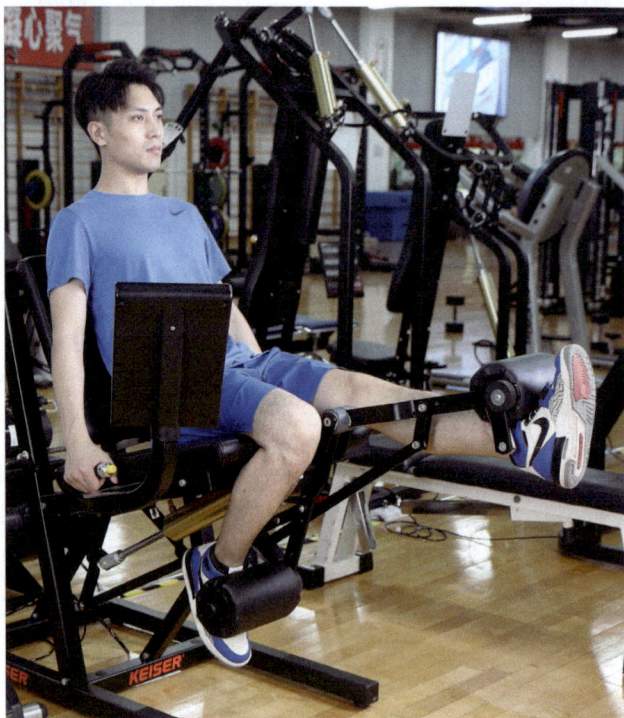

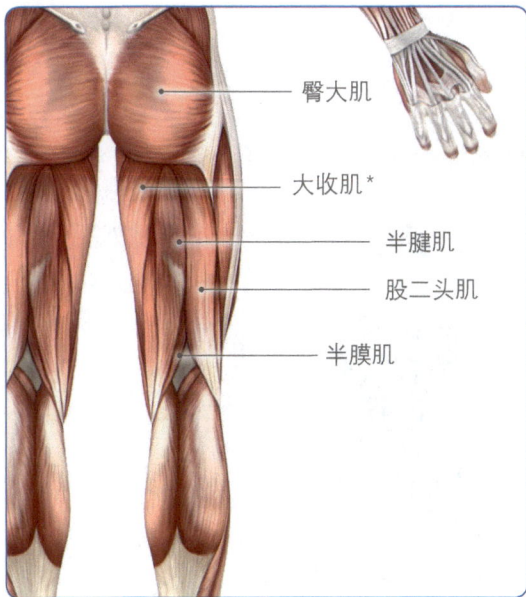

臀大肌

大收肌*

半腱肌

股二头肌

半膜肌

- 股直肌
- 股中间肌*
- 股内侧肌
- 股外侧肌

◆ 解析关键

黑色字体为主要锻炼的
肌肉
灰色字体为次要锻炼的
肌肉

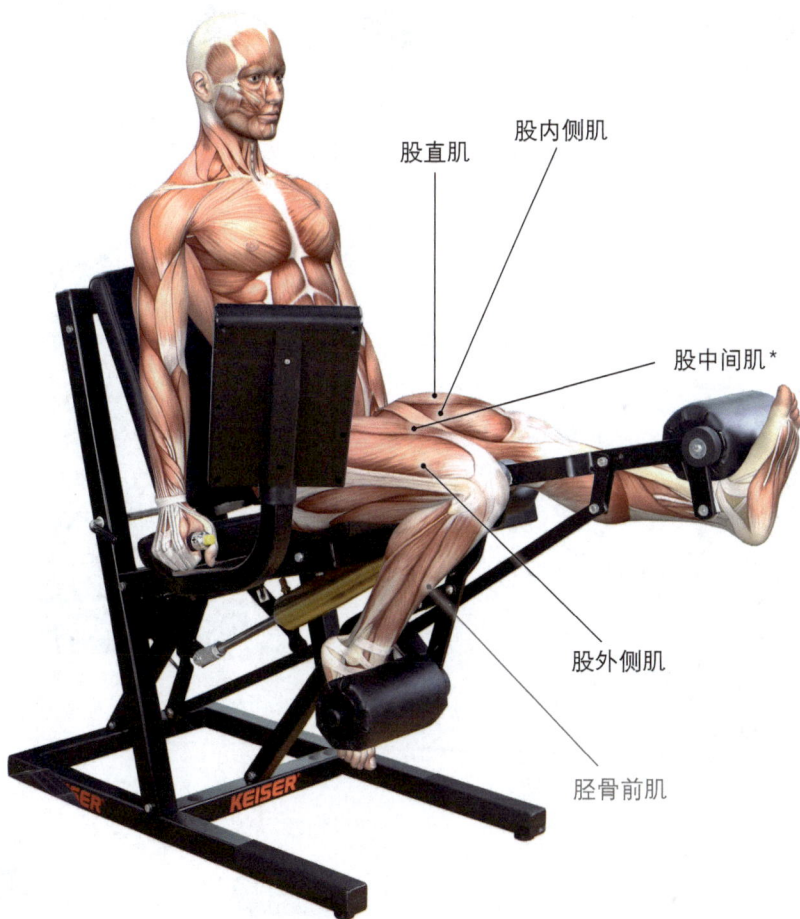

股直肌

股内侧肌

股中间肌*

股外侧肌

胫骨前肌

KEISER

第8章

腿部训练

相扑提拉

① 身体呈深蹲姿，双脚分开略
比肩宽，脚尖略向外，双手
托哑铃于身前。

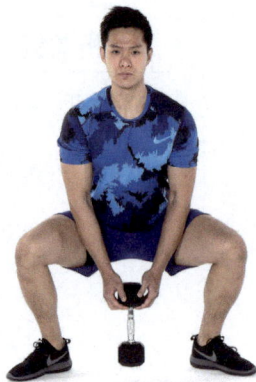

② 保持身体姿势不变，向上伸髋。

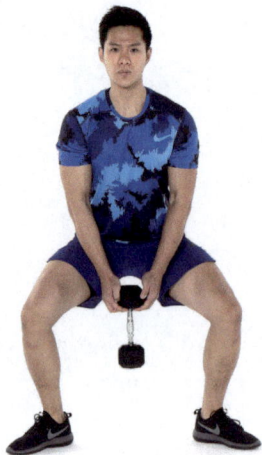

● **正确做法**

腹部肌群收紧
双腿保持稳定
背部挺直

● **避免**

背部弯曲
膝关节内扣
上身前倾

锻炼目标

● 大腿

锻炼器械

● 哑铃

级别

● 中级

呼吸提示 🌗

● 提拉时呼气，还原时
吸气

注意 ⚠️

● 若出现膝关节疼痛，
则不建议进行此项训练

③ 双腿伸直，呈直立姿势
站立。完成规定次数。

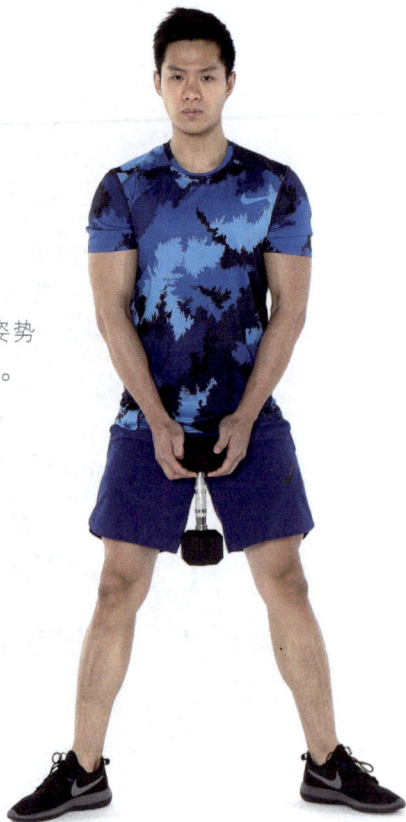

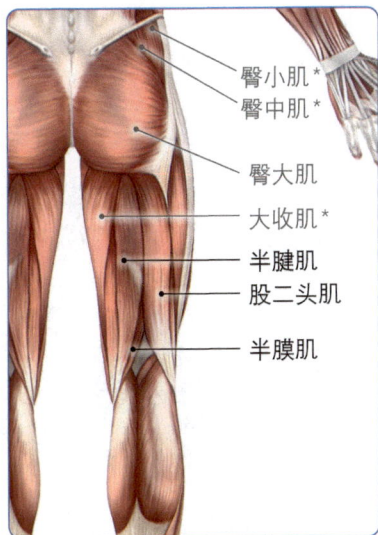

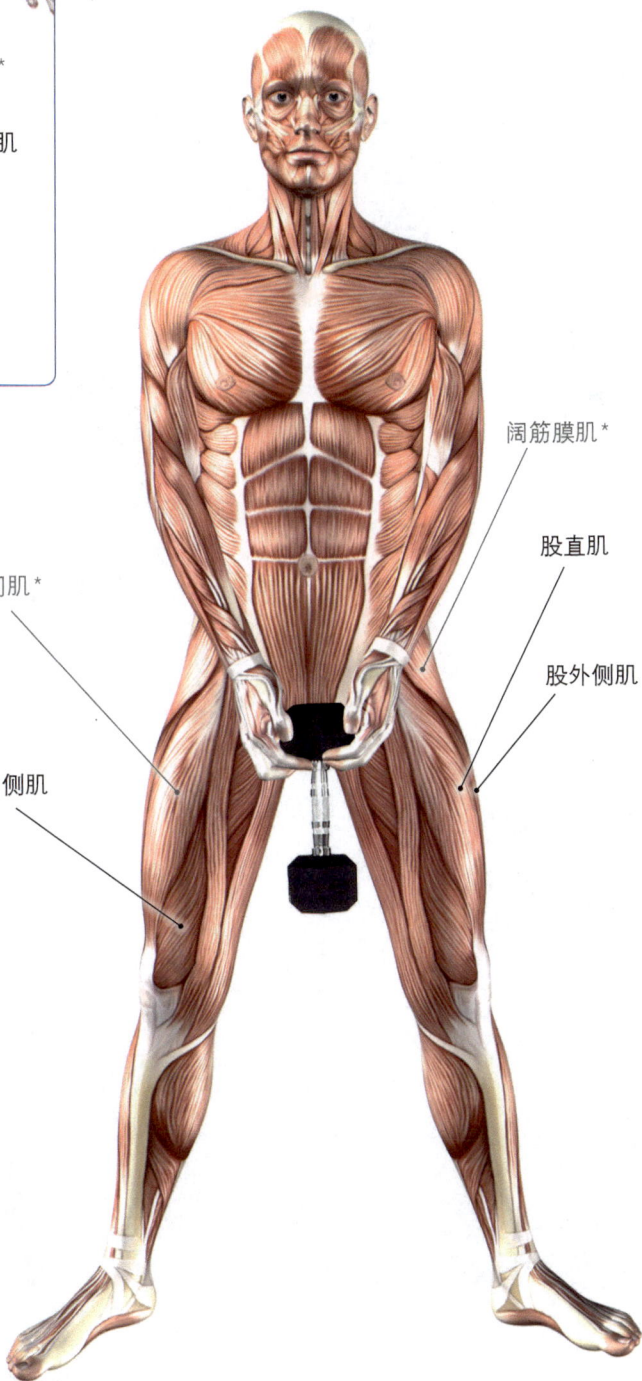

臀小肌 *
臀中肌 *

臀大肌

大收肌 *
半腱肌
股二头肌

半膜肌

阔筋膜肌 *

股直肌

股外侧肌

股中间肌 *

股内侧肌

![最佳锻炼部位]

最佳锻炼部位

- 半腱肌
- 半膜肌
- 股二头肌
- 股外侧肌
- 股内侧肌
- 股直肌

◆ **解析关键**

黑色字体为主要锻炼的肌肉
灰色字体为次要锻炼的肌肉

第8章

腿部训练

辅助弓步

❶ 后腿抬高放在训练椅上，双手握哑铃自然下垂在身体两侧。

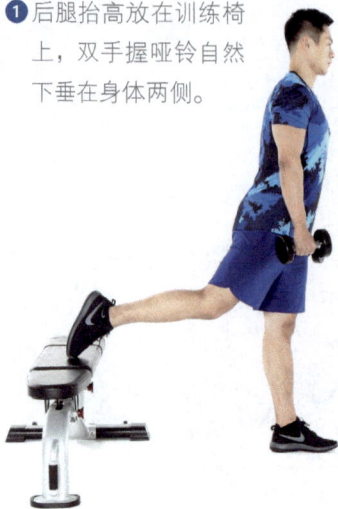

❷ 保持身体稳定，前腿屈膝下蹲。

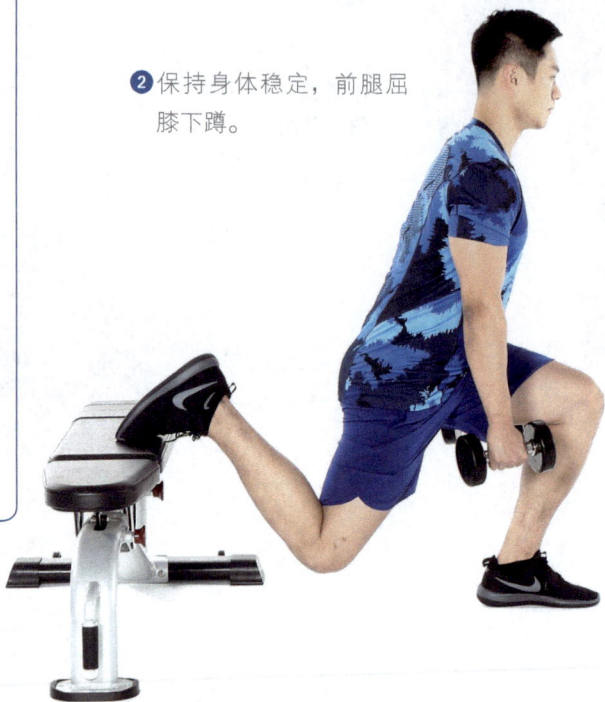

❸ 恢复准备姿势，完成规定次数，对侧亦然。

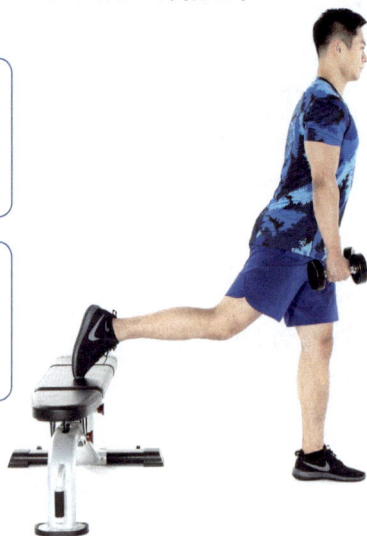

锻炼目标

- 大腿
- 臀部

锻炼器械

- 哑铃、训练椅

级别

- 中级

呼吸提示 ◔

- 下蹲时呼气，还原时吸气

注意 ⚠

- 若出现膝关节疼痛，则不建议进行此项训练

- **正确做法**

  躯干保持挺直
  膝盖与脚尖方向一致

- **避免**

  背部弯曲，上身前倾
  膝关节超过脚尖

臀小肌 *

臀中肌 *

臀大肌

半腱肌

股二头肌

半膜肌

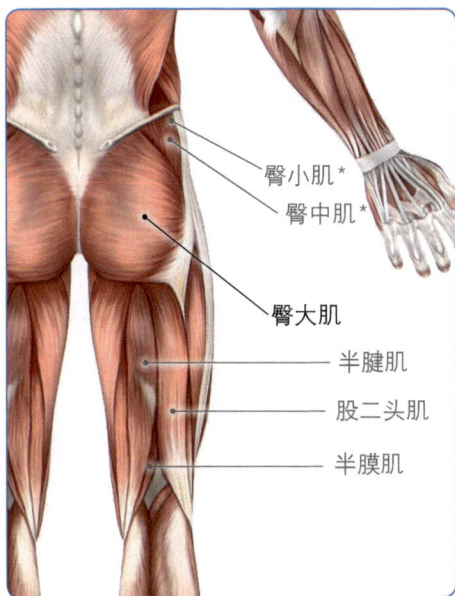

最佳锻炼部位

- 股外侧肌
- 股直肌
- 股中间肌 *
- 股内侧肌
- 臀大肌
- 腓肠肌

◆ 解析关键

黑色字体为主要锻炼的
肌肉
灰色字体为次要锻炼的
肌肉

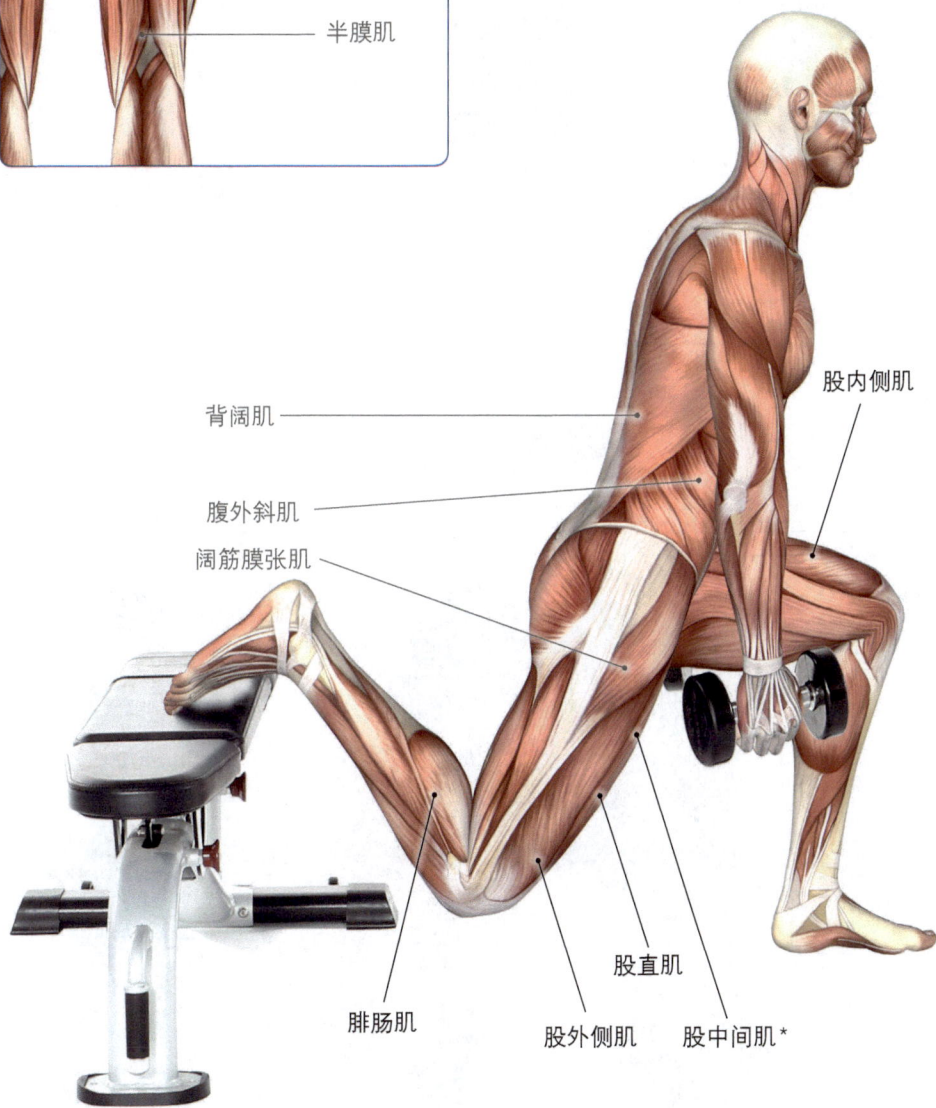

股内侧肌

背阔肌

腹外斜肌

阔筋膜张肌

股直肌

腓肠肌

股外侧肌

股中间肌 *

第8章 腿部训练

深蹲

① 身体呈基本站姿，双脚分开与肩同宽，双手握哑铃自然下垂于身体两侧。

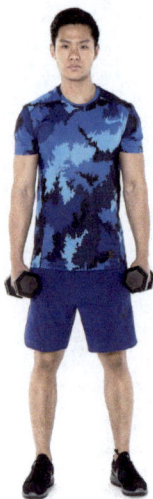

② 保持上身挺直，双腿屈膝下蹲。

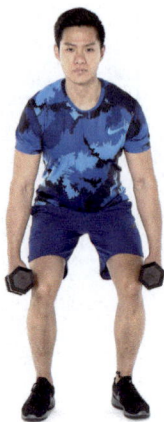

锻炼目标
- 臀部
- 大腿

锻炼器械
- 哑铃

级别
- 初级

呼吸提示
- 下蹲时呼气，还原时吸气

注意 ⚠
- 若出现膝关节疼痛，则不建议进行此项训练

- **正确做法**
躯干保持挺直
膝盖和脚尖方向一致

- **避免**
膝关节外扩
肩部上耸

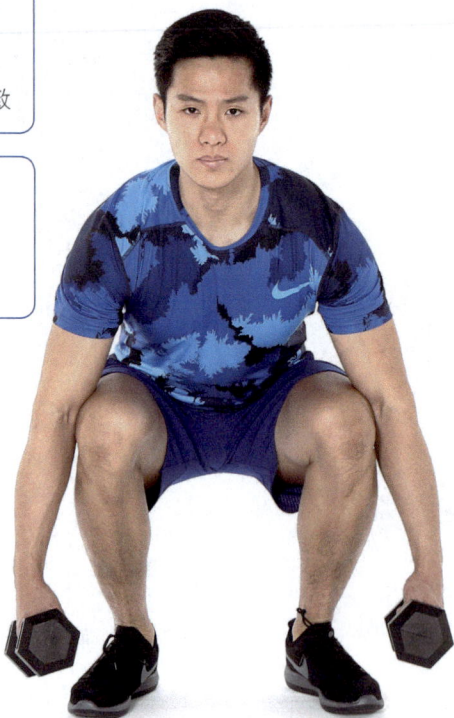

④ 动作完成，恢复准备姿势。完成规定次数。

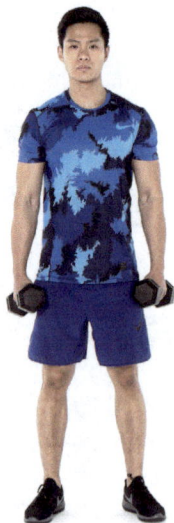

③ 双腿屈膝下蹲至大腿与地面平行。

股直肌

股中间肌 *

股内侧肌

腹直肌

股二头肌

臀小肌 *
臀中肌 *

臀大肌

大收肌 *

股二头肌
半腱肌
半膜肌

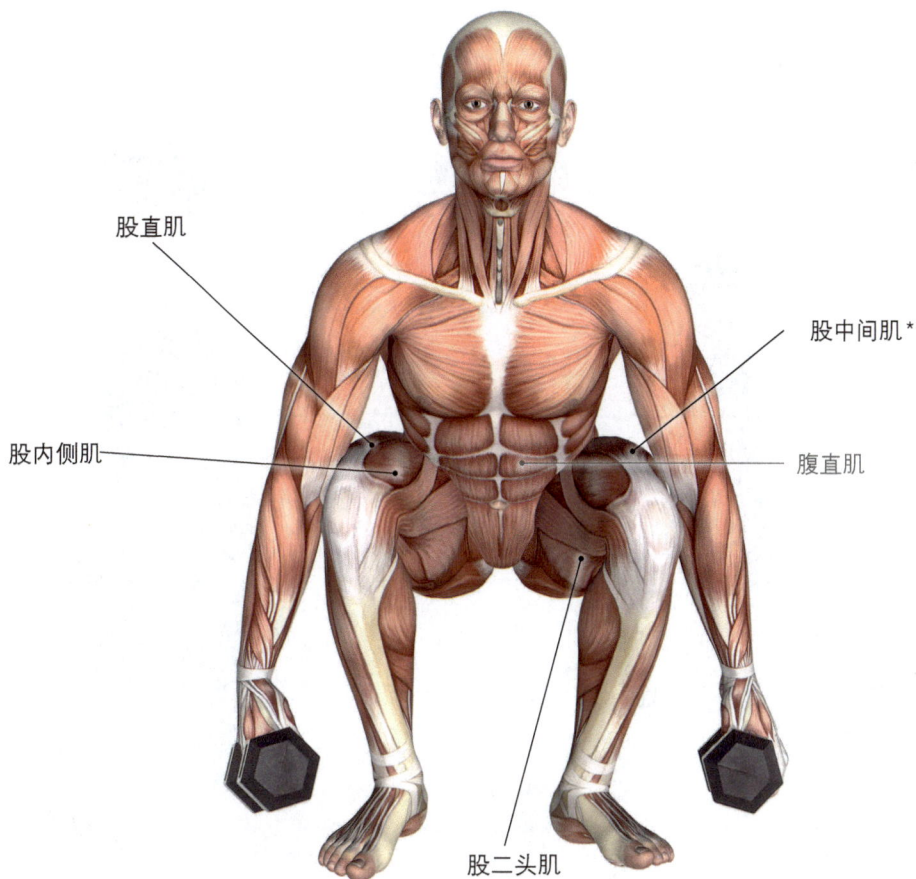

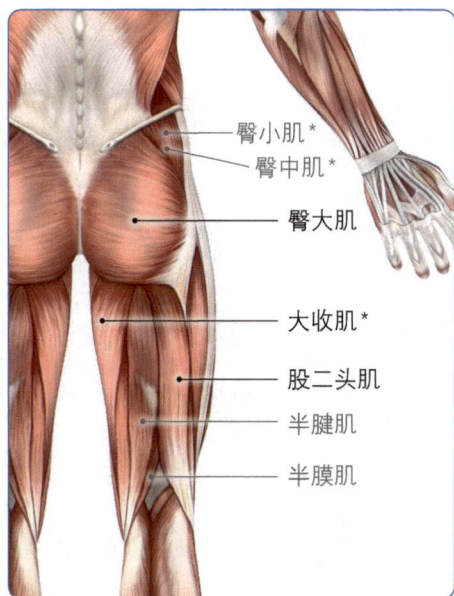

最佳锻炼部位

- 臀大肌
- 股直肌
- 股内侧肌
- 股中间肌 *
- 大收肌 *
- 股二头肌

◆ **解析关键**

黑色字体为主要锻炼的肌肉

灰色字体为次要锻炼的肌肉

第 8 章

腿部训练

| 197 |

分腿蹲

❶ 分腿站姿，双手握哑铃自然下垂于身体两侧。

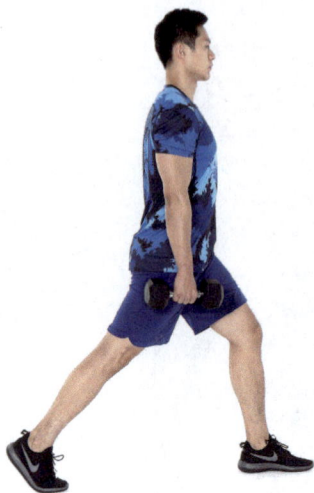

❷ 保持身体稳定，双腿屈膝下蹲。

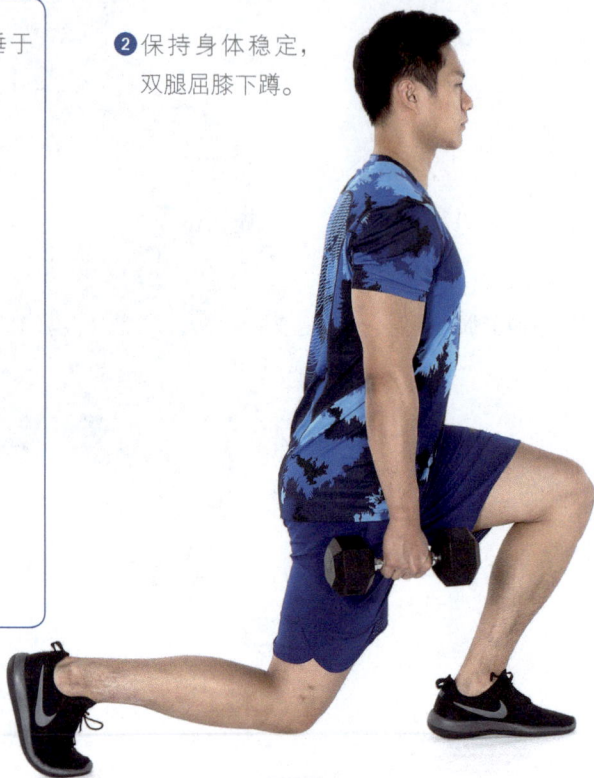

❸ 动作完成，恢复准备姿势。完成规定次数，对侧亦然。

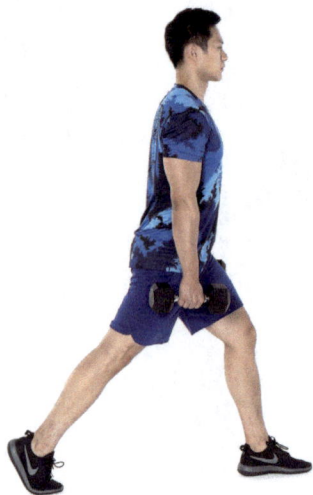

锻炼目标
- 大腿

锻炼器械
- 哑铃

级别
- 中级

呼吸提示
- 身体下降时呼气，还原时吸气

注意 ⚠
- 若出现膝关节疼痛，则不建议进行此项训练

- **正确做法**
  身体朝向正前方
  核心收紧，背部挺直

- **避免**
  背部弯曲
  膝关节超过脚尖

竖脊肌*

臀小肌*

臀中肌*

臀大肌

半腱肌

股二头肌

半膜肌

☼ 小提示

双腿屈膝下蹲时，膝关节与脚尖方向保持一致。

◆ 解析关键

黑色字体为主要锻炼的肌肉
灰色字体为次要锻炼的肌肉

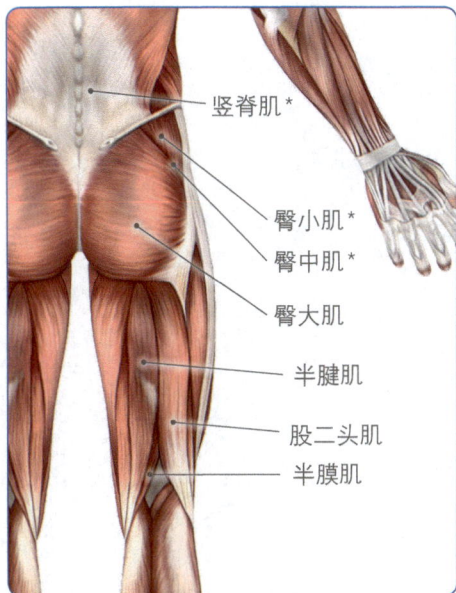

👤 最佳锻炼部位

- 股直肌
- 股外侧肌
- 股中间肌*
- 股内侧肌
- 腓肠肌
- 比目鱼肌

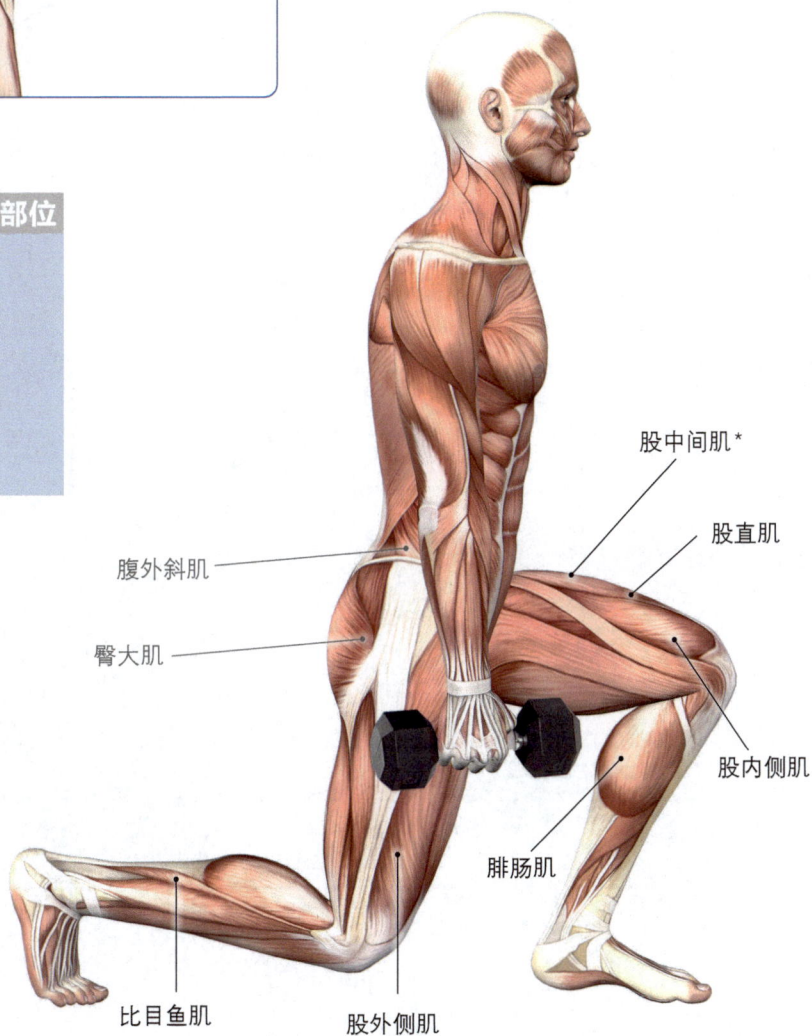

股中间肌*

股直肌

腹外斜肌

臀大肌

股内侧肌

腓肠肌

比目鱼肌

股外侧肌

第8章 腿部训练

| 199

09

CHAPTER NINE

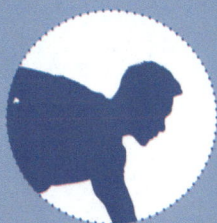

第 9 章
训练计划

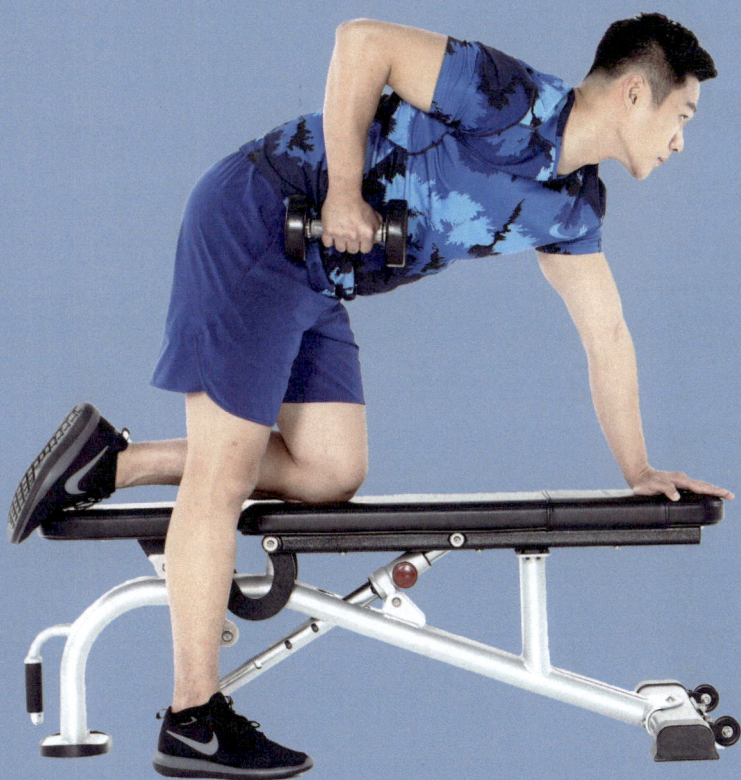

胸肌雕刻

序号	动作	组数	重复次数 （保持时间）	练习节奏	间歇时间	页码
1	 卧推 +KEISER 双 轴胸部推举	**3**	**5**次 +**5**次	2-0-1-1+ 爆发式	**90**秒	66+ 76
2	 双臂胸前推举	**3**	**12**次	2-1-1-1	**60**秒	78
3	 平凳仰卧飞鸟	**3**	**8**次	3-0-1-2	**60**秒	82
4	 绳索胸部前推	**2**	**15**次	2-1-1-1	**45**秒	64
5	 绳索下斜夹胸	**2**	**15**次	3-0-2-2	**45**秒	72

紧致腹部

序号	动作	组数	重复次数 （保持时间）	练习节奏	间歇时间	页码
1	 半跪姿稳定上提		**8**（左右）	有控制、慢速		96
2	 半跪姿稳定下砍		**8**（左右）	有控制、慢速		98
3	 KEISER 卷腹	**6** 个动作为一组；共 2 组	**6**	爆发式	动作间无间歇；组间间歇 60 秒	94
4	 旋转上拉		**6**（左右）	爆发式		100
5	 提腿		**15**	1-0-1-1		102
6	 跪式绳索卷腹		**15**	1-0-1-2		92

紧实手臂

序号	动作	组数	重复次数 （保持时间）	练习节奏	间歇时间	页码
1	胸前弯举	**2**个动作 为1组，共3组	**12**次	2-0-1-2	动作间无间歇；组间间歇60秒	46
2	肱三头肌双向练习		**12**次	2-0-1-2		52
3	绳索肱二头肌弯举	**2**个动作 为1组，共2组	**8**次	1-1-1-2	动作间无间歇；组间间歇90秒	44
4	绳索肱三头肌下压		**8**次	1-1-1-2		54
5	单臂弯举	**2**个动作 为1组，共2组	**20**次	有控制、匀速	动作间无间歇；组间间歇30秒	48
6	单臂屈臂伸		**20**次	有控制、匀速		56

健康背部

序号	动作	组数	重复次数（保持时间）	练习节奏	间歇时间	页码
1	引体向上	**3** 个动作为 1 组；共 3 组	**10** 次	3-0-1-1	动作间无间歇；组间间歇 90 秒	108
2	划船		**10** 次	2-0-1-2		112
3	俯身转体		**10** 次	有控制、匀速		120
4	高拉力背肌练习	**3** 个动作为 1 组；共 2 组	**15** 次	3-0-1-1	动作间无间歇；组间间歇 60 秒	128
5	绳索面拉		**15** 次	2-0-1-2		140
6	KEISER 下背部训练		**15** 次	有控制、匀速		134

完美下肢

序号	动作	组数	重复次数（保持时间）	练习节奏	间歇时间	页码
1	杠铃深蹲	**2**个动作为1组，共3组	**12**次	2-1-1-1	动作间无间歇；组间间歇90秒	162
2	坐式交替伸腿		**8**次（左右）	爆发式		190
3	单腿罗马尼亚硬拉	**2**个动作为1组，共3组	**10**次（左右）	3-0-1-1	动作间无间歇；组间间歇90秒	158
4	俯卧交替勾腿		**8**次（左右）	爆发式		188
5	大腿内侧肌练习	**3**个动作为1组，共3组	**15**次	3-0-1-2	动作间无间歇；组间间歇60秒	168
6	大腿外侧肌练习		**15**次	3-0-1-2		166
7	绳索提踵		**15**次	5-0-1-2		184

高效减脂

序号	动作	组数	重复次数（保持时间）	练习节奏	间歇时间	页码
1	单臂高翻		**10**	爆发式		34
2	KEISER 腿部推蹬 – 交替		**10**（左右）	有控制、快速		174
3	多模式绳索攀爬练习	**7**个动作为一组；共3组	**30**秒	快速	动作间无间歇；组间间歇60秒	132
4	旋转上拉		**8**（左右）	爆发式		100
5	弓步下蹲		**10**（左右）	有控制、快速		156
6	卷腹		**10**	有控制、快速		90
7	KEISER 双轴胸部推举		**10**（左右）	有控制、快速		76

全身力量

序号	动作	组数	重复次数（保持时间）	练习节奏	间歇时间	页码
1	分腿蹲		**10**（左右）	有控制、匀速		198
2	绳索胸部前推		**10**	3-0-1-2		64
3	杠铃划船		**10**	2-0-1-1		110
4	站姿肩上推举	**7**个动作为一组；共3组	**15**	2-1-1-0	动作间无间歇；组间间歇90秒	32
5	坐式手臂弯举练习		**15**	3-0-1-2		42
6	屈臂伸		**10**	有控制、匀速		50
7	整体腹肌练习		**20**	有控制、匀速		104